PHARMACOLOGIE CHIRURGICALE,

OU
SCIENCE DES MÉDICAMENS

EXTERNES ET INTERNES,

REQUIS POUR GUÉRIR LES MALADIES CHIRURGICALES;

Suivie d'un Traité de Pharmacie relatif à la préparation et à la composition des médicamens.

PAR M. PLENCK,

Professeur Royal de Chirurgie, d'Anatomie et de l'Art des Accouchemens, à Bude.

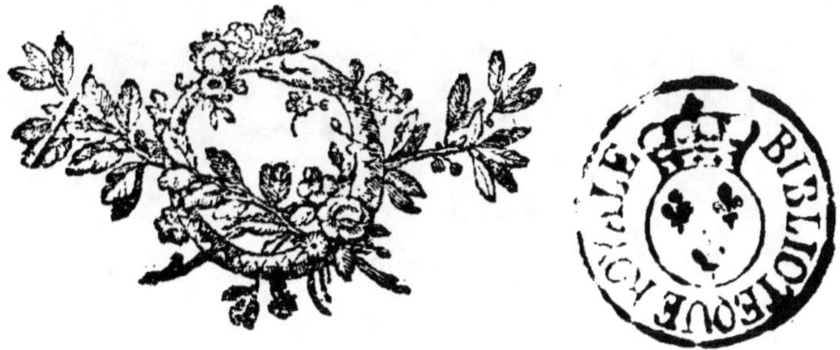

À PARIS,

Chez THÉOPHILE BARROIS le jeune, Libraire, quai des Augustins, n°. 18.

M. DCC. LXXXVI.

AVIS

DU LIBRAIRE.

IL y a près d'un an que cet ouvrage au-
roit dû paroître en français ; il a même été
annoncé dans le journal général de France.
Des circonſtances dont on n'a pas été
maître, ont empêché d'en finir promptement l'impreſſion : mais les Etudians en
chirurgie ne perdront rien pour avoir at-
tendu. Ces retards ont donné à deux
hommes de l'art le tems de revoir l'ouvrage avec toute l'attention qu'il méritoit.
Les éloges que tous les Etrangers ont donnés à ce traité de M. Plenck, nous font
eſpérer qu'il ſera auſſi bien reçu de nos
Maîtres en chirurgie, & même de nos
jeunes médecins : car le plan de l'ouvrage
le rend également utile aux uns & aux
autres. Les Etudians en pharmacie pour-
ront en tirer autant d'avantages. Le célèbre
Spielmann , & les derniers Rédacteurs
(1786) du Diſpenſaire d'Edimbourg s'en
sont approprié pluſieurs formules & plu-

fieurs procédés, en rendant à M. Plenck toute la juftice qu'il méritoit. D'autres Pharmacopées étrangères prouvent auffi combien l'on a fait de cas de ce traité qui manquoit à la chirurgie, & qui ne pouvoit être fait que par un homme confommé dans fon art.

La première partie de cet ouvrage préfente tous les médicamens fimples des trois règnes, pour l'ufage externe qu'on peut en faire dans les différens cas chirurgicaux.

La feconde partie préfente les médicamens fimples des trois règnes pour l'usage interne : le tout confirmé d'après les faits les moins équivoques.

La troifième partie préfente d'abord des notions préliminaires & abrégées de chimie & de pharmacie. Enfuite l'auteur paffe à tous les procédés requis pour la préparation des médicamens. Ces procédés, pour les préparations, font fuivis de ceux qu'il faut tenir pour les médica-

mens compofés, dont l'art peut avoir befoin, foit extérieurement, foit intérieurement.

Quoiqu'on n'ait pas eu lieu, ni même
la moindre penfée de critiquer l'auteur,
on n'a pas cru devoir admettre plufieurs
de fes avis fans reftriction. On fait que les
climats rendent les individus plus ou moins
fufceptibles de l'impreffion des médicamens; & que plufieurs faits, même très-
certains & bien vus, ne font pas toujours
fuffifans pour établir des théories géné-
rales. C'eft pourquoi l'on a pris la liberté
de marquer en plufieurs endroits certaines
limites, ou reftrictions à faire aux affer-
tions bien fondées de l'auteur. On a jeté
çà & là quelques notes pour faire connoître le lieu natal, la nature, l'efpèce
des médicamens fimples, lorfqu'on l'a cru
néceffaire. On a, d'un autre côté, fupprimé plufieurs explications réfervées aux
écoles, & que les étudians entendent dans
les leçons de leurs maîtres, fur - tout à
Paris, où ils en ont d'auffi habiles qu'ils

puissent jamais en defirer. La célèbre
école de chirurgie de Paris, qui tient à
jufte titre le premier rang parmi celles de
l'Europe, applaudira fans doute aux vues
que l'on a eues en publiant cet ouvrage
en français. Au moins a-t-on envifagé les
progrès de l'art, & le bien de l'humanité.

APPROBATION.

J'ai lu, par ordre de Monseigneur le Garde des Sceaux, un manuscrit intitulé, *Pharmacologie Chirurgicale , par M. PLENCK*, traduite du latin; et je n'y ai rien trouvé qui puisse empêcher la permission de l'imprimer. A Paris, le 18 Mars 1785.

LOUIS, *Cenfeur royal.*

PRIVILEGE DU ROI.

LOUIS, PAR LA GRACE DE DIEU, ROI DE FRANCE ET DE NAVARRE; A nos amés & féaux Confeillers, les Gens tenans nos Cours de Parlement , Maîtres des Requêtes ordinaires de notre Hôtel , Grand-Confeil, Prévôt de Paris, Baillifs, Sénéchaux, leurs Lieutenans Civils, & autres nos Jufticiers qu'il appartiendra : SALUT. Notre amé le fieur THÉOPHILE BARROIS, Libraire à Paris, Nous a fait expofer qu'il defireroit faire imprimer & donner au Public un Ouvrage intitulé : *Pharmacologie Chirurgicale , de PLENCK , traduite du latin en françois* , s'il nous plaifoit lui accorder nos Lettres de Permiffion pour ce néceffaires. A CES CAUSES , voulant favorablement traiter l'Expofant, nous lui avons permis & permettons par ces Préfentes , de faire imprimer ledit Ouvrage autant de fois que bon lui femblera, & de le faire vendre & débiter par tout notre Royaume , pendant le temps de cinq années confécutives , à compter du jour de la date des préfentes. FAISONS défenfes à tous Imprimeurs, Libraires & autres perfonnes , de quelque qualité & condition qu'elles foient , d'en introduire d'impreffion étrangère dans aucun lieu de notre obéiffance. A la charge que ces Préfentes feront enregiftrées tout au long fur le Regiftre de la Communauté des Imprimeurs & Libraires de Paris, dans trois mois de la date d'icelles; que l'impreffion dudit Ouvrage fera faite dans notre Royaume , & non ailleurs, en bon papier & beaux caractères ; que l'Impétrant se conformera en tout aux Réglemens de la Librairie , & notamment à celui du 10 Avril 1725, et à l'Arrêt de notre Conseil du 30 Août 1777, à peine de déchéance de la présente Permission ; qu'avant de l'exposer en vente , le manuscrit qui aura servi de copie à l'impression dudit Ouvrage , sera remis dans le même état où l'Approbation y aura été donnée , ès mains de notre très-cher & féal Chevalier Garde des Sceaux de France, le sieur HUE DE MIROMESNIL , Commandeur de nos Ordres ; qu'il en sera ensuite remis deux Exemplaires dans notre Bibliothèque publique, un dans celle de notre Château du Louvre , un dans celle de notre très-cher & féal Chevalier Chancelier de France le Sieur DE MAUPEOU , & un dans celle dudit Sieur HUE DE MIROMESNIL : le tout à peine de nullité des Présentes ; du contenu desquelles vous mandons & enjoignons de faire jouir ledit Exposant & ses ayans cause pleinement & paisiblement, sans souffrir qu'il leur soit fait aucun trouble ou empêchement. VOULONS qu'à la copie des Présentes , qui sera imprimée tout au long au commencement ou à la fin dudit Ouvrage , foi soit ajoutée comme à l'original. COMMANDONS au premier notre Huissier ou Sergent sur ce requis , de faire pour l'exécution d'icelles tous Actes requis & nécessaires , sans demander autre permission , & nonobstant clameur de Haro , Charte Normande & Lettres à ce contraires. Car tel est notre plaisir. Donné à Paris le vingt-troisième jour du mois de Novembre , l'an de grace mil sept cent quatre-vingt-cinq , & de notre règne le douzième. Par le Roi en son Conseil ,

LE BEGUE.

Regiſtré ſur le Regiſtre XXII de la Chambre royale & ſyndicale des Libraires & Imprimeurs de Paris , n°. 3156, fol. 496 , conformément aux diſpoſitions énoncées dans la préſente Permiſſion ; & à la charge de remettre à ladite Chambre les neuf exemplaires preſcrits par l'Arrêt du Conſeil d'Etat du 16 Avril 1785. A Paris , le ſept Février mil ſept cent quatre vingt-six.

LE CLERC, Syndic.

PHARMACOLOGIE

DE LA
PHARMACOLOGIE.

On appelle Pharmacologie chirurgicale, la science qui enseigne la vertu, l'usage convenable des médicamens propres à guérir les maux ou maladies qui sont du ressort de la chirurgie.

Cette science se divise en trois parties ; 1°. en *matière chirurgicale*, qui apprend quels sont les remèdes simples qu'on doit appliquer *extérieurement* ; 2°. en matière *medico-chirurgicale*, qui traite des médicamens simples dont on doit user *intérieurement* pour guérir les maladies externes ; 3°. en *pharmacie chirurgicale*, qui examine les vertus des *préparations* & des *compositions* propres aux maladies chirurgicales.

Un médicament externe est *un être* ou *une substance* qui fait cesser, par sa vertu médicale, la maladie de la partie sur laquelle on l'applique.

Les médicamens externes agissent de quatre manières, par leurs principes constitutifs, sur la partie à laquelle on les applique. Les principes d'un médicament s'insinuent 1°. *par les pores inorganiques des fibres*, qui constituent l'épiderme & la peau, 2°. *par les pores inorganiques*, qui se por-

A

tent de la peau dans le tiffu cellulaire. Par ce moyen les médicamens peuvent parvenir juf-qu'aux os, de cellule en cellule. 3°. *Par les veines abforbantes des vaiffeaux abforbans*, à l'aide defquels ils fe portent dans la maffe du fang par les vaiffeaux lymphatiques. 4°. *Par les pores ex-halans*, (au moins lorfque ceux-ci font vides) lefquels pores ont une force attractive, ou de (1) fuccion, comme tous les vaiffeaux capillaires. 5°. *Par les nerfs cutanés*, qui, par leur corref-pondance, agiffent fur les vaiffeaux de la partie affectée, & quelquefois même fur des parties plus éloignées.

Les médicamens fe divifent, 1°. *en conféquence du règne* d'où ils font tirés ; ainfi ils font ou *ani-maux*, ou *végétaux*, ou *minéraux.*

2°. Relativement *à la préparation* : ainfi ils font ou *fimples* ; c'eft-à-dire employés fans aucun changement, tels que la nature les préfente : ou *préparés* ; c'eft-à-dire changés par l'art pharma-ceutique : ou *compofés* ; c'eft-à-dire, des mixtes réfultans de plufieurs fimples réunis, ou de plu-fieurs fubftances préparées & mêlées enfemble.

3°. *Relativement à la nature*, ou *au caractère* de leurs principes conftitutifs, on les divife en

---

(1) Cette théorie m'a toujours paru une abfurdité. Ce n'eft qu'un effet pur & fimple de la gravitation, caufe première & unique de tous les phénomènes de la na-ture. L'attraction qu'il faudroit fuppofer pour établir cette prétendue fuccion, eft une chimère que rien ne prouve à mes yeux, ni dans les grandes, ni dans les petites diftances, quoique les chimiftes l'admettent pour expliquer leurs loix d'affinités ; mais on ne fauroit trop s'élever contre les fyf-têmes dénués de preuves. L.

huileux, *aqueux*, *aromatiques*, *auftères*, &c.

4°. Relativement à *leurs vertus médicatrices*, on en établit les claffes fuivantes.

PREMIÈRE CLASSE.

ALTÉRANS DES PARTIES SOLIDES.

§. *Emolliens.*

Ce font les médicamens qui relâchent les fibres des parties.

Il font indiqués dans les maladies qui viennent de la trop grande roideur des fibres, de l'excès de leur force, de leur tenfion ou de fpafme. Ainfi ils conviennent dans les cas d'endurciffement, de contraction, de douleur, d'ulcères calleux, de plaies par contufion, &c.

Les *émolliens* font 1°. *aqueux*, comme l'eau tiède, la vapeur de l'eau chaude ; 2°. *huileux*, comme les huiles de lin, d'amandes, d'olives ; 3°. *gras*, comme le fuif de bouc, le beurre tiré du lait de vache, celui de cacao, l'axonge de porc ; 4°. *laiteux*, comme le lait de vache, la crême du lait ; 5°. *mucilagineux*, comme la mauve, les feuilles du bouillon blanc, la racine de guimauve, la graine de lin ; 6°. *amilacés*, comme la farine de froment, d'orge, d'avoine.

§. *Aftringens.*

Ce font les médicamens qui contractent ou refferrent les fibres des parties fans les ftimuler.

Ils font indiqués dans les maladies ou maux qui viennent du relâchement des fibres, comme

les hernies , la chûte ou le relâchement de la
luette , des jointures , l'inflammation caufée par
l'atonie des vaiffeaux.

Les aftringens , font 1°. *végétaux* , comme la
racine de biftorte , de tormentille , l'écorce de
grenade , de chêne , la noix de galle , les fleurs
de balauftes , de rofes rouges ; 2°. *métalliques* ,
comme le vitriol , le fucre de Saturne , le fer ,
le zinc ; 3°. *acides minéraux* , comme les acides
vitriolique , marin , l'alun ; 4°. *aqueux froids* ,
comme l'eau froide , l'eau de chaux , la glace , la
neige.

§. *Corroborans.*

Ce font les médicamens qui contractent les fibres
des parties par un ftimulus aromatique ou amer.

Ils font indiqués dans les maladies qui viennent
de l'inertie ou du défaut d'action des nerfs & des
fibres.

Les corroborans font 1° *aromatiques* , comme
la fauge , la menthe , la meliffe , le romarin , les
fleurs de lavande , de bétoine des montagnes ,
de camomille , l'aneth , le thym , le ferpolet , l'o-
rigan ou marjolaine fauvage ; 2°. *amers* , comme
l'abfynthe , le marrube , la rhue , le trèfle d'eau ,
la petite centaurée , la germandrée , l'ive mufqué ,
le chardon bénit , le quinquina ; 3°. *fpiritueux* ,
comme l'eau-de-vie fimple ou camphrée , l'efprit de romarin , le vin blanc ou le rouge ;
4°. *aqueux froids* , comme l'eau très-froide , qui
par fa froideur agit comme ftimulant.

§. *Confolidans.*

Ce font les médicamens qui favorifent ou avancent la guérifon des plaies & des ulcères.

Ils font indiqués dans les cas de plaies & d'ulcères non fordides.

Ces médicamens garantiffent la plaie de l'impreffion de l'air, empêchent qu'elle n'en foit defféchée ou enflammée, que le pus répandu dans la plaie ne fe corrompe. Ils maintiennent dans leur diamètre les vaiffeaux qui ont éprouvé une folution ; de forte qu'ils ne puiffent ni trop fe dilater, ni trop fe refferrer.

Les anciens les appelloient *farcotiques* ou régénérateurs des chairs ; mais la nature produit feule cet effet, au moyen d'un pus louable.

Les confolidans font 1°. les *balfamiques émolliens*, ou des baumes naturels mitigés avec un jaune d'œuf, ou des corps gras, de peur qu'ils ne caufent de l'irritation. Ils conviennent dans les cas de plaies trop sèches : tels font, 1°. le baume du Pérou, de la Mecque, d'Arcæus, l'onguent de ftorax, le digeftif ; 2°. les *balfamiques fortifians*, qui conviennent dans les cas de plaies trop molles ou flafques : tels font, l'eau vulnéraire fimple, l'eau de Théden, le baume du Commandeur, les effences de myrrhe, de fuccin, de quinquina, de maftic ; 3°. les *balfamiques déterfifs*, qui agiffent par certaine acrimonie ; ils conviennent dans les plaies & les ulcères fordides. *Voyez* §. *Déterfifs*.

§. *Cicatrifans*.

Ce font les médicamens qui facilitent & avancent la cicatrice des plaies & des ulcères.

Ils font indiqués dans les cas de plaies ou d'ulcères que les chairs rempliffent déja, mais qui d'eux-mêmes ne fe fermeroient pas.

A iij

Les cicatrifans , font 1°. *terreux* , comme le bol d'Arménie ; 2°. *chaux métalliques*, comme les fleurs de zinc , le minium , la cérute , l'extrait de Saturne , la pierre infernale ; 3°. *corps fecs* , comme la charpie ; 4°. *aftringens* , comme l'alun calciné , l'eau de Théden.

§. *Anodyns.*

Ce font les médicamens qui font ceffer la douleur de la partie affectée.

Ils font indiqués par une douleur d'une intenfité quelconque ; comme dans les ulcères & les tumeurs très- douloureufes.

Les anodyns proprement dits , font 1°. *les plantes narcotiques* : comme les feuilles de jufquiame , de ftramonium ; les têtes de pavots , l'opium , le laudanum liquide.

2°. *Les anodyns improprement dits* , font tous les émolliens , les fubftances capables d'envelopper & d'émouffer la caufe de la douleur , les préparations tirées du plomb ; préparations qui fouvent arrêtent une douleur inflammatoire.

§. *Compreffifs.*

Ce font les moyens qui , par leur action mécanique , refferrent ou compriment les parties.

Ils font indiqués dans les maux qui viennent de la laxité ou du relâchement des parties , comme dans les cas d'œdème , de varices , d'anevrifme , de chair fongueufe dans les ulcères , de hernies.

Les compreffifs font des remèdes mécaniques , comme le bandage roulé , expulfif , les lames de plomb , le tourniquet.

§. *Adhéſifs.*

Ce ſont ceux qui adhèrent avec tenacité à la peau , ou aux autres parties.

Ils ſont indiqués lorſqu'il faut unir les lèvres d'une plaie par une ſuture *emplaſtique* , ou quand on veut enlever de la tête des croûtes de teigne.

Les adhéſifs ſont la poix , la réſine , la chaux de plomb diſſoute dans l'huile , la cire.

§. *Dilatans.*

Ce ſont les moyens par leſquels on élargit des orifices , ou des conduits trop reſſerrés.

Ils ſont indiqués dans les cas où les plaies , les ulcères , les orifices quelconques , les canaux , tels que celui de l'urèthre , le conduit du vagin , de l'a- nus , ſe trouvent trop reſſerrés.

Les dilatans ſont la racine de gentiane , l'éponge enveloppée d'un fil pour ceux qui ont des ulcères fiſtuleux , l'éponge enduite de cire , des injeſtions , des bougies pour dilater l'urèthre.

§. *Irritans.*

Ce ſont les médicamens qui tendent à donner plus d'action aux nerfs , aux vaiſſeaux & aux fibres trop engourdies.

Ils ſont indiqués dans les maladies qui provien- nent de l'engourdiſſement & de l'inertie des fibres ; comme dans les cas où la ſuppuration n'eſt pas ſuf- fiſante , & dans ceux où il faut accélérer l'exfolia- tion de la carie.

Les irritans ſont *âcres* , comme la rhue , la moutarde , le ſcordium , le ſel ammoniac , la tein- ture de cantharides , l'arum , l'euphorbe.

§. *Rubéfians.*

Ce font ceux qui caufent de la rougeur à la partie fur laquelle on les applique.

Ils font indiqués dans les cas où les vaiffeaux & les nerfs font dans l'inertie : dans ceux où il faut faire une révulfion d'une partie à l'autre.

Les rubéfians, font l'ail, l'euphorbe, l'aunée, la flambe, le poivre, la moutarde, la rhue, la pyrèthre, le levain, un foible véficatoire, le galbanum, l'alun de plume.

§. *Véficatoires.*

Ce font ceux, qui, appliqués fur la peau, font lever l'épiderme en forme de bulle pleine de férofité.

Ils font indiqués, lorfque l'inertie des vaiffeaux & des nerfs, exige que ces organes foient ftimulés ; s'il faut faire une révulfion de parties trèséloignées, dériver ou détourner une humeur vers certaine partie, comme dans l'éryfipèle, ou dans une maladie cutanée dont la matière eft rentrée ; s'il faut faire évacuer une férofité de quelque partie, comme dans une tumeur rhumatifante, ou une tumeur blanche articulaire, dans le cas de morfure de chien enragé ; lorfqu'il faut féparer l'épiderme, comme dans les cas de calus, de cors, de dartres. Voyez *Cantharides.*

Les véficatoires ou *épifpaftiques*, font la poudre de cantharides.

§. *Cauftiques.*

Ce font ceux qui rongent la partie à laquelle on les applique.

Ils font indiqués lorfqu'il faut ouvrir un abcès, évacuer un hydrocèle, emporter une chair fongueufe, & détruire une carie.

Les cauftiques, font 1°. *acides minéraux ;* comme l'huile de vitriol, l'efprit de fel concentré, l'efprit de nitre fumant, la liqueur de Bellofte, l'huile de camphre cauftique, l'alun calciné, l'arfenic blanc, citrin, l'orpiment.

2°. *Alcalins*, comme la pierre cauftique, l'efprit de fel ammoniac cauftique, la leffive des favoniers, la liqueur de nitre fixé, l'huile de tartre par défaillance.

3° *Métalliques*, comme le beurre d'antimoine, le vitriol bleu, le verd-de-gris, la pierre infernale, le précipité rouge, le fublimé corrofif.

4°. *Animaux*, les cantharides.

5°. *Végétaux*, comme l'euphorbe, la clématite, l'huile de gérofle.

6°. *Terreux*, la chaux vive.

§. *Dépilatoires.*

Ce font ceux qui enlèvent les poils de la peau.

Ils font indiqués dans le cas où une partie eft couverte de poils, contre l'ordre de la nature.

Les dépilatoires, font la chaux vive, l'orpiment, la grenouillette, l'efprit de fel dulcifié, les emplâtres de poix ou de réfine.

§. *Excitans.*

Ces remèdes font indiqués dans les cas de fyncope, d'affoupiffement, d'afphyxie.

Tels font, le fel volatil nafal d'Angleterre, l'efprit de fel ammoniac, le vinaigre concentré, l'efprit de méliffe, l'afperfion d'eau froide, le bain

chaud , l'infufflation dans les poumons , les frictions du corps , l'électricité.

SECONDE CLASSE.

ALTERANS DES PARTIES FLUIDES.

Ce font les remèdes ou médicamens qui agiffent particulièrement fur les fluides.

§. *Résolutifs.*

Propres à diffiper les tumeurs froides.

Ils font indiqués dans les cas de tumeurs dures ,
enkyftées , aqueufes.

Les réfolutifs , font 1°. *amers* ; comme l'abfynthe , le marrube , le trèfle d'eau , la petite centaurée , la germandrée , l'ive mufquée , le chardon
bénit.

2°. *Aromatiques*, comme la menthe , la mélife ,
la fauge , le romarin , la rhue, la bétoine des montagnes ou l'arnique , la camomille , les fleurs de
fureau , le mélilot , la bétoine , la lavande ,
l'hyffope.

3°. *Légèrement amers* , comme l'alliaire , le fcordium , la millefeuille , l'aurone , le houblon , le
quinquina , la matricaire , l'ariftoloche.

4°. *Savoneux* , comme le favon de Venife , de
Stark , la faponaire.

5°. *Empyreumatiques* , comme l'huile de tartre
fétide , l'huile des philofophes , la fuie , l'huile
animale de Dippel.

6°. *Gommo-réfineux* , comme la gomme ammoniaque, l'affa-fœtida, l'opopanax, le bdellium, le galbanum, le camphre, l'aloès.

7°. *Mercuriaux*, comme la folution aqueufe de fublimé, l'onguent gris, l'emplâtre mercuriel, de grenouilles avec du mercure.

8°. *Acres*, comme la teinture & l'emplâtre de cantharides, la couleuvrée ou *bryone*.

9°. *Aériens*, comme l'air fixe, l'air inflammable.

10°. *Narcotiques*, comme l'opium, le fafran, la mandragore, la belladona, la ciguë, le tabac.

11°. *Aqueux*, comme la vapeur de l'eau chaude, les fomentations d'eau froide, les bains de vapeurs.

12°. *Acides*, comme le vinaigre de vin.

13°. *Alcalins*, comme le fel de tartre, de foude, l'efprit de fel ammoniac très-étendu, l'onguent volatil.

14°. *Salins*, comme l'efprit **de Mindérer**, le fel ammoniac, le nitre, le borax.

15°. *Sulfureux*, comme le foufre, l'huile de pétrôle, les thermes fulfureux, le foie d'antimoine.

Antiphlogiftiques.

Ce font ceux qui ôtent l'inflammation.

Ils font indiqués dans les cas de tumeurs inflammatoires.

Les antiphlogiftiques répercuffifs, qui conviennent dans·les cas d'inflammation réfultante de l'atonie des vaiffeaux, comme lorfque le cerveau a été ébranlé par un coup ; dans les cas de contufion, d'entorfe, de luxation, de fracture, font les fuivans.

L'eau froide, une folution de fel ammoniac &

de nitre , l'oxycrat , le vin blanc ou rouge , le fucre de Saturne , l'alun , l'eau végéto-minérale , l'eau (1) de Théden très-étendue ; une infufion vineufe de plantes amères ou aromatiques , l'efprit de vin étendu , la lie de vin étendue , la décoction de quinquina.

Les antiphlogiftiques émolliens qui conviennent dans les cas d'inflammation , accompagnée d'une trop grande tenfion des fibres , de douleur , de dureté , ou qui doit venir à fuppuration , font les anodyns joints aux émolliens ; comme

La mie de pain bouillie dans le lait , ou la graine de lin bouillie de même , ou cette graine cuite dans l'eau végéto-minérale.

Les antiphlogiftiques anodyns , font

Les feuilles de jufquiame , de ftramonium , de ciguë , le fafran , les têtes de pavots bouillies dans le lait.

§. *Incraffans* ou *Epaiffiffans.*

Ce font ceux qui donnent plus de denfité & de corps aux humeurs.

Ils font indiqués dans les cas de pus trop délayé , ou de fanie acrimonieufe.

Les incraffans , font le mucilage de gomme arabique , de femences de coing , l'amidon , le bol d'Arménie , l'éponge sèche.

§. *Coagulans.*

Ce font ceux qui coagulent le fang.

______

(1) *Voyez* dans Spielmann , Pharmacop. , part. 2 , pag. 40 , la compofition de cette eau , à laquelle notre auteur attribue ailleurs les plus grandes vertus. L.

Ils font indiqués lorsqu'il s'agit d'arrêter une hémorrhagie.

Tels font l'esprit de vin le plus déphlegmé, ou l'alcohol de vin, l'acide vitriolique, le vitriol blanc, le bleu, l'alun.

§. *Maturatifs.*

Ce font ceux qui follicitent & font établir la fuppuration dans les tumeurs.

Ils font indiqués dans les cas de tumeurs inflammatoires qui n'aboutiffent point.

Les maturatifs fe mêlent pour ces vues avec les émolliens.

1°. *Moins actifs*; tels font la mie de pain blanc bouillie dans le lait, le beurre, le jaune d'œuf, la graine de lin, la mauve, la guimauve, les figues graffes bouillies dans le lait, la racine de lys blanc, l'emplâtre diachylon fimple ou avec des gommes, l'onguent bafilicum, la farine pétrie avec du miel.

2°. *Plus actifs ;* tels font l'oignon ou l'ail cuit avec l'huile ou le lait, le galbanum diffous dans l'huile, la teinture de cantharides.

§. *Digeftifs.*

Ce font ceux qui follicitent l'écoulement du pus dans les plaies & les ulcères.

Ils font indiqués dans les cas de plaies par contufions, & d'autres qu'il faut faire fuppurer pour les guérir ; en outre dans les cas d'ulcères fecs.

Les digeftifs amolliffent & caufent une légère irritation par leur foible ftimulus; comme le baume d'Arcæus, la térébenthine diffoute dans un jaune d'œuf, le bafilicum, les baumes naturels diffous ou étendus avec du fuif, le miel.

§. *Déterfifs.*

Ce font ceux qui détergent ou nettoient les ulcères.

Ils font indiqués dans les cas de plaies & d'ulcères fordides. L'intention eft de faire féparer, des chairs vives, les extrémités à demi mortifiées des vaiffeaux qui conftituent la furface de l'ulcère.

Les déterfifs ont une vertu légèrement ftimulante & réfolutive.

Ils font 1°. *amers*, comme le chardon bénit, la petite centaurée, l'ariftoloche, le trèfle d'eau, la gentiane.

2°. *Balfamiques*, comme la myrrhe, l'alqès, le baume de Copahu.

3°. *Acres*, comme l'iris, la racine d'arum, la fabine, la clématite, le verd-de-gris, l'onguent Egyptiac.

4°. *Doux*, comme le miel, le fucre.

5°. *Salins*, comme le fel ammoniac.

6°. *Mercuriaux*, comme le mercure doux, le précipité rouge, la folution aqueufe de fublimé corrofif, l'eau phagédénique.

§. *Defficatifs.*

Ce font ceux qui abforbent la trop grande humidité d'un ulcère.

Ils font indiqués dans les cas où il s'écoule des plaies ou des ulcères, une férofité trop délayée.

Les defficatifs font, les plumaceaux fecs, le bol d'Arménie, la pierre calaminaire, la tuthie, le pompholyx (1), les fleurs de zinc, la cérufe, le minium, la litharge, le fucre de faturne, le camphre, l'encens ou oliban, le maftic.

§. *Humeƈlans.*

Ce font ceux qui procurent certaine humidité à une partie.

Ils font indiqués dans les cas où les plaies, les ulcères, la peau, la bouche, la langue préfentent trop de féchereffe.

Les humeƈlans, font l'eau tiède, le lait, la décoƈlion d'orge.

§. *Lubréfians.*

Ce font ceux qui donnent certaine vifcofité & de la foupleffe aux parties.

Ils font indiqués dans les cas de féchereffe des parties qui devroient naturellement être comme onƈlueufes & fouples, tels que le vagin, l'anus, l'œfophage.

Les lubréfians, font 1°. huileux, comme l'huile de lin, d'olive, d'amandes.

2°. *Gras*, comme le beurre, l'axonge de porc.

3°. *Mucilagineux*, comme le mucilage de la gomme arabique, de graine de pfyllium ou herbe aux puces, de racine de guimauve.

§. Ces mêmes fubftances font auffi propres à envelopper l'acrimonie des matières, qui caufent de la douleur ou excorient la peau.

---

(1) Selon Spielmann, les fleurs de zinc, le pompholyx, le *nil* ou *nihilum* font une même chofe. Pharmacop., part. 1., p. 155. L'auteur les diftingue ici, fans doute en raifon des procédés qui les produifent? L.

§. *Détersifs par ablution.*

Ce font ceux qui enlèvent la faleté d'une partie quelconque.

Ils font indiqués dans les cas de faleté du corps , de la tête , des plaies , des ulcères ; tels font , l'eau fimple , le bain , le favon de Venife , diffous dans l'eau ou dans le lait.

Hémoftatiques.

Ce font ceux qui arrêtent les hémorrhagies des plaies.

Ils font 1°. *fpiritueux* , l'alcohol de vin ou l'ef-prit de vin le plus déflegmé ; l'eau de Théden , l'ef-fence de térébenthine.

2°. *Les acides minéraux* , l'huile de vitriol , l'eau de Rabel.

3°. *Auftères* , l'alun , le vitriol.

4°. *Defficatifs* , la charpie sèche.

5°. *Aftringens* , l'agaric , l'éponge préparée.

§. *Réfrigérans.*

Ce font ceux qui procurent certaine froideur ou fraîcheur actuelle à la partie.

Ils font indiqués dans les cas où une partie a contracté une chaleur actuelle & accidentelle , ou par un état malade , comme par une brûlure , un coup de foleil ; dans les cas d'engelures , de com-motion au cerveau , ou à toute autre partie.

Les réfrigérans font l'eau froide , l'air froid , le fel ammoniac , ou le nitre appliqué fur la partie , où l'on verfe enfuite de l'eau.

§.

§. *Échauffans.*

Ce font ceux qui procurent certaine chaleur à une partie.

Ils font indiqués dans les cas où une partie eft refroidie par un état malade.

Les échauffans actuels font les corps humides ou fecs, devenus très-chauds au feu commun ; le linge fec, un cataplafme préfenté au feu, ou une fomentation très-chaude.

Les huileux reftent plus de temps chauds que les *aqueux*, & les cataplafmes plus que les matières des fomentations.

Les échauffans potentiels font toutes les fubftances âcres, qui, étant appliquées fur la fuperficie du corps, y caufent de la chaleur & de la rougeur. Voyez *irritans*.

§. *Révulfifs.*

Ce font ceux qui ramènent les humeurs de certaines parties.

Ils font indiqués dans les maladies qui viennent de congeftions ou amas, d'inflammation, ou du tranfport d'une humeur.

On ramène d'une partie éloignée les humeurs, 1°. en relâchant les vaiffeaux avec des émolliens, ou par les bains ; 2°. en les vidant par la faignée, par des fcarifications ; en faifant ufage des fangfues ; en donnant des lavemens évacuatifs, &c.

3°. En caufant une irritation aux vaiffeaux, aux nerfs, par des fynapifmes, des véficatoires, &c.

§. *Dérivatifs.*

§. Les dérivatifs ou attractifs font ceux qui at-

B

tirent ou détournent les humeurs vers une partie quelconque, & en plus grande quantité.

Ils font indiqués dans les cas où les humeurs néceffaires manquent dans certaine partie : comme dans les cas de deffèchement de la partie, de fuppuration difficile, ou trop peu abondante.

Ils confiftent 1°. à relâcher les vaiffeaux & les fibres, au moyen des émolliens & des fubftances dans un état de chaleur; 2°. à ftimuler les vaiffeaux & les nerfs, au moyen des *irritans*, des épifpaftiques, des véficatoires, de l'urtication, des frictions.

§. *Répercuffifs.*

Ce font ceux qui chaffent d'une partie les humeurs quelconques.

Ils font indiqués dans les congeftions d'humeurs, dans les cas d'inflammation commençante, d'ophthalmie, de commotion au cerveau.

Les *répercuffifs* font 1°. *froids*, comme l'eau trèsfroide, la neige, la glace, une folution de nitre, de fel ammoniac.

2°. *aftringens*, comme l'alun, le vitriol blanc, les fleurs de zinc, le fucre & l'extrait de Saturne, le vin rouge, l'eau de Theden.

3°. *Compreffifs*, comme le bandage roulé.

§. *Antifeptiques.*

Ce font ceux qui réfiftent à la putréfaction des folides & des humeurs.

Ils font indiqués dans les maux provenans de putréfaction, comme la gangrène, un ulcère fétide.

Les *antifeptiques* font 1°. *amers*, comme le quinquina.

2°. *Aromatiques*, la rue, le scordium, les fleurs de camomille, l'alliaire.

3°. *Balsamiques*, comme la térébenthine.

4°. *Gommo-résineux*, comme le camphre, la myrrhe.

5°. *Acerbes*, comme l'alun, le vitriol, le sucre de Saturne, la noix de galle.

6°. *Froids*, comme l'eau froide, la neige, la glace.

7°. *Spiritueux*, comme l'esprit de vin, le vin.

8°. *Acides végétaux*, le jus de citron, le vinaigre.

9°. *Acides minéraux*, comme l'acide vitriolique, nitreux, marin, le beurre d'antimoine.

10°. *Huileux éthérés*, l'essence de térébenthine.

11°. *Salins*, comme le sel ammoniac.

12°. *Aériens*, comme l'air fixe.

§. *Septiques.*

Ce sont ceux qui augmentent la putridité des humeurs.

Ils sont indiqués lorsqu'il s'agit de déterminer ou d'augmenter la putridité.

Les septiques ou *putréfians* sont (1) les pierres d'écrevisses, le sel commun, l'air putride, la chaleur, la chaux vive.

ÉVACUATIFS EXTERNES.

Ce sont en général les moyens d'évacuer une humeur quelconque.

§. *Évacuatifs particuliers.*

§. 1°. *Pour le sang.* Ces moyens sont indiqués

---

(1) S'il n'y a point d'acides dans les premières voies, ou si on continue trop l'usage de ces pierres. **L.**

dans les cas de pléthore fanguine, ou d'amas particuliers du fang, dans ceux d'inflammation, de fièvre ardente, d'évacuation fanguine fupprimée.

La faignée eft le moyen général.

Les évacuatifs particuliers font l'artériotomie, les fcarifications, l'application des fangfues.

§. 2°. *Pour la férofité*. Ces moyens font indiqués dans les maladies qui viennent d'amas ou d'épanchemens féreux ou lymphatiques, comme dans les affeétions rhumatifantes ou hydropiques, féreufes.

Ces évacuatifs font alors le véficatoire, le cautère, le féton, les rubéfians, une tranche de racine de Bryone, la fcarification de la partie œdémateufe, la ponétion, les cauftiques, &c.

§. 3°. *Pour le pus*. Ce font les moyens de procurer la décharge, ou l'écoulement des matières purulentes.

Ils font indiqués dans le cas où un abcès eft mûr. Tels font l'incifion ou l'ouverture de l'abcès, la pierre infernale.

§. 4°. *Pour l'urine*. Ce font les moyens de faire fortir l'urine de la veffie.

Ils font indiqués dans le cas d'une rétention d'urine, dont la caufe ne peut être ôtée en peu de temps, par les médicamens.

Tels font la fonde, la piquure au col de la veffie, un véficatoire fur le pubis, ou à la région des reins, dans le cas d'ifchurie rénale; le demi-bain.

§. 5°. *Pour la fuppreffion de la matière tranfpirable*. Ce font les moyens de ranimer la tranfpiration.

Ils font indiqués dans les maladies qui viennent d'une tranfpiration fupprimée, comme dans les cas de tumeurs hydropiques & de rhumatifme.

Les diaphorétiques externes font le bain chaud, les frictions fur la peau, la vapeur de l'eau chaude, la vapeur de l'efprit-de-vin enflammé, le bain de fable chaud.

§. 6°. *Pour le lait.* Ce font ceux qui font couler le lait des mamelles ; *tels* que les feuilles de menthe, d'aune ; le cerfeuil, le perfil, la fuccion des mamelles, la pompe pour les feins.

§. 7°. *Pour le mucus des narines.* Ce font ceux qui font couler le mucus des narines par l'éternuement, ou fans qu'on l'ait follicité.

On appelle ces fubftances *errhines,* ou *ptarmiques,* ou *fternutatoires.*

Ils font indiqués 1°. lorfque le mucus ou un infecte s'arrête dans les narines ou dans les finus pituitaires, & y caufe une maladie ; 2°. lorfqu'il faut faire crever un abcès du gofier, ou faire fortir un corps étranger de la trachée, de l'œfophage ; 3°. fi le mucus rempliffant la trompe d'Euftache, occafionne une furdité.

Les doux fternutatoires font la poudre d'arum, de marjolaine, de fauge, de marum vrai, de poivrette ou nielle barbue, de racine de ptarmique ou pyrètre fauvage, de fleurs d'arnique, de lavande, de muguet, de feuilles de tabac, de vitriol blanc.

Les forts fternutatoires font la racine d'ellebore noir, l'euphorbe.

§. 8°. *Pour la falive.* Ce font ceux qui pouffent l'excrétion de la falive.

Ils font indiqués par le caractère particulier de certaines maladies.

Les fialagogues externes font l'onction de pommade mercurielle, l'ablution faite avec une folution mercurielle, les mafticatoires, la fumigation du cinabre. B iij

§. *Apophlegmatifans.*

Ce font ceux qui font fortir la falive par la maftication.

Ils font indiqués dans les cas d'angine pituiteufe,
d'odontalgie rhumatifante ; dans les cas de cataracte, ou d'amaurofe commençante, dans ceux
d'ophthalmie chronique.

Les apophlegmatifans font la racine de pyrètre,
de pimprenelle, d'acorus vérus, de gingembre ;
les feuilles de tabac, le poivre à queue ou cubé-
bes ; le poivre, le fel ammoniac.

§. *Évacuatifs externes pour le ventricule.*

Ce font ceux qui, appliqués extérieurement,
font rendre par la bouche ce qui eft dans l'eftomac.

Ils font indiqués, fi l'œfophage eft bouché par
la préfence d'un corps étranger, ou fi une autre
caufe empêche de prendre un vomitif.

Les émétiques externes font (*ou des moyens mécaniques*), comme introduire dans la gorge le bout
du doigt ou le bout barbu d'une plume trempée
dans l'huile, pour y caufer une certaine irritation ;
ou des médicamens, comme la fumée de tabac
introduite dans l'anus avec une feringue ; une folution de tartre ftibié.

§. *Evacuatifs pour les gros inteftins.*

Ce font ceux qui font évacuer les matières fécales des gros inteftins.

Ils font indiqués, lorfqu'on ne peut faire prendre
de potions purgatives.

Les purgatifs externes font l'onguent d'arthanite, une infufion ou décoction purgative, donnée

en lavement ; un suppositoire, la teinture d'aloès appliquée sur une plaie ou un ulcère.

SPÉCIFIQUES.

Ce sont ceux qui agissent spécifiquement dans les cas de certaines maladies particulières.

§. *Antivénériens.*

Ce sont ceux qui détruisent le virus vénérien.

Ils sont donc indiqués dans les maladies vénériennes.

Les antivénériens externes sont une solution de sublimé corrosif, de mercure gommeux, l'eau phagédénique, l'essence de mastic mercurielle, l'onguent de précipité rouge , le napolitain, l'emplâtre de grenouille avec le mercure.

§. *Antipsoriques.*

Ce sont ceux qui guérissent la galle, ou les autres maladies cutanées analogues.

Ils sont indiqués, lorsqu'on a purgé les premières voies, & purifié la masse du sang.

Les antipsoriques externes sont l'onguent de sel ammoniac, de soufre, de précipité blanc, d'ellebore blanc, d'aunée ; les thermes sulfureux naturels, les bains de foie de soufre, la lotion de savon noir, avec la décoction d'aunée ou d'ellebore blanc.

§. *Anticancéreux.*

Ce sont ceux qui passent pour détruire le vice cancéreux.

Ils sont indiqués dans les cas de cancer ouvert ou occulte.

Les anticancéreux font, dit-on, la ciguë, l'arfenic jaune, la belladona, le fuc de chardon-cir-
fion, les feuilles du laurier-cerife, l'eau de chaux.

§. *Anticarieux.*

Ce font ceux qui guériffent la carie des os.

Ils font indiqués dans les cas de corruption carieufe des os.

Les anticarieux font 1°. *mortifians*, c'eft-à-dire
que ceux-ci mortifient entièrement l'os déja cor-
rompu, comme

L'efprit-de-vin, la teinture de myrrhe, de fuccin, d'euphorbe; la liqueur anodyne d'Hoffman,
l'eau de Theden, l'huile cauftique camphrée, celles
de canelle, de gérofle; la liqueur de Belloste, la
pierre à cautère.

2°. *Les anticarieux non mortifians* font ceux qui
procurent feulement la féparation de la partie mor-
tifiée de l'os.

Ces anticarieux font le cataplafme de carotte,
l'eau de chaux, le vin, la myrrhe, le maftic, le
miel avec la poudre de quinquina, de fcordium,
de millefeuille, de fleurs de camomille; l'air fixe,
l'onguent digeftif, ou le baume d'Arcæus avec la
myrrhe.

Antidotes.

Ce font ceux qui, appliqués extérieurement,
domptent l'énergie d'un poifon.

Ils font indiqués, lorfque quelque poifon animal,
végétal ou minéral, a affecté le corps extérieurement.

Morsures.	*Antidotes.*
De chien enragé.	La poudre de Cantharides.
De l'afpic.	
Du *Peri*.	L'efprit de fel ammoniac.
Du ferpent à fonnettes.	
Du Cherfa.	Les feuilles de frêne.
Du Naïa.	La racine mungos.
De *la furie infernale*.	Le lait caillé.
Dans le cas d'impreffion de l'arfenic & du fublimé.	*On fait prendre* Une (1) folution d'alkali fixe ou de fel lixiviel.

Quant aux autres poifons, voyez les ouvrages relatifs à la *toxicologie*.

§. *Antihelmintiques* ou *vermifuges*.

Ce font ceux qui tuent les vers, ou en détruifent les larves vermiformes dans les plaies ou dans les ulcères.

Tels font l'élixir vitriolique, l'eau de Theden, l'effence de térébenthine, l'aloès, le mercure doux.

Les antihelmintiques qui, appliqués extérieurement, chaffent les vers des inteftins, font

Les feuilles de tanaifie, d'abfynthe, l'onguent d'arthanite.

§. *Antiptyriaques* ou *Antipédiculaires*.

Ce font ceux qui chaffent les pous & autres infectes.

Ils font indiqués dans les cas où ces vermines infectent la tête, le pubis, ou le lit & les vêtemens.

Les antipédiculaires font le mercure crud, les feuilles de tabac, la femence de ftaphifaigre, de perfil ; l'huile d'anis.

---

(1) Les alkalis qu'indique ici l'Auteur, ne font pas un remède bien fûr contre l'arfenic. Je ne confeillerois à perfonne de s'y fier. L.

§. *Sympathiques.*

Ce font ceux qui paffent pour agir à certaine diftance fur le corps malade , & fans aucune émanation, comme 1°. la poudre fympathique, appliquée fur l'épée ou fur le fang qui fort de la plaie ; 2°. la main d'un (1) roi , ou la bouche d'un cadavre, lefquels touchent les écrouelles ; 3°. de la viande enfouie en terre, pour faire paffer les verrues.

Mais ces prétendus remèdes ne font que des rufes ou des fictions ; ou s'ils agiffent fur le malade, ce ne peut être que par la prévention de l'efprit qui fe frappe.

§. *Dépuratifs de l'air.*

Ce font ceux qui purifient l'air putride des hôpitaux. Ces moyens confiftent 1°. à balayer l'air, en ouvrant des fenêtres , des portes, des cheminées qui fe correfpondent ; à le fouetter avec un ventilateur.

2°. A allumer des feux ou de la poudre à canon.

3°. A faire des fumigations aromatiques.

4°. A faire évaporer du vinaigre . de l'acide muriatique ; à introduire de l'air déphlogiftiqué.

---

(1) On a attribué ce privilège aux rois d'Angleterre & de France. V. Heifter. Chirurg. p. 679. L.

PHARMACOLOGIE

CHIRURGICALE-SPÉCIALE.

L a science qui expose les vertus des médicamens & l'usage qu'on doit en faire dans les maladies externes, se nomme *Pharmacologie chirurgicale-spéciale.*

Tout médicament a ou une *vertu générale*, c'est-à-dire, qui peut être commune à plusieurs médicamens ; ou une *vertu spéciale*, c'est-à-dire, qui lui est particulière.

La *vertu générale* se connoît par l'odeur, la saveur, l'analyse chimique, & par les expériences réitérées qu'on a occasion de faire sur le corps sain ou malade.

La *vertu spéciale* se découvre par hazard, ou par une tentative faite sur le corps malade.

Comme aucun médicament ne peut agir que par la vertu & l'énergie de ses principes constitutifs, on les divise en différentes classes, par la différence de ces mêmes principes. Ces classes sont les suivantes.

AMYLACÉS.

Ce sont des médicamens, dont la partie amylacée fait la plus grande partie des principes constitutifs.

L'amidon est un principe végétal d'un genre

particulier, qui se trouve sur-tout dans les grains.
Il est inodore, insipide, disposé à l'acidité ; il n'est
pas soluble dans l'eau, comme les corps gommeux.
De cette classe sont,

§. *Froment.*

Triticum hybernum, Lin.
La farine en est la partie la plus usuelle.
Odeur de la farine, aucune ; *saveur,* farineuse,
un peu insipide.
Vertu, résolutive, émolliente.
Usage. La farine *sèche,* un peu chaude, fournit
un moyen de fomenter à sec, d'augmenter & d'ab-
sorber la transpiration de la partie sur laquelle on
l'applique. Elle résout aussi de cette manière les
humeurs par une douce chaleur.

C'est pourquoi on l'applique dans les cas de
tumeurs érésipélateuses, séreuses, œdémateuses,
arthritiques, rhumatisantes. Ces tumeurs admettent rarement des fomentations humides.

La farine cuite dans le lait, fournit un cataplasme
émollient, qui amollit singulièrement les tumeurs
dures & inflammatoires, ou les amène à suppuration.

La farine cuite avec l'eau *végéto-minérale,* fournit
un *antiphlogistique,* qui résout très-efficacement
les tumeurs inflammatoires, & les fait aboutir.

La farine pétrie avec l'eau & le miel, & amenée
à certain degré de fermentation, fournit un cataplasme fermentescent, qui, par l'air (1) fixe que
la fermentation dégage, résiste à la pourriture, &
amollit.

On s'en sert avec avantage dans les cas de

____

(1) Aristote avoit connu ce gaz qui se dégage de la farine
en fermentation. *Voyez ses problêmes.* **L.**

gangrène sèche, & d'ulcères gangréneux. Le son de froment cuit dans l'eau, sert aux bains des pieds, & aux bains émolliens.

§. *Orge.*

Hordeum *diſtichum*. Lin.

Odeur, aucune; *ſaveur*, farineuſe, inſipide.

Vertu & *uſage* de la farine; les mêmes que de la farine de froment.

La décoction de l'orge fournit un véhicule pour les injections émollientes , & pour envelopper les matières acrimonieuſes.

Avoine.

Avena *ſativa*. Lin.

Odeur, aucune; *ſaveur*, farineuſe.

Vertu & *uſage* de la farine; les mêmes que de celle du froment.

L'avoine entière, légèrement rôtie , & miſe dans un ſachet, a quelquefois été appliquée avec utilité ſur les hernies incarcérées au commencement de la maladie.

Seigle.

Secale *cereale*. Lin.

Odeur, aucune; *ſaveur*, farineuſe.

Vertu ; la farine eſt réſolutive ; la décoction s'aigrit promptement.

Uſage ; la farine réduite en bouillie avec le tartre de bierre , & appliquée ſur le col, guérit l'eſquinancie & l'âpreté de la gorge. Le gaz qui ſe dégage de cette farine pendant la fermentation, paroît réſolutif.

Riz.

Oryza *ſativa*. Lin.

Odeur, aucune ; *faveur*, farineuſe, inſipide.
Vertu, émolliente, déterſive.
Uſage ; la farine peut ſervir de poudre pour né-
toyer les mains.

Fève de marais.

Vicia *faba*. Lin.
Odeur & *faveur*, légumineuſes, farineuſes.
Vertu, réſolutive, diſcuſſive.
Uſage ; on applique la farine pour réſoudre l'éré-
ſipèle & les tumeurs chaudes des mamelles, des
teſticules, & pour diſcuter l'hydrocèle. C'eſt mal-
à-propos qu'on a regardé l'eau diſtillée des *fleurs*
comme un coſmétique.

Lentille.

Ervum *Lens*. Lin.
Odeur & *faveur*, légumineuſes, farineuſes.
Vertu, émolliente.
Uſage ; les femmes emploient ſouvent la décoction de lentilles en fomentation ſur le viſage,
pour faire diſparoître les cicatrices qui ſe forment
lorſque les boutons de petite vérole commencent
à ſe deſſécher.

Lupin.

Lupinus *albus*. Lin.
Odeur, aucune ; *faveur*, amère.
Vertu, réſolutive, émolliente.
Uſage ; pour les cataplaſmes émolliens, diſcuſſifs.

Ers.

Ervum *Ervillia*. Lin.
Odeur, aucune ; *faveur*, farineuſe, un peu inſi-
pide.
Vertu, réſolutive, émolliente.

Usage; pour les cataplasmes résolutifs, maturatifs.

Millet.

Panicum *miliaceum*. Lin.
Odeur, aucune; *saveur*, farineuse.
Vertu, émolliente.
Usage; les femmes se servent de la farine pour en saupoudrer l'intestin rectum, dans le cas de chûte de cet intestin. On s'en sert pour les cataplasmes émolliens.

Maron d'Inde.

Æsculus *hypocastanea*. Lin.
Odeur, aucune; *saveur*, amère.
Vertu, fortifiante, mondificative.
Usage; la farine sert de poudre à layer les mains.

Amidon du bled.

Amylum *tritici*.
Odeur, aucune; *saveur*, farineuse. Il n'est dissoluble dans l'eau que par la seule coction.
Vertu; l'amidon enveloppe, émousse, agglutine.
Usage; l'amidon cuit dans l'eau, forme une substance gélatineuse, qui, délayée dans l'eau, peut servir de gargarisme contre l'âpreté de la gorge.

La poudre à poudrer n'est que l'amidon réduit en poudre très-fine, & qui peut se jeter avec succès sur les excorations des aines, des aisselles, du scrotum, & des cuisses des enfans; sur celles du mammelon.

Mie de pain blanc.

Mica *panis albi*.

Odeur, aucune ; *ſaveur*, farineuſe.

Vertu, émolliente.

Uſage ; la mie de pain cuite dans le lait, fournit un cataplaſme qu'on emploie dans les cas d'endurciſſement & d'inflammation des mamelles. Cuite avec l'eau végéto - minérale, elle fournit un autre cataplaſme antiphlogiſtique, utile dans tous les cas de tumeurs inflammatoires.

M U C I L A G I N E U X.

Ce ſont les médicamens qui ont beaucoup de mucus végétal.

Guimauve.

Althæa *officinalis.* **Lin.**

Odeur, aucune ; *ſaveur*, herbacée, mucilagineuſe.

Vertu, émolliente, lubréfiante.

Uſage ; dans les cataplaſmes deſtinés à amollir les tumeurs. *La décoction* ſert à une fomentation émolliente, dans les cas d'ophthalmie ſèche, & de roideur des parties.

Grande Conſoude.

Symphytum *officinale.* **Lin.**

Odeur, aucune ; *ſaveur*, douceâtre.

Nature, plus glutineuſe que la guimauve.

Vertu ; elle émouſſe, enveloppe & reſſerre un peu.

Uſage ; on la regarde comme propre à conſolider les plaies & les ulcères, employée en forme de cataplaſme : delà ſon nom. La poudre tirée dans les narines, a arrêté un ſaignement de nez exceſſif.

Mauve.

Malva *rotundifolia.* **Lin.**

Odeur,

Odeur, aucune, ni des feuilles, ni des fleurs;
Saveur, herbacée.

Vertu, émolliente.

Usage ; pour les cataplasmes émolliens. On en
recommande la décoction pour les fomentations
ou le bain des yeux.

Alcée.

Alcea *rosea*. Lin.

Odeur, aucune; *saveur*, herbacée, mucilagineuse.

Vertu, émolliente.

Usage ; les fleurs peuvent être employées dans
les cataplasmes émolliens, ou dans les fomentations destinées aux mêmes vues.

Branche ursine.

Acanthus *mollis*. Lin.

Odeur, très-foible ; *saveur*, herbacée, glutineuse.

Vertu, émolliente, adoucissante.

Usage ; dans les lavemens émolliens.

Lis blanc.

Lilium *candidum*. Lin.

Odeur, aucune; *saveur*, presque aucune.

Nature, très-visqueuse, propre aux emplâtres.

Vertu, émolliente.

Usage ; pour les cataplasmes émolliens qu'on
veut appliquer sur des tumeurs durcies par inflammation.

Semences de coing.

Pyrus *cydonia*. Lin.

Odeur, aucune ; *saveur*, mucilagineuse.

Vertu, adoucissante.

Usage ; le mucilage est appliqué sur les endroits

malades, dans les cas d'ophthalmie, de ténefme &
d'aphthes ardentes.

Semences d'herbe aux puces.

Plantago *Cynops*. Lin.
Odeur, aucune ; *faveur*, aucune.
Nature, mucilagineufe : une drachme de fe-
mence peut rendre très - mucilagineufe une livre
pefant d'eau.
Vertu ; elle enveloppe, émouffe, lubréfie.
Ufage ; dans les cas d'ophthalmie ardente.

Semence d'Orvale.

Salvia *Horminum*. Lin.
Odeur, très - fenfible ; *faveur*, un peu amère ,
& mucilagineufe dans la maftication.
Vertu ; elle émouffe, enveloppe.
Ufage ; on en loue le mucilage dans les cas
d'ophthalmie ; on en fait un fluide mucilagineux,
avec *une once* de cette femence, & une demi-livre
d'eau, foit en infufion, foit en décoction.

Graine de lin.

Linum *ufitatiffimum*. Lin.
Odeur, à peine fenfible ; *faveur*, fade.
Nature, huileufe & mucilagineufe.
Vertu, émolliente, laxative, adouciffante.
. *Ufage ;* la farine cuite avec le lait, fournit un
cataplafme très-émollient, dont on fe fert pour
amollir les tumeurs inflammatoires & dures. La
farine cuite avec l'eau végéto-minérale, fournit
un cataplafme anti-phlogiftique, utile dans les cas
d'inflammation des mamelles , des tefticules, ou
de toute autre partie , comme je l'ai fouvent
éprouvé.

Semence de fenugrec.

Trigonella *Fœnugræcum*. Lin.
Odeur, très-fenfible, & qui tient du parfum.
Saveur, légumineufe; *nature*, très-mucilagineufe.
Vertu, émolliente, lubréfiante.
Ufage; pour les cataplafmes, lavemens, on-
guens émolliens.

Chenevis.

Cannabis *fativa*. Lin.
Odeur, à péine fenfible; *faveur*, fade.
Nature, huileufe & mucilagineufe.
Vertu, émolliente, laxative.
Ufage; écrâfé & cuit avec le lait, il fournit un
cataplafme émollient.

Écorce vulnéraire.

Cortex ungeuntarius.
Cette écorce vient-elle d'une efpèce (1) d'orme?
Odeur, à peine fenfible, mais glutineufe à la
maftication.
Cette écorce bouillie dans l'eau, fournit un
mucilage rouge très-épais.
Vertu, agglutinative, confolidante.
Ufage; les Sauvages de l'Amérique confolident
leurs ulcères & leurs plaies avec cette écorce.
Forme; on mêle l'écorce bien pulvérifée, avec
du lait tiède; on l'agite beaucoup, jufqu'à ce que
le mélange prenne la confiftance d'un électuaire;
on l'applique fur la plaie, & on réitère cela foir &
matin. Il ne faut l'appliquer qu'une fois par jour

------

(1) Bergius dit: J'ai vu les plaies bien confolidées, par ce
remède: cependant elles ne fe font confolidées que lentement,
lorfqu'il y avoit carie. *Mat. médic.* p. 182.

fur les anciens ulcères, parce qu'ils fe fermeroient trop vîte. On ne doit pas employer cette écorce avant la fuppuration de l'ulcère.

Ecorce d'orme.

Ulmus *campeftris*. Lin.

C'eft l'écorce intermédiaire qu'on emploie.

Odeur, aucune; *faveur*, un peu amère, très-glutineufe à la maftication.

Vertu, un peu aftringente, confolidante.

Ufage; le mucilage qu'on en prépare, s'emploie comme celui de l'écorce précédente, dans les cas de plaie & de brûlure.

LAITEUX.

Lait de vache.

Lac *vaccinum*.

C'eft le chyle fécerné des mamelles de la vache.

Odeur, aucune; *faveur*, agréable, douce.

Nature, aqueufe & huileufe.

Vertu, émolliente, laxative.

Ufage; il fert de véhicule pour les cataplafmes émolliens, dans les cas de tumeurs durcies par l'inflammation ; il fert de collyre dans les cas d'ophthalmie sèche, de lotion dans ceux de gale à la tête, & de gargarifme dans ceux d'angine fuppuratoire.

Créme de lait.

Cremor *lactis*.

C'eft la partie butyreufe, ou douce, ou acidule, du lait.

Odeur, aucune; *faveur*, graffe, ou douce, ou acidule.

Vertu, émolliente, rafraîchissante, lorsqu'elle est acidule.

Usage ; on l'emploie avec ou sans jaune d'œuf, dans les cas de croûtes laiteuses, ou de brûlures : on en fait un liniment sur les gencives enflammées par la dentition. Dans les cas de brûlures au gosier, ou à l'œsophage, causée par la déglutition d'alimens trop chauds, la crême *acidule* m'a fourni un remède avantageux.

Amande douce.

Nucleus *amygdali communis dulcis*. Lin.

Odeur, foible ; *saveur*, douce ; *nature*, oléosomucilagineuse. Broyée dans l'eau, cette amande fournit une émulsion, dans laquelle l'huile douce est *combinée* (1) avec l'eau, moyennant le mucilage.

Vertu, émolliente, anti-phlogistique.

Usage ; l'émulsion froide, appliquée dans les cas d'ophthalmie, & chaude dans ceux d'angine & d'âpreté à la gorge, est utile.

La pâte connue d'amande amère, nettoie les mains comme un savon.

H U I L E U X

Huile d'olives.

Succus oleæ *Europeæ*. Lin.

Cette huile se tire des olives par expression.

---

(1) L'auteur s'explique mal. Les principes de l'amande ne font qu'unis alors, mais non combinés avec l'eau par l'intermède du mucilage. Ils s'en séparent par la seule résidence. L.

Odeur ; l'huile d'olive récente n'en a presque point.

Saveur, douceâtre.

Vertu ; elle relâche, lubréfie, enveloppe, émouffe.

Ufage ; dans les cas de (1) morfures de vipère, on oint d'huile la partie mordue & le membre, en les préfentant au feu, ou au-deffus des charbons ardens. On en fait également cas contre la piquûre du fcorpion, des abeilles, des guêpes & d'autres infectes. Dans tous ces cas, on ajoute avec fuccès l'efprit de fel ammoniac à l'huile. Cette huile a été utile dans les cas d'afcite, en friction fur l'abdomen (2).

L'huile d'olive s'employe utilement dans les emplâtres, onguens, injections, lavemens émolliens, fur-tout dans les cas de douleur caufée par la préfence d'un calcul urinaire.

Le marc d'huile d'olive, ou la maffe qui refte après l'expreffion, eft auffi utilement appliquée fur le membre, dans le cas de paralyfie & de rhumatifme chronique. Il en réfulte de la fueur, qui devient même fi abondante, que le malade abattu tombe en fyncope, fi on l'applique par tout le corps.

---

(1) *Voyez* l'excellent Mémoire de feu M. Pouteau, à ce fujet, dans la collection de fes ouvrages, en 3 vol. L.

(2) J'en ai fait ufage fur un enfant de quatre ans, d'après ce qu'en avoit dit M. Zimmermann. Je l'ai fait envelopper entièrement jufqu'au menton dans un linge imbibé d'huile, joignant, à ce moyen externe, du jus de cerfeuil, dont l'enfant prenoit de temps en temps un petit verre avec un peu de terre foliée. Le troifième jour les eaux s'écoulèrent, & il fut guéri. Son état étoit la conféquence d'une rougeole mal foignée, & de l'extrême indigence de fon père. L.

Au moins le cas a-t-il été obfervé par M. Four-
nier.

Huile de lin.

Cette huile eft tirée du lin par expreffion.

Odeur & *faveur*, un peu défagréables, même
dans cette huile récente.

Vertu, émolliente, laxative.

Ufage ; dans les lavemens émolliens, fur-tout
dans les cas de hernie incarcérée par un fpafme.
On dit auffi qu'elle guérit quelquefois le mal de
dent.

Huile d'amandes.

Cette huile eft tirée des amandes par expreffion.

Odeur, aucune ; *faveur*, agréable, douceâtre,
que l'huile ait été tirée des amandes douces ou
amères.

Vertu ; elle amollit, lubréfie, relâche.

Ufage, dans les injections adouciffantes, comme
dans les cas d'ifchurie, de dyfurie, d'anchylofe (1) qui vient de la roideur des ligamens &
des tendons.

Huile de cire.

Cette huile s'obtient de la cire fous forme butyreufe, par la diftillation.

Odeur & *faveur*, l'une & l'autre également défagréable.

Vertu, émolliente, réfolutive.

Ufage, dans les cas d'engelures, de gerçures
des mamelons, des lèvres, de la bouche, & dans
celui d'anchylofe.

------

(1) L'auteur l'entend fans doute du commencement : autrement cette huile ne produiroit aucun effet. L.

Huile d'œufs.

Cette huile eſt tirée par expreſſion des jaunes d'œufs cuits & rôtis.

Odeur, un peu rebutante ; *ſaveur* agréable.

Vertu, un peu émolliente, lénitive.

Uſage : dans les cas de brûlures, d'hémorroïdes douloureuſes, de gerçures des mamelons, des lèvres, & des parties génitales ; on en fait l'application ſur la partie malade. Mais c'eſt fort mal-à-propos qu'on l'applique ſur les cicatrices des boutons de petite vérole ; car elles en deviennent jaunes & reſtent telles.

Huile de Palmier.

Palma *oleoſa*. Lin.

C'eſt une huile ſébacée qu'on tire du fruit du palmier (1), par décoction.

Odeur, ſuave, agréable, preſque la même que celle de l'Iris de Florence.

Saveur, graſſe, forte, analogue à l'odeur.

Vertu, émolliente, réſolutive.

Uſage : dans les cas d'engelures, de *nœuds* arthritiques, de rhagades ou crevaſſes cauſées par le froid ou par le lavage en blanchiſſant, de dureté du ventre, tant chez les enfans que chez les adultes.

M. Bergius conſeille d'oindre tout l'abdomen, & de le couvrir enſuite d'un linge imbibé de cette même huile. On regarde ce moyen comme très-

---

(1) On ne ſait quelle eſt cette eſpèce de palmier de l'Amérique méridionale. L.

puiſſant contre la dureté de l'abdomen réſultante des maladies aiguës ou chroniques.

Huile de Béen.

Nux *Guilandinæ Moringæ.* Lin.

Odeur & *ſaveur*, preſque aucune. L'huile peut ſe conſerver long-temps ſans devenir rance.

Vertu; elle amollit, donne à la peau de la ſoupleſſe & de l'éclat, calme les démangeaiſons.

Uſage : dans les cas des démangeaiſons des vieillards ; & pour effacer, dit-on, les cicatrices de la petite vérole. M. Bruckman en rapporte des exemples bien frappans. La cire blanche jointe à l'huile de *béen* fait la baſe des baumes odoriférans. On y répand, par gouttes, une huile eſſentielle quelconque, ou du baume natif.

Feuilles de Ricin ou *de palme de Chriſt.*

Ricinus *communis.* Lin.

Odeur, aucune ; *ſaveur*, foible, cependant un peu âcre.

Vertu, émolliente, maturative.

Uſage : les feuilles bouillies dans le lait, font très-bien mûrir les furoncles. Aucun emplâtre n'établit ſi promptement & ſi aiſément la ſuppuration dans ces tumeurs. Ces feuilles guériſſent très-bien les cicatrices qui reſtent des véſicatoires ; étant macérées dans le vinaigre, elles guériſſent les dartres (1), la gale & la teigne des enfans, comme l'obſerve M. Cavane.

----

(1) Leur efficacité n'eſt pas toujours vraie pour les dartres. L.

CORPS GRAS.

Axonge de porc.

Odeur, aucune. *Saveur*, graffe.
Vertu, émolliente, lubréfiante.
Ufage : fert d'excipient aux onguens & aux baumes.

Graiffe d'Oie.

Odeur, aucune. *Saveur*, graffe, agréable, fa-pide.
Vertu, émolliente, relâchante, plus pénétrante que l'axonge de porc.
Ufage : dans les cas de roideur & de deffèche-ment des membres.

Graiffe de Vipère.

Odeur, aucune. *Saveur*, graffe.
Vertu, émolliente, pénétrante par fon huile atténuée.
Ufage : dans les cas de taches à la cornée, ou *taies* ; elle entre dans l'*onguent de tuthie* du D^r. Sloane : en voici la recette.

℞. Tuthie préparée.	*une dragme.*
Pierre hématite préparée,	*un fcrupule.*
Aloès.	grains *douze.*
Perle préparée,	grains *quatre.*

Broyez bien le tout avec la graiffe de vipère, pour en faire un liniment dont on prend *gros comme une lentille*, pour en oindre, plufieurs fois le jour, l'œil non enflammé.

M. Home a éprouvé trois fois avec fuccès l'ef-ficacité de cet onguent.

Graisse d'Anguille.

Odeur, aucune. *Saveur*, grasse.
Vertu, émolliente.
Usage : on l'emploie de même dans les linimens ophthalmiques.

Graisse de Chat sauvage.

Odeur, aucune. *Saveur*, grasse.
Vertu ; outre qu'elle est émolliente, cette graisse paroît encore avoir une qualité résolutive acrimonieuse, ce qui vient de la manière de vivre très-active de l'animal.
Usage : on l'emploie pour amollir & résoudre les tumeurs froides.

Graisse de Bléreau.

Odeur, aucune. *Saveur*, grasse.
Vertu, émolliente.
Usage : dans les onguens & les linimens émolliens.

Graisse de Chien domestique.

Odeur, aucune. *Saveur*, grasse.
Vertu, émolliente, lubréfiante.
Usage : pour les onguens émolliens.

Graisses de Poissons ;

Comme Baleines, Souffleurs, Dauphins, &c.

Odeur, aucune. *Saveur*, désagréable, grasse, de poisson.
Vertu, émolliente, résolutive.
Usage : dans les cas de vraie teigne à la tête,

on en applique en liniment fur la tête, jufqu'à ce que les croûtes tombent : enfuite on lave la tête de temps en temps avec de la leffive.

Suif de Cerf.

Odeur, aucune. *Saveur*, graffe.
Vertu, émolliente, relâchante, émouffante.
Ufage : pour les emplâtres ; on le loue pour les engelures, l'excoriation des cuiffes & de l'anus, à la fuite de l'équitation.

Suif de Mouton mâle châtré.

Odeur, aucune. *Saveur*, graffe.
Vertu, émolliente.
Ufage : pour les onguens émolliens.
La laine graffe, qui pend au cou & au ventre du mouton, relâche les parties fur lefquelles on l'applique. Pour cette raifon, on l'applique fur les mamelles endurcies, & fur les membres roides.

Suif de Bouc.

Odeur, aucune. *Saveur*, graffe.
Vertu, émolliente.
Ufage : pour les onguens émolliens & les excoriations réfultantes de l'équitation. On la mêle avec l'huile de laurier, pour panfer les engelures.

Suif de Bœuf.

Odeur, aucune. *Saveur*, graffe.
Vertu, émolliente, relâchante.
Ufage : pour les onguens émolliens.

Moëlle de Bœuf.

Odeur, aucune. *Saveur*, douce, graffe.

Vertu, émolliente, lubréfiante, pénétrante.

Usage : dans les cas d'anchylose (1) à la suite de la roideur des ligamens, & de spasme des muscles.

Beurre de Vache.

C'est la partie huileuse du lait.

Odeur, aucune. *Saveur*, douce, agréable.

Vertu, émolliente, lubréfiante, relâchante.

Usage : pour relâcher le vagin dans les cas d'accouchemens, pour les lavemens & les cataplasmes émolliens ou maturatifs : on l'applique aussi avec ou sans *basilicum*, sur les ulcères produits par un vésicatoire.

Beurre de Cacao.

Graisse du fruit du Théobroma *Cacao*. Lin.

Odeur, presque aucune. *Saveur*, agréable, huileuse.

Nature, sébacée, ferme, & qui reste long-temps sans devenir rance.

Vertu, émolliente, relâchante.

Usage : dans les cas d'excoriations & de gerçures aux lèvres, aux mamelons, de rhagades à l'anus, on l'applique en liniment ; on en use de même sur les hémorroïdes enflammées. Mais dans les cas d'inflammation du vagin, on l'y introduit en forme de suppositoire, ou dans l'anus.

---

(1) Commençante sans doute. J'ai vu la racine de brione aidée de quelques sels actifs, résoudre une anchylose confirmée à l'articulation du tibia & du femur; & je ne crois pas qu'il y ait d'autres moyens efficaces dans le cas d'anchylose confirmée : encore ne doit-on pas attendre. L.

Blanc de Baleine.

On le tire des ventricules du cerveau du *Souffleur macrocéphale*.

Odeur : ce corps gras n'en a aucune lorsqu'il est récent.

Saveur, grasse, agréable.

Nature ; il devient facilement rance.

Vertu, émolliente, relâchante.

Usage : il entre dans la pommade pour les lèvres, & dans l'emplâtre de sperme ou blanc de baleine.

G É L A T I N E U X.

Colle de Poisson.

C'est une substance gélatineuse qui se fait de la vessie du gros poisson appellé *Huso* (1).

Odeur, aucune. *Saveur*, gélatineuse.

Vertu, agglutinative.

Usage : pour les emplâtres adhésifs, tel que celui d'Angleterre. Ces emplâtres servent à réunir les lèvres des plaies. On s'en sert aussi dans les cas de saignement de nez, en trempant dedans de la charpie ou du linge roulé.

Blanc d'Œuf.

Odeur, aucune. *Saveur*, fade, gélatineuse. *Nature*, glutineuse.

Vertu, adoucissante.

Usage : battu avec de l'alun, on l'applique sur les yeux enflammés ; mais il est sujet à coller

---

(1) Ce poisson se trouve en Russie, & dans la Teisse en Hongrie. Il pese jusqu'à quatre ou cinq cents. L.

les cils & les paupières, & à empêcher l'écoulement des larmes. Battu avec de l'esprit-de-vin, il est utile, comme liniment, appliqué sur les excoriations résultantes d'une longue résidence sur le dos dans le lit.

Jaune d'Œuf.

Odeur, aucune. *Saveur*, gélatineuse. *Nature*, gélatinoso - huileuse.

Vertu, émolliente, relâchante ; liant aussi les substances aqueuses aux huileuses.

Usage : pour les cataplasmes émolliens, pour les brûlures & les ulcères causés par les vésicatoires, pour délayer les résines & les huiles : c'est ainsi qu'on fait un *liniment digestif* en battant la térébenthine avec le jaune d'œuf.

Colle des Layetiers.

Elle est préparée des tendons & des membranes des animaux.

Odeur, aucune. *Saveur*, gélatineuse. *Nature*, gélatineuse.

Vertu, propre aux emplâtres, agglutinative.

Usage : les Layetiers guérissent heureusement leurs plaies en réunissant les bords avec cette colle.

Frai de Grenouilles.

C'est une substance glutineuse qui nage sur l'eau au printemps, enveloppant les œufs des grenouilles.

Odeur, aucune. *Saveur* & *Nature*, glutineuses.

Vertu, agglutinative, liante.

Usage : sa vertu le fait admettre dans les emplâtres.

Fromage.

C'eſt la partie glutinoſo-huileuſe du lait.

Odeur, un peu fétide. *Saveur*, plus ou moins âcre, tirant ſur l'anus.

Vertu, émolliente & réſolutive à la faveur de ſon ſel volatil.

Uſage : en appliquant du fromage récent à la piquûre par laquelle l'inſecte appelé *furia infernalis* entre dans la peau , cet inſecte vient ſe jeter dans le fromage , & on l'en tire de cette manière. Le fromage rance réſoud les *nœuds* arthritiques.

Merde de Chien.

Particulièrement celle du chien qui ronge beaucoup d'os.

Odeur, & *Saveur*, foibles.

Vertu, maturative, ſeptique.

Uſage : pour faire mûrir les tumeurs dures des mamelles.

M. Linné dit qu'il n'y a pas de plus puiſſant remède pour faire ſuppurer. *Amœnit. Acad.* Vol. IV , p. 6r.

GOMMEUX.

Gomme Arabique.

Suc concret qui vient du *Mimoſa nilotica.* Lin.

Odeur, aucune. *Saveur*, inſipide. *Nature*, ſoluble dans l'eau , & non dans l'eſprit-de-vin.

Vertu ; elle enveloppe les matières, unit avec l'eau les huiles , les réſines , les baumes & le mercure.

Uſage : en poudre , on la mêle avec le ſucre , & on en ſaupoudre les mamelles ou toute autre

partie

partie excoriée : réduite en mucilage, on l'applique fur les yeux ; on l'infinue dans l'urètre, le vagin, l'anus, pour envelopper l'acrimonie qui peut y être, ou pour émouffer l'acrimonie de certains médicamens. Le gargarifme de gomme arabique tempère l'ardeur caufée à la gorge par la falivation.

Forme : on en fait diffoudre une once dans une livre d'eau.

Gomme adraganthe.

On la tire d'un buiffon épineux de l'Afie, de la Grèce, appelé *Aftragalus Tragacanthus* par Linné.

Odeur, aucune. *Saveur*, infipide, gommeufe. *Nature*, très-vifqueufe.

A la dofe d'une dragme, elle donne à l'eau la confiftance de fyrop.

Vertu; elle enveloppe, agglutine.

Ufage : elle confolide les gerçures & les crevaffes des mamelons & des lèvres. On l'ajoute aux collyres deftinés à émouffer, envelopper l'acrimonie des humeurs.

GOMMES-RÉSINES.

Gomme ammoniaque.

On la tire par exfudation d'une efpèce de *férule* inconnue.

Odeur, très-fenfible, forte, tirant fur celle du Galbanum.

Saveur, un peu amère, rebutante, adhérente à la langue. On la diffout par la trituration, dans l'eau, le vin, le vinaigre.

D

Vertu, résolutive & émolliente.

Usage : dissoute dans le vinaigre & appliquée en forme d'emplâtre, elle résout les tumeurs articulaires, les ganglions, les loupes & les tumeurs endurcies.

Bdellium.

Gomme-résine, tirée d'un arbre qui n'est pas encore bien connu.

Odeur, forte. *Saveur*, un peu amère, tirant sur celle de la térébenthine. Elle se dissout à moitié par *la digestion* dans l'eau chaude.

Vertu, maturative, vulnéraire.

Usage : pour les onguens maturatifs & les baumes vulnéraires.

Gomme de Gayac.

Gomme-résine tirée du gayac.

Odeur de la résine, aucune ; mais jetée sur de la braise ardente, elle répand une odeur agréable aromatique.

Saveur, un peu amère & légèrement âcre.

Vertu, résolutive.

Usage : on en loue la teinture pour le mal de dents & les ulcères.

Oliban.

Gomme-résine tirée d'une espèce de genevrier de l'Arabie.

Odeur, balsamique, résineuse. *Saveur*, balsamique, un peu amère.

Vertu, vulnéraire.

Usage : pour les essences vulnéraires & les fumigations résolutives. On dit que l'oliban dissous avec le blanc d'œuf, efface les tâches de la peau & les cicatrices.

Styrax calamite.

Gomme-réfine tirée d'un arbre appelé *Storax* à feuille de coton, par C. Bauhin.

Odeur, très-fenfible, agréable, onctueufe.

Saveur, réfineufe, un peu amère. *Nature*, plus réfineufe que gommeufe.

Vertu, vulnéraire, balfamique.

Ufage : pour les baumes vulnéraires & les fumigations réfolutives.

On loue l'onguent de ftyrax pour les bleffures des ligamens, des membranes, & pour la gangrène; mais mêlé avec le camphre.

Opopanax.

Gomme-réfine tirée de la plante appelée *panax* (1) à feuilles de panais.

Odeur, forte, approchante de celle de la gomme ammoniaque.

Saveur, un peu amère, nauféabonde, reftant long-temps dans la bouche & la gorge.

Nature, foluble dans l'eau par trituration.

Vertu, vulnéraire, réfolutive.

Ufage : en forme d'emplâtre pour les tumeurs froides ; en forme de baume ou d'eau vulnéraire pour les ulcères & les plaies.

---

(1) Cette plante, très-commune en Lybie & plufieurs parties de la Grèce, fe trouve auffi dans la Pouille, l'Apennin, le Mont-Gargano, la haute & la baffe Allemagne. L.

Sarcocolle.

On la tire de l'arbre appelé, par Linné, *Pinœa mucronata* (1).

Odeur, foible. *Saveur*, d'abord un peu douce, ensuite un peu amère & acrimonieuse. *Nature*; elle se dissout toute dans l'eau, mais en partie seulement dans l'esprit-de-vin.

Vertu, vulnéraire.

Usage : pour les plaies & les ulcères : dissoute dans le lait, on la loue pour les taies de la cornée.

Ladanum.

On la tire du *Cistus* de Crête.

Odeur, balsamique, agréable. *Saveur*, foible, balsamique.

Nature, soluble dans le seul esprit-de-vin.

Vertu, fortifiante, résolutive.

Usage : pour les essences vulnéraires.

Galbanum.

On le tire d'une espèce de férule appelée, par. Linné, *Bubon Galbanum* (2).

Odeur, forte, approchante de celle de la gomme ammoniaque.

Saveur, forte, un peu amère. *Nature*, soluble dans l'esprit-de-vin, & en grande partie dans l'eau & dans le vinaigre, mais non dans les huiles.

Vertu, stimulante, résolutive, maturative.

Usage : l'emplâtre de galbanum est employé

---

(1) Cet arbre est indigène de Perse. **L.**
(2) Cette plante passe pour être indigène de Syrie. **L.**

pour les froncles , les bubons & autres tumeurs qu'il s'agit de faire mûrir.

Myrrhe.

On la tire d'un arbre (1) inconnu jufqu'ici des Européens.

Odeur , très-fenfible , affez agréable.

Saveur , amère , analogue à fon odeur.

Nature , très-réfineufe , à peine foluble dans l'eau.

Vertu , anti-feptique , bonne contre la carie , vulnéraire , vermifuge.

Ufage : dans les cas de gangrène , de carie , d'ulcères vermineux , putrides , dans les remèdes anti-fcorbutiques.

Sagapenum.

On (2) le tire d'une plante encore inconnue aux botaniftes.

Odeur , rebutante , fétide. *Saveur* , forte , approchante de celle de l'affa-fétida. *Nature ;* autant réfineufe que gommeufe.

Vertu , réfolutive.

Ufage : pour réfoudre les tumeurs endurcies & les écrouelles.

Affa-fétida ou *Merde du Diable.*

On la tire d'une efpèce de férule appelée *afa fétide.* Lin.

---

(1) On croit que l'arbre qui la produit a environ quinze pieds de haut , une écorce noueufe , pénétrante , les feuilles femblables à celles de l'olivier, quoique plus petites & épineufes. On tire la myrrhe par Alexandrie d'Egypte. L.

(2) Elle nous vient par Alexandrie. L.

Odeur, très-fétide; d'ail. *Saveur*, un peu amère, âcre, poignante, reſtant long-temps à la bouche.

Nature; deux fois plus gommeuſe que réſineuſe.

Vertu, réſolutive, émolliente.

Uſage. On l'emploie dans les cas d'écrouelles, & pour réſoudre les parotides & autres tumeurs dures ; elle chaſſe les morpions par ſa puanteur. Le lavement d'aſſa-fétida a eu du ſuccès dans la tympanite.

Gomme animé.

On la tire d'un grand arbre (1) de l'Amérique, appelé *iétaïba* ou *courbaril.* —— *La ſeule en uſage.*

Odeur, vaporante, balſamique, approchante de celle des baies de genièvre.

Saveur, foible, réſineuſe.

Nature; elle ſe diſſout dans l'eſprit-de-vin & l'huile, mais preſque point dans l'eau. Sur la braiſe ardente elle ne s'enflamme pas; mais elle ſe diſſipe en une fumée agréable.

Vertu, vulnéraire.

Uſage : pour les baumes vulnéraires & les fumigations agréables.

Benjoin.

On le tire d'un grand arbre des Indes Orientales, appelé *croton benzoe.* Lin.

Odeur, vaporante, balſamique, agréable.

Saveur, douceâtre, réſineuſe, balſamique.

Nature, ſoluble dans l'eſprit-de-vin, mais non parfaitement dans l'eau.

---

(1) On en tire auſſi de l'Orient. Celle-ci eſt, ou d'un jaune obſcur, ou d'un jaune pâle, ou même d'une couleur noirâtre. L.

Vertu, vulnéraire, balſamique, coſmétique.

Uſage : on peut en employer la teinture pour les plaies & les ulcères non ſordides. Cette teinture forme une liqueur laiteuſe avec l'eau : on l'appelle *lait virginal*, parce qu'elle donne de la blancheur à la peau.

Gomme Elémi.

On la tire d'une eſpèce d'olivier ſauvage de l'Italie , de l'Amérique Eſpagnole & des Indes Orientales , appelé *Amyris*. Lin.

Odeur, très-ſenſible, approchante du galbanum.

Saveur, forte, un peu amère.

Nature ; elle ſe diſſout dans l'eſprit-de-vin , non dans l'eau , mais en partie dans les huiles tirées par expreſſion.

Vertu, vulnéraire.

Uſage : elle entre dans le baume d'Arcæus, dont on ſe ſert ſi ſouvent pour les plaies.

Maſtic.

On le tire du Lentiſc de Chio. Piſtacia *Lentiſcus* Lin.

Odeur, foible , balſamique.

Saveur, foible, agréable , preſque point balſamique.

Nature : il ne ſe diſſout pas dans l'eau , & ne fait que lui communiquer de l'odeur. Il s'en diſſout neuf dixièmes dans l'eſprit-de-vin. Les huiles eſſentielles le diſſolvent en totalité ; mais non les huiles tirées par expreſſion.

Vertu, vulnéraire , fortifiante.

Uſage : la poudre s'emploie en fumigation dans les cas de chûte du rectum ; elle diſſipe auſſi l'emphysème. L'essence de mastic est un excellent remède pour guérir les plaies, les ulcères, & pour les os découverts & blessés. Cette essence forme une pellicule balsamique, qui garantit la partie de l'air, & préserve ainsi l'os de carie. Cette même essence mêlée avec quelques grains de sublimé, fait un médicament excellent dans les cas de maladies vénériennes. On l'ajoute aussi dans les poudres détersives pour les dents. Les femmes Turques mâchent souvent du mastic pour maintenir leurs dents blanches & avoir l'haleine agréable. *Voyez* M. Hasselquist. Itinéraire Oriental. p. 523. *S.*

Tacamahaca.

On tire cette gomme-résine du *Tacamahaca*, espèce de peuplier qui croît spontanément sur le continent de l'Amérique, & que Linné appelle Fagara *octandra*.

Odeur, vaporante, agréable, approchante de celle des fleurs de lavande.

Saveur, légérement amère, analogue à l'odeur.

Nature; elle se dissout dans les huiles exprimées, mais imparfaitement dans l'esprit-de-vin & l'huile de térébenthine.

Vertu, fortifiante, résolutive.

Usage : dans l'emplâtre pour le mal de dent. On la loue pour les fumigations qui se pratiquent dans les cas de maux d'oreilles, de dents, des membres attaqués de douleurs rhumatisantes & chroniques.

Sandaraque.

C'est la résine du *genevrier* d'Arabie.

Odeur, balfamique, agréable, prefque la même que celle du maftic. *Saveur*, foible.

Nature ; elle fe diffout dans l'efprit-de-vin ; mais non dans l'eau. Dans l'huile elle ne fe diffout qu'imparfaitement.

Vertu, balfamique, vulnéraire.

Ufage : pour les fumigations réfolutives. On emploie la poudre & la teinture pour les ulcères & la carie.

On fe fert de la poudre de Sandaraque (1) pour en frotter le papier dont on a gratté l'écriture; afin de récrire fur le même endroit.

Réfine commune.

On la tire de différens pins, fur-tout du *pinus abies* Lin. ou fapin.

Odeur, défagréable lorfque la réfine brûle.

Saveur, balfamique, défagréable.

Vertu, adhéfive, irritante.

Ufage : on l'emploie comme *rubéfiant* en forme d'emplâtre entre les épaules, dans différens maux de tête & des yeux, ou comme dépilatoire pour enlever la teigne de la tête : voici la forme.

On la mêle & la pétrit avec un peu de farine de feigle, afin de la rendre plus fouple ; on l'étend fur des bandes de linge de la largeur du doigt & longues, en les préfentant au feu : alors on les applique fur les endroits affeMtés dont on a tondu les cheveux : on les laiffe refroidir, ce qui de-

---

(1) Cette pratique eft très-connue ; mais lorfqu'on a gratté l'écriture, il vaut mieux frotter l'endroit avec un morceau de drap gris ou blanc. On peut alors écrire fans rien maculer ; c'eft ce que je fais tous les jours. L.

mande peu de temps. On enlève peu à peu les bandes pour ne pas caufer trop de douleur , & les cheveux qui reftent viennent avec : cela fait , on oint les endroits avec de l'huile de lin & la liqueur de Bellofte , deux fois par jour. *Voyez* M. Fritze , *annales medic.* t. 1 , p. 311.

Poix folide , Poix noire.

On la tire en diftillant *per defcenfum*, des bois de différens pins , fur-tout du *pin fauvage.* *Pinus fylveftris* Lin.

Odeur, vaporante & défagréable.

Saveur , amère.

Vertu, appliquée à la peau ; elle y adhère avec ténacité & y caufe de la rougeur. On la joint à différens emplâtres pour leur donner de l'adhérence.

Ufage : on la loue pour les cors & les durillons des pieds , dans les *actes* de Copenhague , t. 1 , p. 41 : elle s'applique auffi fur un linge en forme d'emplâtre , qu'on emploie pour enlever la teigne de la tête ; mais c'eft un remède cruel dont on ne doit fe fervir que pour la teigne la plus opiniâtre. M. Steger rapporte des exemples de teignes guéries par ce moyen. *Differtat.* de Tinæa. *Budæ*, 1782 , p. 40.

Colophone.

C'eft la réfine de la térébenthine , diftillée feule fans l'addition de l'eau.

La *térébenthine cuite* eft la *réfine* qui refte après qu'on a diftillé la térébenthine avec l'addition de l'eau.

Odeur & Saveur, balfamique.

Vertu, vulnéraire, digeftive, adhéfive, réfolutive.

Usage : la colophone *en poudre* se répand comme *digestif sec* sur les plaies, les ulcères, afin d'exciter la suppuration, & de consolider ensuite. On en loue aussi l'usage dans les cas de plaies pénétrantes dans les articulations & les tendons; dans ceux d'hydrocèle, de loupes & de tumeurs blanches articulaires.

On emploie *l'essence* de colophone pour les plaies des tendons & des ligamens : *la fumigation* de colophone est utile pour la chûte de l'anus.

Forme : dans les cas de tumeurs & de plaies articulaires.

On fait un plumaceau en forme de nid d'oiseau, & épais d'un doigt, un peu plus grand que la tumeur : on l'emplit de colophone en poudre ; on l'humecte ensuite d'esprit-de-vin, & on le pose en l'assurant avec un bandage. Lorsqu'on s'apperçoit qu'il est sec, on l'arrose de nouveau sans l'ôter. On le change tous les trois jours ; c'est ainsi que se font guéries des plaies & des tumeurs articulaires.

Sang-dragon.

On tire cette résine du *Calamus rotang* Lin.

Odeur, saveur. Cette résine qui vient des Indes Orientales, n'a ni odeur ni saveur.

Nature : broyée très-fine, elle donne à la peau une couleur de sang. Elle ne se dissout que dans l'esprit-de-vin bien rectifié, & point dans l'eau. Elle ne se dissout pas non plus dans l'huile (1), quoiqu'elle lui donne une couleur de sang.

---

(1) Lewis dit formellement qu'elle se dissout dans les huiles exprimées, comme dans l'esprit-de-vin. *It is Likwise soluble in expressed oils.* Dispens.

Vertu, vulnéraire ; elle peut fervir dans les cofmétiques rouges.

Ufage : elle entre dans le baume de Lucatelli & dans l'électuaire anti-fcorbutique.

Gomme-caragne.

C'eft la gomme-réfine d'une efpèce de *palmier* (1) inconnu jufqu'ici.

Odeur, très-fenfible, approchante de celle de la gomme-ammoniaque.

Saveur, foible, réfineufe. Il s'en diffout un quart dans l'efprit-de-vin, & trois quarts dans l'eau.

Nature, plus gommeufe que réfineufe, fortifiante.

Ufage : dans le relâchement des articulations.

Aloès.

On tire ce fuc gommo-réfineux des feuilles de l'*aloès perfoliata* Lin.

Odeur, forte, nauféabonde.

Saveur, très-amère.

Nature, gommo-réfineufe ; en pàrtie foluble dans l'efprit-de-vin, en partie dans l'eau. L'aloès *fuccotrin* fe diffout en totalité dans l'efprit-de-vin.

Vertu, vulnéraire, déterfive, anti-feptique ; cependant, fi on le laiffe long-temps fur les plaies ou les ulcères, il caufe une diarrhée & des tumeurs hémorrhoïdales.

Ufage : dans les cas d'ulcères fordides, vermi-

---

(1) Cet arbre inconnu de l'auteur, s'appelle en Amérique *Quahuitl* ; c'eft-à-dire, *Arbre de folie*. On le trouve dans la nouvelle Efpagne, & en d'autres endroits du continent. L.

neux, carieux. Il entre dans les fuppofitoires deftinés à provoquer les hémorrhoïdes.

Gomme-gutte.

On tire cette gomme-réfine (1) en faifant une
incifion.

Odeur, aucune.

Saveur, prefque aucune.

Vertu, âcre, abfterfive.

Ufage : on la recommande dans les cas de
dartres.

Gomme de lierre grimpant.

Odeur, agréable lorfqu'on la frotte.

Saveur, réfineufe, un peu aftringente.

Vertu, vulnéraire, un peu aftringente & légèrement aromatique.

Ufage : pour les teintures vulnéraires. Un petit
morceau de cette gomme mife dans une dent cariée, fait ceffer la douleur de dent, felon Chomel,
Plant. uf. p. 379.

Camphre.

C'eft une réfine d'un genre particulier, qui
vient du *laurier camphre* ou *laurus camphora* Lin.

Odeur, très-vaporante, pénétrante, approchante
de celle du romarin.

Saveur, très-chaude, un peu amère.

Nature ; il fe diffout dans l'efprit-de-vin, les
huiles exprimées, le lait, le mucilage de gomme
arabique, le vinaigre, le jus de citron, l'air fixe.

Il ne fe diffout pas dans les alkalis fixes ou vo-

---

(1) Bontius dit qu'elle vient d'une efpèce de Tithymale
des Indes. L.

latils, ni dans l'eau chaude. L'esprit de nitre fumant & l'eau régale, le réduisent en une espèce d'huile qui surnage ces fluides.

Vertu, anti-septique, résolutive, vermifuge. Il diminue la sensibilité des nerfs, & en augmente l'irritabilité, comme l'opium.

Usage : dans les cas de gangrène, d'ulcères putrides & vermineux des jambes, de chairs fongueuses, le camphre pulvérisé avec le sucre, & jeté ainsi sur les parties affectées, est utile par sa vertu anti-septique.

Appliqué en forme de mucilage, il calme par sa vertu anodyne la douleur des ulcères invétérés. Voici les doses.

℞. Mucilage de gomme arabique.　*une livre.*
　　Camphre,　*une once & demie.*　Mêlez.

Dissous dans le lait, c'est un excellent déterfif dans les cas de teigne, de gale à la tête.

Dissous dans l'huile, il fond ou amollit les tumeurs cystiques, les taches de la cornée, l'ohpthalmie chronique, & les tumeurs des paupières.

Le vinaigre camphré a été utile pour l'emphysème.

L'huile caustique du camphre, enlève les chairs fongueuses. On la loue aussi pour le polype. *Voyez* art. *Caustiques.*

BALSAMIQUES.

Les résines liquides dissoutes par un suc végétal, constituent cette classe.

Baume de Copahu.

Copaïfera officinalis. Lin (1).

___

(1) *Arbor Balsamifera* du Brésil; mais il y en a beaucoup dans l'île de Maranhon. L.

Le *Copaïba* eſt l'arbre d'où découle cette réſine.

Odeur, vaporante, balſamique, non déſa-gréable.

Saveur, graſſe, un peu amère & légérement aromatique, réſineuſe.

Nature : on en fait une *mixture* émulſive, en le triturant dans du mucilage de gomme arabique, ou avec un jaune d'œuf. Il ſe diſſout bien dans les huiles eſſentielles (1).

Vertu, vulnéraire, anti-putride.

Uſage : pour conſolider les ulcères.

Baume de la Mecque.

C'eſt de l'arbre *amyris* opobalſamum, Lin. qu'on tire ce baume.

Odeur, très-forte, très-vaporante, approchante de celle de la *menthe des jardins* ou baume, *mentha gentilis*.

Saveur, aromatique, amère, un peu chaude & âcre.

Le vrai baume de la Mecque ne ſe trouve même pas à vendre dans Conſtantinople. On n'en voit dans nos contrées de l'Europe que quelques parcelles, dont les grands de Turquie font quelquefois préſent ; mais bien rarement. On reconnoît le vrai baume à ces ſignes. Une goutte qu'on laiſſe tomber dans l'eau, à la hauteur de deux pouces, doit au même inſtant s'étendre à la largeur d'un petit écu en forme de pellicule ; & cette pellicule devient en un quart-d'heure ſi tenace, qu'on peut l'enlever toute entière avec la pointe d'un couteau.

Vertu, vulnéraire. On lui attribue à faux une

____

(1) Et dans l'eſprit-de-vin, ſur-tout s'il eſt alkaliſé. L.

qualité cofmétique. *Voyez* Wortley Montague, *Lettres*, t. 2, p. 54.

Ufage : pour confolider les ulcères.

Baume de Tolu.

C'eſt (1) de l'arbre *Toluifera* de Lin. que découle ce baume demi-liquide.

Odeur, agréable, très-fenſible.

Saveur, balfamique.

Vertu, vulnéraire.

Ufage : pour confolider les plaies & les ulcères.

Baume du Pérou.

Ce baume vient d'un petit arbre ou plutôt d'un arbriſſeau du Pérou.

Il y en a deux eſpèces, le blanc & le noir. **Le** blanc tranſude (2) ſpontanément de l'arbre, & eſt de beaucoup préférable au noir. Le noir ſe tire de l'écorce & des branchages que l'on coupe & que l'on fait bouillir. Il a bien moins de valeur.

Odeur, exactement la même que celle de la vanille, très-vaporante, & ſe ſent même de loin.

Saveur, un peu graſſe, amère, âcre.

---

(1) Ce baume vient d'une eſpèce de Pin, de la province de Carthagène, en Amérique ; il prend ſon nom d'une ville de cette province. **L.**

(2) On l'obtient en faiſant des inciſions à l'arbre. Cette première eſpèce eſt le *Cabureieica* des Indiens. On vend pour du vrai un mélange de ce premier & de cire ou d'huile de macis. On reconnoît la fraude en le jetant dans l'eau chaude. Les ſubſtances étrangères nagent ſur l'eau, & le baume va au fond. On mêle auſſi diverſes autres drogues avec le baume de la ſeconde eſpèce, qui eſt d'un rouge tirant ſur le noir. La fraude eſt auſſi facile à découvrir. **L.**

Vertu,

Vertu, vulnéraire, confolidante, anti-fpafmo-dique, calmant l'irritation. Kirkland rapporte que la feule application du baume du Pérou, fit ceffer un tetanos caufé par une bleffure au talon. *Effai* fur la fièvre des femmes en couche, p. 25.

Ufage : pour guérir les bleffures des nerfs, à la fuite defquelles il furvient un *tetanos* ou des fpafmes.

Ambre liquide (1).

Odeur, très-fenfible, approchante de celle du ftyrax calamite.

Saveur, onctueufe, un peu âcre.

Vertu, vulnéraire, anti-feptique.

Ufage : l'onguent de ftyrax (2) eft vanté pour les plaies, les ulcères, la gangrène.

Goudron ou Poix liquide.

Réfine liquide tirée, en diftillant *per defcenfum*, des branches du *pin fauvage : pinus fylveftris* L.

Odeur, balfamique & fentant un peu la fumée.

Saveur, réfineufe, amère.

Le goudron réfulte du mélange de la réfine du pin, diffoute dans le fuc même de l'arbre, & im-prégnée de fumée.

Vertu, vulnéraire, digeftive.

---

(1) Cette fubftance balfamique vient d'un arbriffeau odo-rant, femblable au coignaffier, & qui croît fur-tout dans Cobros, île de la mer Rouge. L.

(2) Le collège des Médecins de Londres l'a exclu du nombre des remèdes officinaux. C'eft avec raifon ; car ce qu'on vend fous le nom de *Liquidambra* ou de *Styrax liquide*, n'eft en général qu'un mélange de drogues hétérogènes, mais combinées par la cupidité & l'impofture. L.

E

Usage: pour l'infusion de gudron qu'on peut appliquer en bandages sur les ulcères des jambes. L'onguent de goudron & de suif de mouton, peut être employé comme digestif dans divers cas de plaies, d'ulcères & de différentes efflorescences sur la peau.

Baume de Hongrie.

Ce baume vient de l'espèce de pin appelé par Linnée *pinus sylvestris mugo*. Il découle spontanément des extrémités des branches de cet arbre, & on le ramasse dans des fioles qu'on y attache.

Odeur & *saveur* de térébenthine.

Vertu, vulnéraire, échauffante.

Usage : dans les cas de blessures, de plaies, de rhumatismes chroniques, de paralysie, de spasme, de goute, on en a préconisé les vertus. *Voyez* Fischer, Collection des essais de Breslaw, p. 331. **F.**

Baume du Liban.

Le *pinus Cembra* de Linnée, fournit ce baume.

Odeur & *saveur*, analogues à celles de l'huile de genièvre.

Vertu, balsamique, vulnéraire.

Usage : on en fait couler quelques gouttes dans l'oreille, dans les cas de bourdonnement d'oreilles & d'ouie dure.

Térébenthine.

Résine liquide qui découle du *pin larix* de Linnée.

Odeur, forte, résineuse.

Saveur, un peu graffe, réfineufe, un peu amère.

Vertu, vulnéraire, anti-feptique, très-adhérente. C'eft pourquoi on l'ajoute aux emplâtres.

Ufage : pour amener les ulcères à fuppuration & les confolider, on la bat & la mêle avec un jaune d'œuf ; ce qui fait un onguent digeftif. On en fait auffi prendre en lavement (1). L'onguent de térébenthine a été utile dans les cas de teigne (2).

BITUMINEUX.

Ce font des médicamens femblables aux réfines, non cependant folubles, comme celle-ci, dans l'efprit-de-vin, mais feulement dans *l'éther*.

Ambre.

Ambra *ambrofiaca* Lin.
Odeur, très-agréable.
Saveur, réfineufe, aromatique.
Vertu, vulnéraire.
Ufage : on en fait entrer dans le baume du commandeur.

Succin.

Succinum *electricum* Lin.

---

(1) Pereboom dit qu'une fiftule qui pénétroit du rectum dans la veffie, s'eft guérie avec des lavemens de térébenthine délayée dans un jaune d'œuf, & jetée dans Q. S. d'eau.

(2) Selon Thoner, une femme attaquée de teigne avec alopécie de toute la tête, s'eft guérie avec un onguent fait de cinq dragmes de térébenthine & deux onces & demie d'enguent rofat. Cette teigne difparut en huit jours.

Odeur, très-agréable lorsqu'on en jette fur les charbons ardens.

Saveur, un peu âcre , & pénétrante.

Vertu , vulnéraire , réfolutive.

Ufage : l'effence de fuccin fert pour les plaies des tendons & les os découverts.

Pétrole.

Naphta *petrolæum* Linn. C'eft un bitume liquide.

Odeur, rebutante & fétide.

Saveur, réfineufe , défagréable.

Vertu , réfolutive.

Ufage : pour prévenir ou guérir les engelures & faire ceffer la douleur de dents : on l'emploie en liniment.

Poix minérale.

Naphta *malthæ* Lin.

Odeur, rebutante & fétide.

Saveur, balfamique, défagréable.

Vertu, balfamique , vulnéraire.

Ufage : dans les cas de bubons & d'ulcères (1) peftilentiels.

Afphalte.

Bitumen afphaltum Linn. Autrement poix de Judée.

Odeur & *faveur*, bitumineufes.

---

(1) Un onguent digeftif fait de poix minérale , a été très-utile dans une maladie peftilentielle , felon Afch. Voyez Blumenbach *Manuel* (allemand) *d'Hiftoire naturelle* ; & fur la nature de cette fubftance , Romé de l'Ifle , Criftallogr. tome 2 , p. 592. L.

Vertu, vulnéraire , anti-putride.

Usage : pour les ulcères sordides , & pour embaumer les cadavres.

SULPHUREUX.

Sulphur *citrinum* Linn.

C'est un minéral formé de la combinaison de l'acide vitriolique & du phlogistique.

Odeur, sulphureuse particulière , & suffocante quand elle s'exhale du soufre enflammé.

Saveur, d'une nature fade.

Le soufre se dissout dans les huiles, les alkalis, & non dans l'eau ni dans l'esprit-de-vin.

Vertu, résolutive , vulnéraire , anti-psorique.

Usage : l'onguent de soufre s'emploie avec sûreté en liniment pour la gale , si la cause en est une contagion externe. Mais si la gale vient de l'impureté des premières voies ou des humeurs, alors cet onguent arrête l'excrétion de l'acrimonie scabieuse en bouchant les pores cutanés. On loue l'*onguent de soufre* , mêlé avec le jus de citron , pour la teigne de la tête; d'autres préconisent *l'emplâtre de soufre* pour les écrouelles. Une livre de chaux vive & autant de soufre non-brûlé , dissous dans trente livres d'eau bien chaude, fournissent *un bain artificiel sulphureux* , utile pour la gale & dans les cas d'affections arthritiques & rhumatisantes.

Le baume de soufre fait avec le soufre & l'huile de lin , est un remède dessicatif & déterfif dans les cas d'ulcères.

Phosphore.

C'est une espèce de soufre liquide , formé par l'acide phosphorique & le phlogistique.

Odeur, tirant fur l'ail.

Saveur, acide, fade.

Vertu, réfolutive.

Ufage : on l'emploie pour détacher les cal-
lofités.

CERACÉES.

Cire.

Cire des abeilles. Subftance tenace, que l'abeille tire de la poudre des anthères, travaillée & dé-pofée avec le miel.

Il y a de la cire *jaune* ; c'eft la naturelle : de la *blanche ;* c'eft celle qu'on fait blanchir à l'air par des lavages réitérés.

La blanche eft plus caffante, la jaune plus molle.

Odeur & *faveur*, mielleufe dans la cire jaune.

Nature ; elle n'eft foluble ni dans l'eau, ni dans l'efprit-de-vin.

Diftillée, elle fournit un phlegme acide & une huile butyreufe.

Vertu, émolliente, emplaftique.

Ufage : Sa vertu la fait entrer dans les emplâ-tres, les cérats, les bougies & *l'éponge cirée.*

J'ai vu, par expérience, qu'un linge enduit de cire, employé au lieu d'emplâtre, contenoit très-avantageufement les plumaceaux fur les plaies & les ulcères.

Ce linge maintient les plumaceaux dans un état d'humidité, & ne caufe point de rougeur à la peau, comme le font les emplâtres.

Céromel, fait de quatre parties de miel & d'une partie de cire blanche ; le tout fondu à la chaleur.

C'eſt un cérat excellent pour couvrir (1) les plaies & les ulcères.

Farine de Lycopodium.

C'eſt la poudre fine des anthères du *lycopodium clavatum* de Lin. : autrement *ſoufre de lycopodium.*

Odeur & *ſaveur*, aucune.

Nature, céracée, prenant feu à la flamme ; ne s'humecte pas dans l'eau.

Vertu, adouciſſante.

Uſage : pour les excoriations, les gerçures des mamelons, la rougeur qui ſurvient entre les cuiſſes des enfans. On roule auſſi les pilules dans cette poudre, pour empêcher qu'elles ne s'attachent l'une à l'autre.

Gomme laque.

C'eſt une cire réſineuſe ou un concret *reſinoſo-céracé*, qui ſe forme des tubercules réſineux, ſur l'arbre que Linnée appelle *croton lacciferum.*

Odeur & *ſaveur*, aucune.

Nature ; elle ne ſe diſſout ni dans les huiles exprimées, ni dans l'eau ; mais en verſant deſ-ſus de l'eau chaude précipitamment, on en tire un principe colorant de couleur de cramoiſi. L'eſ-prit-de-vin eſt un menſtrue dans lequel elle rend une teinture rougeâtre.

Uſage : la teinture de laque eſt utile pour le ſcorbut des gencives & l'ébranlement des dents.

---

(1) Je l'ai ſouvent conſeillé pour les engelures crevées ; elles ſe ſont guéries promptement, en détergeant deux fois par jour la plaie avec une infuſion de quinquina. L.

HUILEUX EMPYREUMATIQUES.

Huile de Succin.

C'eſt une huile tirée du ſuccin par diſtillation, & rectifiée.

Odeur & *ſaveur*, empyreumatiques.

Vertu, réſolutive, pénétrante.

Uſage : on l'applique ſur les membres paralytiques & les tumeurs froides.

Huile animale de Dippel.

C'eſt une huile tirée de la corne de cerf par diſtillation.

Odeur, pénétrante, agréable, aromatique.

Saveur, huileuſe, douceâtre.

Vertu, réſolutive, pénétrante, anti-ſpaſmodique, anodyne.

Uſage : pour réſoudre les tubercules arthritiques, les glandes endurcies, les tumeurs enkyſtées & oſſeuſes. On la loue dans les cas de parties contractées ou agitées par des ſpaſmes.

Huile de Brique ou *des Philoſophes.*

C'eſt l'huile d'olives diſtillée avec des briques (1) réduites en poudre.

L'huile devient par ce moyen âcre, plus tenue & plus pénétrante.

Vertu, réſolutive.

Uſage : dans la paralyſie, les rhumatiſmes & les cas d'ulcères ſordides.

---

(1) On atténueroit encore plus l'huile en la laiſſant pluſieurs mois en réſidence ſur de la litharge. Cette huile eſt excellente pour mondifier les ulcères. L.

Suie.

Suie de four, brillante. C'eſt une ſubſtance huileuſe, ſaline, empyreumatique, produite dans la cheminée par la fumée des bois brûlés, & adhérente aux parois des fourneaux & des cheminées.

Odeur, déſagréable.

Saveur, nauſéabonde, amère.

Nature; elle eſt attaquée par tous les menſtrues aqueux, & par les ſpiritueux (1).

Vertu, réſolutive, vulnéraire.

Uſage : on la loue pour les cas d'ulcères qui ſe portent au loin, de tumeurs froides, de dartres milliaires. On prépare une eau vulnéraire fuligineuſe, comme il ſuit :

♃. Eau de chaux vive ,		*une livre.*
Suie de four, brillante ,		*une once.*
Céruſe pulvériſée ,		*demi-once.*
Faites cuire le tout pendant	$\frac{1}{4}$	*d'heure.*

Ajoutez enſuite

Liquamen de myrrhe ,	*demi-once.*
Mêlez.	

Faites-en une eau pour (2) fomenter.

---

(1) Mais l'auteur devoit obſerver que les principes extraits, ſont différens ſelon les menſtrues. J'en ai fait faire des extraits ici à Paris, à l'eau & à l'eſprit-de-vin, ſelon les conſeils de Lewis, & j'en ai eu tous les avantages que j'en eſpérois intérieurement pour les obſtructions. Quoiqu'il ne s'agiſſe pas dans cette première partie, de remèdes internes, j'ai cru devoir placer ici cet avis. L.

(2) Un ouvrage allemand, qui a pour titre *Fragmens pour la Médecine & la Phyſique,* nous apprend qu'un cancer du nez & de la gorge, fut guéri avec l'eau vulnéraire de ſuie, après avoir empiré par l'uſage du mercure. — Quant au liquamen de myrrhe, l'auteur l'entend-il de la myrrhe fondue à la chaleur du feu ? Je le penſe. L.

HUILEUX ÉTHÉRÉS.

Huile de Térébenthine.

C'eſt une huile tirée de la térébenthine par diſtillation.

Odeur, aromatique.

Saveur, poignante, huileuſe.

Vertu, vulnéraire, anti-ſeptique (1), réſolutive, ſtimulante.

Uſage : pour les piqures récentes des nerfs & des tendons. On l'applique chaude ſur les bleſſures, mais elle devient nuiſible s'il y a une inflammation déterminée. Elle arrête les hémorrhagies des petites artères, ſi on l'applique chaude ; quelquefois, comme je l'ai vu, elle réſoud les humeurs rhumatiſantes, froides & cyſtiques ; elle arrête efficacement la gangrène, étant appliquée après des ſacrifications, & même plus ſûrement que le quinquina & l'eſprit-de-vin : frottée ſur la peau, elle pouſſe l'urine & lui donne une odeur de violette.

Huile de Canelle.

Cette huile ſe tire de la canelle par diſtillation.

Odeur & ſaveur, aromatiques, agréables.

Vertu, ſtimulante, cauſtique.

Uſage : on la loue dans les cas de carie des os.

Huile de Gérofle.

Cette huile ſe tire du gérofle par diſtillation.

---

(1) Selon Haller, les cadavres dont les vaiſſeaux ont été remplis d'huile de térébenthine, ſe détruiſent plutôt par une dégénération glutineuſe que par putréfaction.

Odeur & *faveur*, très-aromatiques.

Vertu, ftimulante, cauftique.

Ufage : on l'applique fur les dents avec du coton pour en calmer les douleurs, en fuppofant que cette huile puiffe toucher un nerf (1). On en loue l'ufage dans les cas de gangrène & de carie des os.

Huile de Lavande.

C'eft une huile diftillée des fleurs de lavande.

Odeur & *faveur*, très-vaporantes.

Vertu, amie des nerfs, fortifiante, réfolutive.

Ufage : excellente dans les cas d'orgelets invétérés & de tumeurs cyftiques des paupières.

Huile de Caïeput.

Cette huile fe tire du *leptofpermum leucadendrum* de Linnée, par diftillation.

Odeur & *faveur*, très-aromatiques.

Vertu, réfolutive, anodyne.

Ufage : dans les cas de douleurs de dents, de varices & de fugillations à l'anus.

Huile d'Anis.

Cette huile fe tire de l'anis par diftillation.

Odeur & *faveur*, très-aromatiques.

Vertu, pour détruire les poux, réfolutive.

Ufage : quelques gouttes répandues dans les cheveux, tuent les poux ; elle réfout auffi les tumeurs cyftiques.

Huile de Sabine.

Cette huile fe tire de la fabine par diftillation.

______

(1) Cette huile attaque l'émail des dents, les brûle & les fait tomber par morceaux, quoique fans douleur. L.

Odeur & *ſaveur*, aromatiques.

Vertu, irritante, vermifuge.

Uſage : on l'applique ſur les os cariés ; elle garantit les ulcères des vers, deſsèche les ulcères ſéreux.

Huile de Laurier.

Cette huile ſe tire des feuilles de laurier par diſtillation.

Odeur & *ſaveur*, aromatiques.

Vertu, ſtimulante, échauffante.

Uſage : elle fortifie les articulations lâches : mêlée avec du ſuif, elle guérit les engelures.

Huile de Saſſafras.

Cette huile ſe tire du bois de ſaſſafras par diſtillation.

Odeur & *ſaveur*, aromatiques.

Vertu, ſtimulante.

Uſage : on la loue dans les cas de carie *vénérienne*.

Huile de Pin.

Oleum templinum.

Cette huile ſe tire des rameaux tendres du *pin ſauvage*, ſurnommé *mugo* par Linnée.

Odeur, agréable.

Saveur, âcre, huileuſe.

Vertu, vulnéraire.

Uſage : jointe à l'eſprit de fourmis, elle eſt utile dans les cas de piqures des tendons & des nerfs. La médecine vétérinaire ſur-tout l'emploie pour les ulcères ſéreux des beſtiaux.

Huile de Genièvre.

Cette huile ſe tire des baies du genièvre ordinaire.

Odeur, agréable , aromatique.

Saveur, âcre , huileuse , aromatique.

Vertu , résolutive , discuffive.

Usage : mêlée à l'huile de vers de terre & à l'esprit de genièvre, elle a rétabli le mouvement de membres *contractés* & paralysés.

Huile de Bouleau.

Cette huile se tire du Bouleau blanc par diftillation.

Odeur, forte.

Saveur , huileuse (1) & âcre.

Vertu , vulnéraire , discuffive.

Usage : dans les cas de perte de la vue (2) , d'hémorroïdes, de cancers, d'ulcères vermineux.

S P I R I T U E U X.

Ce font les matières qui contiennent un principe inflammable , odorant, miscible avec l'eau, & produit par la fermentation spiritueuse.

Esprit de vin.

C'eft un esprit inflammable obtenu du vin , par le moyen de la diftillation.

Odeur, très-suave.

Saveur, poignante, irritante, chaude.

Vertu , fortifiante , aftringente , irritante , antiputride.

Usage : pour le relâchement des articulations ,

---

(1) C'eft de cette huile que le cuir de Ruffie tire fon odeur.

(2) L'onction de cette huile , fur les yeux , a guéri l'aveuglement , felon Reufner. *Obfervat. medic.*

des autres parties, comme dans les cas de hernies, de chûte de la luette, pour l'œdème des
parties, les cas d'ulcères ou de plaies qui regor-
gent de pus, pour le ramolliffement d'un calus
offeux.

L'efprit de vin camphré eft utile pour la gangrène humide, le panaris fongueux, les loupes,
la brûlure (1) légère.

L'efprit de vin étendu d'eau, s'emploie avan-
tageufement pour les inflammations chroniques
réfultantes de l'atonie des vaiffeaux, comme
l'angine & l'ophthalmie chroniques.

L'eau vulnéraire, obtenue par la diftillation de
l'efprit de vin fur des plantes balfamiques, eft
utile dans les cas de plaies fongueufes qui fuppurent beaucoup.

La vapeur de l'efprit-de-vin enflammé, fait
fuer & réfout les œdèmes.

L'efprit de vin eft nuifible dans les cas d'inflammations aiguës, non chroniques, de brûlures fèches, de coups d'armes à feu, cas dans lefquels il fait gangréner les parties inférieures en
augmentant l'inflammation, & en empêchant la
fuppuration.

Il ne confolide pas les plaies de la tête, n'arrête pas le flux de la lymphe, qui s'écoule d'un

---

(1) Sydenham dit que l'efprit-de-vin empêche que la
peau brûlée ne s'élève en veffie; mais j'ai vu l'efprit-de-vin
caufer une très-grande inflammation. — J'ajouterai que l'u-
rine d'homme appliquée chaude avec un linge fur la brûlure,
empêche réellement la peau de s'élever, & prévient toute
inflammation. En réitérant plufieurs fois, la brûlure fe
guérit très-promptement. C'eft ce que je viens d'expérimenter
encore fur le carpe d'une de mes parentes. L.

vaisseau lymphatique offensé. Long-temps appliqué sur un os sain il le décolore.

Alcohol de vin.

C'est un esprit de vin entièrement dépouillé de son phlegme par des distillations réitérées, ou *très-rectifié.*

On connoît qu'il est rectifié à ce point, lorsqu'il ne dissout plus le sel alkali, & que brûlé sur la poudre à canon, ou sur le coton, il les enflamme.

Odeur, extrêmement vaporante.

Saveur, très-chaude, styptique.

Vertu, styptique, resserrant les vaisseaux déchirés, & coagulant le sang & le sérum.

Usage : dans les cas d'hémorragies résultantes de la lésion des vaisseaux de médiocre diamètre.

Vin blanc.

C'est le suc des raisins blancs, qui a subi la fermentation spiritueuse.

Odeur & *saveur*, spiritueuses, agréables & particulièrement appellées *vineuses.*

Vertu, résolutive, un peu fortifiante.

Usage : pour les fomentations résolutives dans les cas d'inflammations produites par fracture, de contusion, de luxation, d'entorse, de blessure, d'ophthalmie résultante de l'atonie des vaisseaux : en fomentation ou en forme de bain, il est très-avantageux aux enfans qui semblent étouffés ou asphyxiés à la suite d'un accouchement (1) très-laborieux.

------

(1) Quelques gouttes de bon vinaigre, frottées à l'entrée des narines, après avoir laissé l'enfant tranquille pendant dix à douze secondes, valent encore mieux. L.

Vin rouge.

Le vin rouge tient sa couleur de la matiére colorante contenue dans les pellicules des grains, & férmentantes avec le moût.

Odeur, vineuse.

Saveur, vineuse, un peu astringente.

Vertu, résolutive & plus fortifiante que celle du vin blanc.

Usage : pour les fomentations fortifiantes dans les cas de chûte de l'anus, du vagin, de relâchement de la luette & des articulations.

Marc de raisins.

Ce sont les pellicules qui restent des raisins dont on a exprimé le suc au tems de la vendange.

Odeur, vineuse.

Saveur, astringente.

Vertu, fortifiante, astringente, résolutive & anti-septique au moyen de l'air fixe qu'ils contiennent.

Usage : on les emploie en forme de fomentation ou de bain sec local, dans les cas d'ulcères sordides aux jambes, de gangrène, de paralysie, de tumeurs *podagriques*, arthritiques, rhumatisantes, de contraction & de dessèchement des membres, de relâchement à une articulation, après qu'on a remis une luxation ou une entorse.

Il est fâcheux que ce remède efficace ne puisse se trouver qu'au temps des vendanges.

Lie de vin.

C'est le dépôt semi-liquide du vin qu'on a enlevé de dessus ce dépôt.

Odeur,

Odeur, vineuſe.

Saveur, vineuſe & aſtringente ; diſtillée, la lie rend de l'eſprit de vin.

Vertu, fortifiante, aſtringente, réſolutive, anti-ſeptique.

Uſage : avec partie égale d'eau, la lie de vin eſt un excellent médicament anti-phlogiſtique, anti-gangreneux, comme je l'ai expérimenté nombre de fois, dans les cas d'inflammation par contuſion, entorſe, bleſſure, fracture, luxation ; elle a été même utile ſans mélange d'eau, dans le cas de relâchement des articulations & de gangrène humide.

Les diſtillateurs d'eſprit de vin vendent de la lie de vin qui a ſubi la diſtillation ; mais il eſt bon de prévenir que cette lie épuiſée n'a plus aucune vertu. Il faut de la lie nouvellement ſéparée de ſon vin.

Bière.

La bière eſt un liquide réſultant de la fermentation ſpiritueuſe qu'on fait ſubir à une décoction de grains, *bled*, *orge*, &c. ; & imprégné de la ſaveur amère du houblon (1).

Odeur, particulière.

Saveur, foible, légèrement amère & un peu ſpiritueuſe.

Vertu, réſolutive, lénitive.

Uſage : bouillie avec du beurre on l'emploie utilement en fomentation après l'enfantement, dans le cas de froiſſement des parties génitales.

____

(1) Nos braſſeurs y ſubſtituent l'abſynthe, ce qui rend nos bières d'une amertume déſagréable. L.

F

ASTRINGENS.

Tormentille.

Tormentilla *erecta* Lin. *La racine.*
Odeur de la racine , aucune.
Saveur , ſtyptique.
Vertu , aſtringente.
Uſage : dans les cataplaſmes aſtringens qu'on emploie pour les affections réſultantes de l'atonie , comme les hernies , les chûtes *de l'anus ou du vagin* , le prolongement de la luette , le relâchement des articulations , le ſcorbut des gencives.

Biſtorte.

Polygonum *biſtorta* Lin. *La racine.*
Odeur de la racine , aucune, au moins quand elle eſt ſèche.
Saveur , ſtyptique.
Vertu , aſtringente.
Uſage : en décoction pour ſe laver les dents lorſqu'elles branlent.

Quintefeuille.

Potentilla *reptans* Lin. *La racine.*
Odeur de la racine , très-foible.
Saveur, ſtyptique.
Vertu , aſtringente.
Uſage : pour les fomentations aſtringentes.

Alchimille.

Alchemilla *vulgaris* Lin. *La racine.*
Odeur , nauſéabonde, comme celle de l'urine de chat.

Saveur, ſtyptique.
Vertu, aſtringente, vulnéraire.
Uſage : pour les décoctions fortifiantes & vul-
néraires dans les cas d'ulcères.

Alkanne vraie.

Lawſonia *inermis* Lin. ou *bois rouge d'Egypte.*
Odeur, aucune.
Saveur, aſtringente.
Vertu, ſtyptique, propre à teindre en rouge.
Uſage : les peuples de l'Orient en pulvériſent
les feuilles, & en font une eſpèce de pâte avec
de l'eau pour ſe teindre les ongles, les mains,
les cheveux, d'autres parties du corps, & même
pour teindre les crins de leurs chevaux. Quelques-uns emploient la poudre pour ôter la ſueur
fétide des pieds, deſſécher les ulcères de la bouche, des gencives. Cette racine donne une teinte
rouge agréable aux onguens.

Prunelle, ou Bonette.

Prunella *vulgaris* Lin. *L'herbe.*
Odeur, aucune.
Saveur, un peu amère & légèrement acerbe.
Vertu, foiblement aſtringente.
Uſage : pour les gargariſmes & les *collutoires* (1)
un peu aſtringens : on y mêle alors un peu de
miel dans les cas d'angine, ou d'ulcères de la
bouche.

Conſoude moyenne.

Ajuga *pyramidalis* Lin. (& parmi le peuple
chez nous, *herbe au Charpentier.*) *L'herbe.*

______

(1) J'ai conſervé ce mot qui manque à notre langue. C'eſt
un liquide deſtiné à la lotion des dents & de la bouche. L.

Odeur, aucune.

Saveur, un peu aftringente, avec une légère amertume.

Vertu, foiblement ftyptique.

Ufage : on en loue la décoction pour en faire un gargarifme.

Euphraife.

Euphrafia *officinalis* **Lin.** *L'herbe.*

Odeur, aucune.

Saveur, un peu amère.

Vertu, foiblement ftyptique.

Ufage : le fuc mêlé avec du vin & inftillé dans les yeux, diffipe, dit-on, l'obfcurité de la cornée, les taies, & la cataracte commençante.

Queue de Cheval.

Equifetum *hyemale* **Lin.** *L'herbe.*

Odeur, aucune.

Saveur, très-foible.

Vertu, un peu aftringente.

Ufage : pour les gargarifmes foiblement aftringens.

Argentine ou *Bec d'Oie.*

Anferina ou **Potentilla** *anferina* **Lin.** *L'herbe.*

Cette aigremoine fauvage n'a prefque pas d'odeur.

Saveur, un peu aftringente.

Vertu, vulnéraire, aftringente.

Ufage : dès qu'on a fait l'opération de l'empyème, on y injecte une décoction de cette plante édulcorée avec du miel.

Plantain à feuilles étroites & pointues.

Plantago *lanceolata* **Lin.** *L'herbe.*

Odeur, aucune.

Saveur, un peu aftringente.

Vertu, vulnéraire, foiblement ftyptique.

Ufage : on applique les feuilles fur les ulcères, les cautères, pour empêcher les plaies de fe def-fècher. On en loue l'ufage dans les cas de chûte de l'anus, d'angine. Que n'eft-il bien vrai qu'elles font très-utiles pour guérir le cancer des mamelles, felon Borelli ! D'autres emploient *le plantain à larges feuilles.*

Pervenche.

Vinca *minor* Lin. *L'herbe.*

Odeur, aucune.

Saveur, un peu aftringente.

Vertu, ftyptique.

Ufage : on en loue la décoction dans les cas d'angine, en y mêlant un peu de miel rofat.

Percefeuille.

Perfoliata ou Bupleuron *latifolium* Lin. *L'herbe.*

Odeur, aucune.

Saveur, aftringente.

Ufage : on appliquoit autrefois les feuilles, & même la graine, en forme de cataplafme fur les hernies.

Vigne.

Vitis *vinifera* Lin. *Les feuilles.*

Odeur des feuilles, aucune.

Saveur, un peu acide & ftyptique.

Vertu, un peu aftringente.

Ufage : pour les gargarifmes dans les cas d'an-gine.

Cachou ou *Terre du Japon.*

C'eſt le ſuc gommo-réſineux extrait par coction & épaiſſi, du *mimoſa cate* de Lin.

Odeur, aucune.

Saveur, ſtyptique ; enſuite un peu amère, mais qui devient douceâtre ſur la langue.

Nature : il ſe diſſout dans l'eau, le vin, les acides, & non dans les huiles.

Vertu, aſtringente, anti-ſeptique.

Uſage : dans les cas d'ulcères ſcorbutiques, gangréneux, de putridité & de fétidité de la bouche, d'ébranlement des dents, de leur déchauſſement & de ſaignement des gencives. On l'adminiſtre très-bien en forme de teinture ou de liniment pour les gencives. *Voyez Pharm.* W. p. 226, & Baldinger dans la *Pharmac. Edimb.* p. 291.

Roſe rouge.

Roſa *gallica* Lin. *Les pétales.*

Odeur des pétales, agréable, particulière à la roſe, & foible.

Saveur, ſtyptique, un peu amère.

Uſage : pour les gargariſmes & les fomentations fortifiantes. Le miel roſat eſt déterſif, un peu ſtyptique ; ainſi il eſt utile pour les ulcères, ſur-tout de la bouche.

Primevère.

Primula *veris officinalis* Lin. *La racine.*

Odeur de la racine, aniſée.

Saveur, aſtringente.

Vertu, fortifiante, ſternutatoire.

Uſage : la poudre tirée par les narines, fait éternuer. On dit que la racine imprégnée **de** vinaigre & reçue dans les narines , calme le mal de dents.

Balauftes ou *fleurs de Grenade.*

Odeur , prefque aucune.
Saveur , ftyptique.
Ufage : pour le relâchement de la luette , & la chûte de l'anus.

Grenade.

Punica *granatum* Lin. *L'écorce.*
Odeur , prefque aucune.
Saveur , très-ftyptique.
Vertu , très-aftringente.
Ufage : dans les cas d'atonie & de hernies.

Chèvrefeuille.

Lonicera *Periclymenum* Lin. *Les feuilles.*
Odeur des feuilles , aucune.
Saveur , aftringente.
Vertu , un peu aftringente, déterfive.
Ufage : dans les cas d'ulcères fordides , *d'im-pétigie* , de taches cutanées ; on en applique les feuilles broyées : on en loue le gargarifme pour les cas d'angine.

Le Chêne.

Quercus *Robur* Lin. *L'écorce , les feuilles , le fuc.*
Odeur de l'écorce , prefque aucune.
Saveur , acerbe, ftyptique.
Vertu , très-aftringente , propre pour tanner les peaux.

Ufage : dans les cas de hernies , d'ulcères œdémateux & gangréneux.

Forme : la décoction des feuilles de chêne ,
mêlée d'un peu d'efprit-de-vin & de miel , eft
utile en gargarifme dans les cas d'angine opiniâtre.
Le fuc que le chêne rend eft utile pour la goutte.
Un fachet rempli de poudre *d'écorce* de chêne , &
macérée dans du vin rouge , s'applique utilement avec un bandage fur l'endroit même d'une
hernie. On en renouvelle l'application tous les
jours ; c'eft ainfi qu'on dit avoir radicalement
guéri un enfant en 14 jours , & un adulte en
un mois.

Liège.

Quercus *fuber* Lin. *L'écorce.*
Odeur de l'écorce , aucune.
Saveur , aftringente.
Vertu , fortifiante.
Ufage : la poudre de liège brûlé , & réduite
en onguent avec de l'huile , calme & arrête les
douleurs des hémorrhoïdes.

Saule.

Salix *alba & fragilis* Lin. *L'écorce.*
Odeur de l'écorce , aucune.
Saveur , aftringente , un peu amère , balfa-
mique.
Vertu, aftringente, fortifiante, anti-putride (1).
Ufage : dans les cas de gangrène par dépôts,

---

(1) Gunz dit avoir confervé un morceau de viande pendant cinq femaines fans putréfaction , dans une forte décoction d'écorce de faule.

d'ulcères gangreneux & invétérés des jambes (1);
dans ceux d'odontalgie. Le bain fait de décoction de cette écorce dans l'eau , a été utile pour
la foibleſſe des jambes des enfans.

Noix de Galle.

C'eſt un tubercule produit par la piqûre d'un
inſecte qui ſe niche ſous la cuticule des feuilles
de diverſes eſpèces de chênes.

Odeur , aucune.

Saveur , très-acerbe , très-ſtyptique.

Vertu , très-aſtringente , & propre à tanner les
cuirs.

Uſage : dans les cas de hernies.

Pyrole à feuilles rondes.

Pyrola *rotundifolia* Lin. *Les feuilles.*
Odeur , aucune.
Saveur , un peu ſtyptique , & légèrement amère.
Vertu , aſtringente , déterſive.
Uſage|: ces feuilles qui ſont vertes l'hyver ,
s'appliquent au lieu d'emplâtre ſur les cautères.

Uvulaire ou *Laurier d'Alexandrie.*

Ruſcus *Hypogloſſum* Lin. *L'herbe.*
Odeur de l'herbe , aucune.
Saveur , aſtringente.
Uſage : on l'a employée pour la chûte de la
luette ; mais aujourd'hui on connoît de meilleurs
remèdes ; ainſi on la laiſſe de côté.

---

(1) J'en ai vu le bon effet dans mon hôpital ; non-ſeu-
lement pour la gangrène par dépôt , mais même dans le cas
d'ulcère gangreneux de la jambe & d'ulcère arthritique.

Bec de Grue de la deuxième espèce, ou *musqué*.

Geranium *Robertianum* Lin. *L'herbe.*
Odeur , fétide.
Saveur , un peu aſtringente.
Vertu , ſtyptique , lactifuge , vulnéraire.
Uſage : dans les cas d'ulcères à la vulve , aux mamelles ; dans ceux de cancer & de rhagades.

Noix.

Juglans *regia* Lin.
Odeur , très-foible.
Saveur , auſtère , acerbe.
Vertu , fortifiante.
Uſage : le rob fait du ſuc exprimé des noix vertes & de miel , eſt extrêmement utile dans les cas d'angine & de gonflement des amygdales , adminiſtré en forme de gargariſme. On l'applique auſſi utilement , comme déterſif , ſur les aphthes & les autres ulcérations de la bouche.

Les feuilles récentes s'appliquent ſur les tumeurs œdémateuſes , & les diſcutent. *Voyez* Cranz. *Mat. Med.* t. 1 , p. 46.

Aulne.

Betula *alnus* Lin. *Les feuilles.*
Odeur des feuilles , aucune.
Saveur , aſtringente , un peu amère.
Vertu , réſolutive , lactifuge , vulnéraire.
Uſage : pour chaſſer le lait des femmes qui ne veulent pas allaiter.
Forme : on hache les feuilles dans un plat ſur le feu , ſans attendre qu'elles préſentent d'exſudation ; on les applique auſſitôt le plus chaud qu'on peut. Les premiers jours , on peut y ajou

ter du cerfeuil (1). On dit que ces mêmes feuilles guérissent les ulcères rongeants.

Champignon de Malte.

Cynomorium *coccineum* Lin.

Ce n'est pas un champignon, mais une vraie plante parasite, qui est imprégnée d'un suc rouge.

Odeur, aucune.

Saveur, styptique, un peu amère.

Vertu, fortifiante, astringente.

Usage : on le mêle dans les poudres dentifriques pour fortifier les gencives ; extérieurement il est utile dans les cas d'ulcères de mauvais caractère.

AMÈRES.

Absynthe vulgaire.

Artemisia *Absynthium* Lin. *L'herbe.*

Odeur de l'herbe, forte, vaporante, capiteuse.

Saveur, extrêmement amère.

Vertu, résolutive, tonique, vermifuge, antiseptique.

Usage: pour les fomentations résolutives. L'herbe sèche réduite en poudre, est recommandée pour les cas d'hydrocèle, d'œdèmes. On la loue aussi en fomentations dans les cas de gangrène.

Marrube blanc.

Marrubium *vulgare* Lin. *L'herbe.*

---

(1) Murray, *App. medic.* s'explique ainsi. «Je parle d'après l'expérience. Ce remède simple & excellent, est préférable à tous les emplâtres, cataplasmes, esprits, &c. qu'on pourroit employer ».

Odeur de l'herbe, agréable, vaporante.

Saveur, amère, adhérente.

Vertu, réfolutive.

Ufage : pour les fomentations réfolutives.

Eupatoire.

Eupatorium *cannabinum* Lin. *L'herbe.*

Odeur de l'herbe, forte.

Saveur, très-amère.

Vertu, réfolutive.

Ufage : un cataplafme fait des feuilles cuites, a diffipé une tumeur aqueufe du fcrotum (1).

Rhue.

Ruta *graveolens* Lin. *L'herbe.*

Odeur de l'herbe, forte, mais non défagréable.

Saveur, amère.

Vertu de l'herbe récente, rubéfiante.

Vertu de l'herbe sèche, anti-feptique, réfolutive.

Ufage : dans les cas de gangrène : une décoction vineufe a été utile dans ceux d'odontalgie carieufe & fluxionnaire, de flux fétide & purulent des oreilles : j'ai vu une décoction laiteufe de cette plante, devenir très-avantageufe à beaucoup de perfonnes dans les cas de fluxion avec enflure de toute la face. On s'en rince bien la bouche, & fur-tout les gencives.

Trèfle d'eau.

Menyanthes *trifoliata* Lin. *L'herbe.*

---

(1) Scopoli *Flor. Carn.* fait mention d'une tumeur du fcrotum à la fuite de petite vérole, guérie par l'application des feuilles d'eupatoire. *Voyez* auffi Chomel, t. 1, p. 329.

Odeur de l'herbe, aucune.

Saveur, très-amère.

Vertu, déterfive, tonique, antifeptique.

Ufage : on en loue la décoction pour en faire des embrocations dans les cas de teigne , d'affections dartreufes au corps, à la tête , de phtiriafe & de gale. Le fuc guérit les plaies fiftuleufes & les ulcères anciens (1) , mais en y appliquant après le lavage , les feuilles fraîches ou macérées dans l'eau.

Tanaifie.

Tanacetum *vulgare* Lin. *L'herbe.*
Odeur de l'herbe, forte , rebutante.
Saveur , amère , aromatique.
Vertu, réfolutive , fortifiante , déterfive.
Ufage ; pour les fomentations réfolutives & déterfives.

Petite centaurée.

Gentiana *centaurium* Lin. *L'herbe.*
Odeur de l'herbe, prefque aucune.
Saveur, très-amère.
Vertu , déterfive.
Ufage : dans les cas d'affections cutanées, d'ulcères fordides, de plaies fiftuleufes (2) , vermineufes, d'achores & de croûtes fcabieufes de la tête. On loue beaucoup la décoction de cette

---

(1) Franco dit que fouvent ce fuc enflamme d'abord la partie affectée , mais que l'inflammation ceffe bientôt. *Hift. Trifol. Fibrin.*

(2 Selon Wedel , un ulcère fiftuleux abandonné comme incurable , fut guéri avec un cataplafme de petite centaurée.

plante bouillie avec des pois ; on l'emploie en lavage. Cela tue aussi les poux.

Centaurée.

Teucrium *Chamædris* Lin.
Odeur, un peu vaporante.
Saveur, amère.
Vertu, détersive, fortifiante.
Usage : dans les cas où il faut déterger des ulcères sordides, ou résoudre des tumeurs aqueuses.

Yve musquée.

Teucrium *Chamæpitis* Lin. *L'herbe.*
Odeur, un peu vaporante.
Saveur, amère, aromatique, tenant de celle du romarin.
Vertu, fortifiante, détersive.
Usage : on en faisoit autrefois un grand usage pour déterger & consolider les ulcères.

Chardon bénit.

Centaurea *benedicta* Lin. *L'herbe.*
Odeur de l'herbe, désagréable.
Saveur, très-amère.
Vertu, détersive, anti-ulcéreuse.
Usage : on en prend la poudre que l'on répand sur les ulcères malins & cancéreux (1). On emploie la décoction pour les engelures.

----

(1) Selon Bauhin, une femme dont les seins étoient rongés jusqu'aux côtes par un cancer, fut guérie avec l'eau distillée de ce chardon, en y joignant l'usage des feuilles sèches, dont on saupoudroit la plaie.

Gratiole.

Gratiola *Centauroïdes* L'herbe.
Odeur, aucune.
Saveur, très-amère.
Vertu, résolutive.
Usage : l'herbe contuse est un excellent re-
mède dans les cas arthritiques, de rhumatismes,
de tumeurs produites par le lait coagulé ou par
le sang caillé à la suite d'une ecchymose.

Lierre grimpant.

Hedera *helix* Lin. *Les feuilles.*
Odeur, aucune.
Saveur, amère, acerbe, nauséabonde.
Vertu, vulnéraire, détersive.
Les feuilles en sont vertes en toute saison.
Usage : pour couvrir les plaies des cautères &
des vésicatoires, afin de favoriser & d'entretenir la
suppuration. Il faut avoir soin que la feuille
couvre très-exactement la plaie. Cuites dans le
vin, ces feuilles détergent les ulcères & les plaies ;
cuites dans l'eau & appliquées sur les boutons
varioliques, elles en favorisent la suppuration.
On dit qu'en cataplasme, elles répercutent &
chassent le lait. Quelques personnes font un globule du bois pour le mettre en place de pois
dans la plaie d'un cautère, afin d'entretenir la
suppuration.

Gentiane rouge.

Gentiana *lutea* Lin. *La racine.*
Odeur, très-foible.
Saveur, très-amère.

Vertu, fortifiante, anti-feptique.

Ufage : dans les cas d'ulcères malins, gangreneux, de morfure de la vipère d'Italie. La
nature fpongieufe de cette racine, la rend propre
à dilater les plaies des cautères & des fiftules ;
car elle fe gonfle en abforbant l'humeur qui en
découle.

» Cette gentiane adminiftrée intérieurement,
» émouffant le venin de la vipère d'Italie, ne
» feroit-il pas à propos d'éprouver l'avantage qui
» réfulteroit de fon application extérieure fur la
» plaie ? «

Fiel de Lamproie.

Bilis *muftelæ fluviatilis , lacuftris* ou Gádus
lota Lin.

Odeur, aucune.

Saveur, huileufe & amère.

Vertu, déterfive, favonneufe & fondante.

Ufage : dans les cas de taie , de *pterygitium*,
de *perle* & autres taches de la cornée.

Forme : on fufpend dans un verre le foie de
l'animal pour en faire degoutter la graiffe bilieufe au foleil. On en fait tomber une ou deux
gouttes tous les jours dans l'œil. Quand le má-
lade fent du foulagement à la douleur des yeux,
il eft bon de laver l'œil avec de l'eau rofe.

Fiel de Taureau.

Odeur, aucune.

Saveur, amère.

Vertu, déterfive, réfolutive, cofmétique,

Ufage : dans les cas d'ulcères malins, d'affections fcabieufes de la peau, comme les dartres,
l'impétigie ;

l'impétigie ; dans les cas de taches de rousseur, de *vermisseaux cutanés* (1) ou *crinones*, *dracunculi*, *comedones* des enfans ; dans ceux de taches hépatiques ou bilieuses, de maux d'oreilles, comme surdité, bourdonnement ou tintement, écoulement purulent ; de dessèchement des membres, de paralysie, de tumeurs *enkistées*, *ganglioïdes* (2), scrophuleuses, & de tumeurs froides des mamelles.

Fiel de Brochet.

Esox *Lucius*. Lin.

C'est la liqueur amère de la vésicule biliaire de ce poisson.

Odeur, aucune.

Saveur, amère.

Vertu, détersive, résolutive.

Usage : dans les cas de taches (3) & d'ulcères de la cornée, de perte nocturne de la vue, de dilatation de la prunelle, de suffusion, d'amblyopie.

Forme. ♃. Miel despumé,   *deux dragmes.*
  Fiel de brochet,   *une dragme.*
  Sel volat. de corne de cerf, *six grains.*

Mêlez, faites un liniment pour en oindre les yeux.

A M È R E S   F O I B L E S.

Alliaire.

Erysimum *alliaria* Lin. *L'herbe.*

---

(1) Ces insectes se logent, dit-on, quelquefois dans l'épine du dos, & rendent les enfans atrophiques. L.

(2) Tumeur molle cachée sous la peau. L.

(3) Richter dit avoir employé infructueusement la bile pour les taches de la cornée.

G

Odeur de l'herbe, celle de l'ail.

Saveur, d'oignon ; légérement amère.

Vertu, anti-ſcorbutique.

Uſage : dans les cas de gangrène , d'ulcères ſcorbutiques , & qui deviennent comme cancéreux , on loue l'uſage du ſuc exprimé.

Scordium.

Teucrium *Scordium* Lin. *L'herbe.*

Odeur, tirant ſur celle de l'ail , rebutante.

Saveur, un peu amère, analogue à l'odeur.

Vertu, réſolutive, antiputride.

Uſage : dans les cas de gangrène, on l'applique cuite avec du vin en forme de cataplaſme. On la ſaupoudre sèche ſur les ulcères ſordides.

Chardon-marie.

Onopordum *acanthium* Lin. *L'herbe.*

Odeur de l'herbe , aucune.

Saveur, foiblement amère.

Vertu , anti-cancéreuſe.

Uſage : on en a loué le ſuc dans les cas de cancer de la face : pour moi je l'ai employé ſans ſuccès (1) dans cette affection.

Mille-feuille.

Achillea *mille-folium* Lin. *L'herbe.*

Odeur de l'herbe , foible.

Saveur , un peu amère.

---

(1) Murray *App. Medic.* vol. 1 , rapporte tous les auteurs qui ont eu du ſuccès avec ce ſuc , dans les cas de cancer de la face ; mais il a été inutile pour celui des mamelles qui eſt d'une nature plus maligne.

Vertu, tonique, détersive.

Usage ; pour guérir les ulcères & les plaies.

Auronne.

Arthemisia *abrotanum* Lin. *L'herbe.*

Odeur de l'herbe, agréable & vaporante, un peu capiteuse.

Saveur, un peu amère, aromatique, un peu chaude.

Vertu, résolutive, anti-septique.

Usage : en fomentation dans les cas de gangrène.

Matricaire.

Matricaria *Parthenium* Lin. *L'herbe.*

Odeur de l'herbe, vaporante, forte.

Saveur, un peu amère, aromatique, un peu chaude.

Vertu, résolutive, tonique.

Usage ; pour les fomentations résolutives & détersives.

Lierre terrestre.

Hedera *terrestris*, ou Glecoma *hederacea* Lin. *L'herbe.*

Odeur de l'herbe, foible, vaporante.

Saveur, légèrement amère, & un peu aromatique.

Vertu, vulnéraire, tonique.

Usage : pour les fomentations & les eaux vulnéraires.

Mouron.

Anagallis *arvensis* Lin. *L'herbe.*

Odeur de l'herbe, aucune.

Saveur, amère, un peu âcre.

Vertu, résolutive, détersive.

Usage : on le répand en poudre sur les ulcères sordides & les plaies faites par la dent d'un chien enragé. On en loue le suc mêlé avec du miel dans les cas de petits ulcères, d'affoiblissement de la vue & de cataracte (1).

Houblon.

Humulus *lupulus* Lin. *Les fleurs* ou *cônes.*

Odeur des fleurs ou *des cônes* (qui sont les calices des fleurs femelles tombées,) vaporante, légèrement narcotique, forte.

Saveur, très-amère.

Vertu, tonique, résolutive.

Usage : ces fleurs cuites dans de la bière ou du vin étendu d'eau, fournissent une fomentation utile pour les parties contuses, fracturées, luxées, & pour dissiper les tumeurs froides.

Aristoloche longue.

Aristolochia *longa* Lin. *La racine.*

Odeur de la racine, un peu nauséabonde.

Saveur, foiblement amère, analogue à l'odeur.

Vertu, détersive, vulnéraire.

Usage : on en fait usage en *poudre* ou en *dé-*

---

(1) Selon Bauhin. *Hist. Plant.* t. 3, p. 370, une femme se rendit très-utile à Paris dans les cas de *suffusion*, moyennant l'*eau* distillée. Selon Gmelin, les Perses appliquent sur les yeux de leurs chevaux, du coton imbibé de suc de mouron, dans les cas de cataracte commençante. *Voyage en Russie*, t. 3.

coction chargée, dans les cas d'ulcères des jambes & du rectum. Cette racine étant fpongieufe, eft utile pour dilater les plaies des cautères.

Ariftoloche ronde.

Ariftolochia *rotunda* Lin. *La racine.*
Odeur, rebutante.
Saveur, amère, un peu aromatique.
Vertu, déterfive (1), vulnéraire.
Ufage : on en loue le fuc dans les cas de fif-tules & d'ulcères de mauvais caractère.

Petit grateron.

Xanthium *ftrumarium* Lin. *Les feuilles.*
Odeur des feuilles, aucune.
Saveur, un peu amère.
Ufage : on en loue les feuilles appliquées fur les tumeurs fcrophuleufes & œdémateufes.

Quinquina.

Cinchona *officinalis* Lin. *Ecorce.*
Odeur, de moifi.
Saveur, amère, aftringente.
Vertu, anti-feptique, fortifiante.
Ufage : une forte décoction de *quinquina* de-vient un excellent moyen de fomenter les plaies & les ulcères où il y a gangrène & fans gan-grène. On peut auffi l'employer fur ces maux en poudre ou en emplâtre. On s'en fert en forme de collyre dans l'ophthalmie produite par la laxité des vaiffeaux. On en frotte utilement les

---

(1) Cette racine eft en général plus efficace que celle de l'ariftoloche longue. L.

dents avec une broſſe qu'on charge de la poudre de cette écorce, lorſque les dents branlent avec conſomption des gencives.

    ♃. Décoction très-chargée de quin-
      quina. *une livre.*
    Eau de Théden, *quatre onces.*
    Camphre, *une dragme.*
    Sel ammoniac, *une dragme.*
    Extrait de Saturne, *une once.*

J'ai tiré les plus grands avantages de ces mé-dicamens réunis pour fomenter des éryſipèles gan-greneux, des paronychies malignes, des ulcères produits par l'irritation imprudente d'une verrue, & dégénérans en cancers.

Ecorce de Pin.

Pinus *ſylveſtris.* Lin.
Odeur de l'écorce, foible.
Saveur, douce & réſineuſe, tirant ſur l'amer.
Vertu, fortifiante, anti-ſeptique.
Uſage : on réduit cette écorce en poudre, on la tamiſe pour en ſaupoudrer l'inteſtin rectum & le vagin, dans les cas de chûte de ces parties. On loue auſſi cette poudre pour les brûlures pro-fondes.

Coqueret ou *Alkekenge.*

Phyſalis *alkekengi* Lin. *Les baies.*
Odeur des baies, aucune.
Saveur, acidule, enſuite légèrement amère.
Vertu, leur fumée calme la douleur de dents.
Uſage & forme : on pêtrit ces baies avec de la cire; on en fait des globules qu'on jette ſur

un fer rouge pour en recevoir la fumée dans la bouche ; ce qui calme la douleur (1).

Bourgeons de Peuplier noir ou blanc.

Populus *alba* vel *nigra.* Lin.
Odeur des bourgeons, foible.
Saveur, un peu amère, balfamique.
Vertu, vulnéraire, émolliente.
Ufage : *l'huile* de ces bourgeons s'emploie dans les cas de rhagades & de léfion aux parties tendineufes, ou lorfqu'elles font ulcérées. — On loue l'onguent *populeum* pour calmer les douleurs hémorroïdales.

Myrte de Brabant.

Myrica *Gale* Lin. *Les feuilles.*
Odeur des feuilles, très-forte, analogue à celle du camphre.
Saveur, amère.
Vertu, anti-fcabieufe, & antipédiculaire.
Ufage : cette plante bouillie fournit une décoction qui guérit la gale & tue les poux. Mife dans les armoires, elle préferve les habits des vers.

---

(1) Les germes des femences, enlevés par la fumée & reçus dans l'eau, ont l'apparence de vermiffeaux qu'on croyoit autrefois s'échapper des dents. — N'en déplaife à l'auteur, les faits que je viens de configner dans la feuille de la *correfpondance des fciences & des arts*, prouvent fans replique, que des vers peuvent fe nicher dans une dent cariée, pénétrer dans les alvéoles, y devenir très-gros & caufer des douleurs atroces, tels que l'éprouva la femme qui a fait le fujet des obfervations d'un habile médecin anglois. On tira deux de ces vers ; le troifième fe manifefta, mais on ne put l'avoir. S'il ne faut pas tout croire, il ne faut pas non plus tout nier. L.

AROMATIQUES.

Camomille romaine.

Anthemis *nobilis* Lin. *Les fleurs*.
Odeur des fleurs, vaporante, balfamique.
Saveur, aromatique, amère, un peu chaude.
Vertu, réfolutive, anti-feptique.
Ufage : dans les cataplafmes réfolutifs & anti-gangreneux.

Camomille vulgaire.

Matricaria *Chamomilla* Lin.
Odeur, vaporante, agréable, forte.
Saveur, aromatique, un peu chaude.
Vertu, réfolutive, anti-feptique.
Ufage : pour les fomentations réfolutives.

Souci.

Calendula *officinalis*. Lin. *Les fleurs, les feuilles*.
Odeur des fleurs, bitumineufe, défagréable.
Saveur, aromatique, un peu amère.
Vertu, réfolutive.
Ufage : *les fleurs* s'emploient dans les fomentations réfolutives : *les feuilles* s'appliquent fur les verrues & fur les durillons des pieds, & fur les *calus* des ulcères.

Melilot.

Trifolium *melilotus officinalis* Lin. *Les fleurs*.
Odeur des fleurs de la plante sèche, beaucoup plus vaporante que quand elle eft fraîche.
Saveur, un peu amère, herbacée.
Vertu, réfolutive, difcuffive : on doute de fa vertu émolliente & anodyne.

Usage : pour les fomentations ou pour les cataplasmes résolutifs. On loue l'emplâtre de melilot pour discuter les tumeurs du col : mais il reste souvent inefficace.

Sureau.

Sambucus *nigra* Lin. *Les fleurs.*
Odeur des fleurs, vaporante, un peu nauséabonde, & fétide.
Saveur, foiblement amère.
Vertu, résolutive.
Usage : les fleurs sèches s'appliquent ou seules sur l'éryfipèle, les tumeurs rhumatifantes, ou avec l'une ou l'autre farine comeftible, & la camomille.

Arnique ou *Bétoine des montagnes.*

Arnica *montana* Lin. *Les fleurs.*
Odeur des fleurs, fétide, fternutatoire.
Vertu, résolutive.
Saveur, âcre.
Usage : pour les fomentations résolutives fur les parties contufes, caffées, meurtries.

Giroflée jaune.

Cheiranthus *Cheiri* Lin. *Les fleurs.*
Odeur des fleurs, fuave.
Saveur, un peu amère & foiblement âcre.
Vertu, résolutive, déterfive.
Usage : pour les fomentations résolutives : en poudre, pour les taches blanches ou taies de la cornée. J'en ai vu une fois de bons effets, en frottant la poudre fur la cornée.

Jasmin ordinaire.

Jasminum *officinale* Lin. *Les fleurs.*

Odeur des fleurs fraîches, suave.
Saveur, un peu amère.
Vertu, odoriférante.
Usage : l'huile de jasmin s'ajoute dans nombre de poudres de senteur. On l'obtient ainsi : trempez du coton dans l'huile de Béen, étendez ce coton & les fleurs de jasmin par couches alternatives, les unes sur les autres, & pressez le coton quand il est bien pénétré de l'odeur.

Lavande.

Lavendula *spica* Lin. *Les fleurs.*
Odeur des fleurs, agréable, aromatique.
Saveur, un peu amère.
Vertu, fortifiante, nervine, résolutive.
Usage : en fomentation sur les parties où il y a des humeurs en stagnation. L'esprit de lavende tenu dans la bouche, fait cesser la paralysie de la langue & le bégaîment.

Muguet.

Convallaria *maïalis*. **Les Fleurs.**
Odeur des fleurs, très-agréable.
Saveur, plus amère & plus âcre quand elles sont fraîches, que quand elles sont sèches.
Vertu, sternutatoire.
Usage : dans les poudres sternutatoires.

Hysope.

Hyssopus *officinalis* Lin. *L'herbe.*
Odeur de l'herbe, vaporante.
Saveur, amère & chaude.
Vertu, résolutive, irritante, fortifiante.
Usage : dans les cas d'angine pituiteuse : on l'emploie en gargarisme avec avantage. Elle dif-

cute le fang épanché après une contufion (1).

Origan ou *Marjolaine bâtarde.*

Origanum *vulgare* Lin. *L'herbe.*

Odeur de l'herbe, aromatique, tirant fur celle de la marjolaine.

Saveur, âcre, aromatique.

Vertu, difcuffive.

Ufage : dans les épithèmes difcuffifs. L'huile effentielle reçue fur du coton, & appliquée fur une dent cariée, en calme la douleur.

On dit qu'elle arrête auffi très-bien la carie des os attaqués par des ulcères.

Menthe crépue.

Mentha *crifpa* Lin. *L'herbe.*

Odeur de l'herbe, vaporante, forte, fpiritueufe.

Saveur, chaude, aromatique. L'odeur & la faveur font plus fortes dans la plante sèche.

Vertu, réfolutive, lactifuge (2).

Ufage : dans les fomentations deftinées à dif-cuter le fang des ecchymofes, & à réfoudre les tumeurs laiteufes des mamelles. Elle diminue l'affluence du lait aux mamelles, & diffipe (3)

---

(1) Rofen dans fa Pharmacie de Voyage, ordonne d'ap-pliquer l'hyfope bouilli dans du vin rouge, après l'ufage des fangfues dans les cas d'ophthalmies. — Cet ouvrage Sué-dois n'eft pas traduit, mais il eft peu important. Pour moi je me fuis fervi avec fuccès des fleurs d'hyfope infufées dans l'eau ; j'y trempois un linge pour l'appliquer fur l'œil. L.

(2) Linn. *Fl. Suec.* dit que les payfans remarquent que le lait manque aux animaux lorfqu'ils vont dans des champs où il y a de la menthe : ce que ces gens prennent pour une efpèce d'enchantement.

(3) Lewis obferve que le lait dans lequel on a fait macérer des feuilles de menthe, fe coagule beaucoup plus lentement.

celui qui y eft arrivé : c'eft ainfi que les nour-
rices dérivent ailleurs leur lait , en employant
la menthe , & en fe frottant les aiffelles de fon
huile. Il feroit bon d'effayer de quelle utilité
elle deviendroit dans les cas de tumeurs laiteufes des extrémités.

Méliffe.

Meliffa *officinalis* Lin. *L'herbe.*
Odeur de l'herbe , vaporante , tirant fur celle
de l'écorce de citron.
Saveur , un peu chaude , citronnée.
Vertu , réfolutive.
Ufage : dans les fomentations difcuffives.

Marjolaine.

Origanum *majorana. L'herbe.*
Odeur de l'herbe , vaporante , forte , céphalique.
Saveur , aromatique , un peu amère & chaude.
Vertu , réfolutive , fternutatoire.
Ufage : dans les fomentations réfolutives. L'herbe
fraîche diffipe les tumeurs dures des mamelles.
Le beurre de marjolaine s'emploie en liniment
fur les narines dans les cas d'*anofmie* (ou de
perte d'odorat) , d'obftruction des narines , produite dans les enfans par un mucus.

Fenouil fauvage ou *Aneth.*

Anethum *graveolens* Lin. *L'herbe.*
Odeur de l'herbe , vaporante , agréable.
Saveur , aromatique.
Vertu , réfolutive , carminative , fomnifère.
Ufage : dans les fomentations difcuffives. **On**

l'emploie en lavement dans les cas de hernie incarcérée, produite par des vents.

Basilique.

Ocymum *Basilicum* Lin.

Odeur de l'herbe, vaporante, agréable.

Saveur, aromatique, un peu anisée. — *Les
femences* en font mucilagineufes.

Vertu, réfolutive.

Ufage de l'herbe : dans les fomentations réfolutives.

Le mucilage des femences s'emploie dans les
cas d'ophthalmies, de rhagades des mamelons,
d'aphthes.

Romarin.

Rofmarinus *officinalis* Lin. *L'herbe.*

Odeur de l'herbe, vaporante, agréable, céphalique.

Saveur, aromatique, chaude.

Vertu, réfolutive.

Ufage : dans les fomentations réfolutives, fortifiantes, employées pour les meurtriffures :
l'herbe sèche diffipe les œdèmes. Une fomentation vineufe arrête la gangrène.

Romarin fauvage.

Ledum *paluftre* Lin. *L'herbe.*

Odeur de l'herbe, vaporante, aromatique, un
peu narcotique.

Saveur, aromatique, légèrement amère.

Vertu, anti-lépreufe.

Ufage : en lavage ou lotion elle eft utile dans
les cas de teigne de la tête, de gale, de lèpre.
Les habitans des monts Crapacks (*en Tranfilvanie*)

s'en fervent avec les plus grands fuccès dans les cas d'angine , foit en gargarifme , foit en cata-plafme. La décoction tue les poux des porcs & des bœufs. L'herbe fraîche jetée dans des bottes (*de cavalier*) , placées près de ces animaux , chaffe promptement ces infectes. Elle garantit les habits des teignes & les lits des punaifes.

Sauge.

Salvia *officinalis* Lin. *L'herbe.*
Odeur de l'herbe , vaporante , un peu défa-gréable.
Saveur , un peu amère , aromatique , chaude.
Vertu , réfolutive , fortifiante , anti-putride (1).
Ufage : la décoction s'emploie comme garga-rifme dans les cas de relâchement de la luette , & en fomentation dans ceux d'echymofe. On s'en lave auffi la bouche & la gorge dans les cas d'aphthes ou d'ulcères de la bouche.

Marum vrai.

Teucrium *marum* Lin. *L'herbe.*
Odeur de l'herbe , vaporante , céphalique.
Saveur , très-amère , bituminofo-aromatique.
Vertu , réfolutive , nervine , fternutatoire.
Ufage : dans les fomentations nervines , réfo-lutives , & dans les poudres fternutatoires.

Thym.

Thymus *vulgaris* Lin. *L'herbe.*

---

(1) Etlinger a remarqué que les feuilles de fauge con-fervoient la viande quatre jours entiers fans putréfaction , tandis que le quinquina ne la conferva fans fétidité que 55 heures.

Odeur de l'herbe, vaporante, forte, céphalique.

Saveur, aromatique, chaude.

Vertu, résolutive, nervine.

Usage : dans les fomentations résolutives.

Serpolet.

Thymus *serpillum* Lin. *L'herbe.*

Odeur de l'herbe, vaporante, céphalique, agréable.

Saveur, aromatique, un peu chaude, légèrement camphrée & un peu amère.

Vertu, résolutive, nervine.

Usage : dans les fomentations résolutives.

L'esprit de serpolet s'emploie pour la paralysie de la langue.

L'huile essentielle, appliquée avec du coton sur une dent cariée, en calme la douleur.

Bétoine.

Betonica *officinalis* Lin. *L'herbe.*

Odeur de l'herbe, un peu aromatique, assoupissante, tirant sur celle de la punaise. Celle des fleurs est plus agréable.

Saveur des feuilles, désagréable, un peu chaude & un peu amère.

Vertu, tonique, sternutatoire.

Usage : dans les fomentations fortifiantes & résolutives.

Cerfeuil.

Scandix *cerefolium* Lin. *L'herbe.*

Odeur de l'herbe, en la frottant elle semble balsamique.

Saveur, aromatico-balfamique, tirant fur celle du fenouil.

Vertu, réfolutive, lactifuge.

Ufage : pour diffiper le lait des femmes qui ne nourriffent pas ; dans les cas de tumeurs dures laiteufes des mamelles , on y applique l'herbe fraîche hachée & chauffée fur un plat. On réitère cela deux ou trois fois par jour. Quelquefois on y ajoute des feuilles d'aulne ; en la joignant à la ciguë elle eft utile pour les tumeurs arthritiques : réduite en liniment avec de l'huile , elle foulage les hémorrhoïdes. Appliquée en cataplafme, elle eft avantageufe dans les cas de rétention d'urine.

Myrte.

Myrtus *communis* Lin. *Feuilles.*
Odeur des feuilles , foible.
Saveur, aromatique, un peu amère , foiblement ftyptique.
Vertu , fortifiante , réfolutive.
Ufage : pour les fomentations fortifiantes.
L'eau diftillée , vulgairement *eau d'ange* , s'emploie en France pour laver les mains.

Laurier.

Laurus *nobilis* Lin. *Les feuilles.*
Odeur des feuilles frottées, vaporante.
Saveur , aromatique , balfamique , un peu amère.
Vertu, réfolutive, fortifiante.
Ufage : on le loue pour les fomentations dans les cas de tumeurs fongueufes des articulations , felon Cullen.

Contra-

Contra-Yerva.

Dorstenia *Drakena* Lin. *La racine.*
Odeur de la racine, vaporante, forte.
Saveur, légèrement amère.
Vertu, fortifiante, résolutive.
Usage : elle a été très-avantageuse en forme de gargarisme pour l'angine scarlatine.

Serpentaire de Virginie.

Aristolochia *serpentaria* Lin. *La racine , les feuilles.*
Odeur de la racine, aromatique.
Saveur, amère, poignante.
Vertu, anti-septique, anti-colubrine.
Usage : la racine mâchée & les feuilles contuses, s'appliquent sur la morsure d'un serpent très-venimeux d'Amérique.

On administre une décoction de serpentaire & de baies de sumach pour l'angine gangréneuse, en forme de gargarisme, en y joignant une idée d'alun.

Impératoire.

Imperatoria *Ostruthium*. Lin.
Odeur, aromatique.
Saveur, chaude, poignante, remplissant toute la bouche & très-adhérente.
Vertu, stimulante, détersive, anti-paralytique.
Usage : la poudre répandue sur les ulcères, les nettoie. La même mêlée d'un peu de graine d'anis, est regardée comme spécifique dans la paralysie de la langue.

H

Aulnée.

Inula *Helenium* Lin. *La racine.*

Odeur de la racine, sèche, tirant sur celle de la violette.

Saveur, d'abord un peu rance, glutineuse ; ensuite amère & aromatique.

Vertu, anti-psorique.

Usage : on la recommande en décoction & en onguent pour la gale.

Acorus verus ou *Calamus aromaticus.*

Acorus *calamus vulgaris* Lin. *La racine.*

Odeur de la racine, vaporante, forte, nauséabonde.

Saveur, aromatique, âcre, nauséabonde, un peu amère.

Vertu, détersive, anti-septique, anti-carieuse.

Usage : on en loue la décoction chargée dans les cas d'ulcères carieux & scorbutiques. L'esprit de cette racine, mêlé avec du miel, de l'acide vitriolique & une infusion de sauge, guérit le scorbut de la bouche.

Persil.

Apium *Petroselinum* Lin. *L'herbe.*

Odeur & *saveur*, aromatiques, chaudes.

Vertu, tue les poux de la tête.

Usage : on en fait un onguent avec de la graisse, pour en oindre les cheveux & tuer ainsi les poux.

L'herbe écrasée & appliquée sur les mamelles, discute le lait ; hachée & un peu cuite dans l'urine de la malade, on l'applique sur les tumeurs dures des mamelles, pour les diffiper. Appliquée fur les piquûres des infectes, elle diffipe promptement la douleur.

Genièvre.

Juniperus *communis* Lin. *Baies, bois.*
Odeur des baies, agréable, aromatique.
Saveur, aromatique.
Vertu, réfolutive, difcuffive, fortifiante.
Ufage : les baies & le bois fe jettent fur du charbon ardent, & répandent une fumée qu'on reçoit fur de la flanelle pour en frotter les membres œdémateux & les parties relâchées. On dit que le bois bouilli fournit un bain qui garantit de la petite vérole & de la pefte, & qui guérit la gale des mains.

Fenouil.

Anethum *fœniculum* Lin. *L'herbe, la graine.*
Odeur de l'herbe, défagréable.
Saveur, aromatique & douceâtre.
Vertu, difcuffive.
Ufage : les feuilles cuites dans le lait foulagent les mamelles attaquées d'inflammation.
Les graines mifes dans un fachet, s'appliquent fur les yeux enflammés.

ACRES.

Pyrèthre.

Anthemis *Pyrethrum* Lin. *Racine.*
Odeur de la racine, prefque aucune.
Saveur, poignante, adhérente à la langue.
Vertu, irritante, fialagogue, fternutatoire.

Usage : on fait un collutoire pour l'odontalgie fluxionnaire & la paralyfie de la langue , en faifant bouillir cette racine avec partie égale d'eau & de vinaigre.

Ptarmique.

Achillea *Ptarmica* Lin. *Racine , herbe , fleurs.*
Odeur de la racine , aucune.
Saveur , âcre.
Usage : on en fait une décoction pour fervir de collutoire dans les cas d'odontalgie, & de gargarifme dans le cas d'angine pituiteufe , afin de détacher le mucus de la gorge. L'herbe & les fleurs s'adminiftrent comme fternutatoire.

Bryone.

Bryonia *alba* Lin. *La racine.*
Odeur de la racine , nauféabonde.
Saveur, un peu âcre, nauféabonde, ftyptique.
Vertu , réfolutive , purgative , même appliquée extérieurement.
Usage : coupée par tranches légérement contufes, & appliquée fur les jambes (1) des hydropiques , elles produifent un épanchement de férofité. Le fuc appliqué en onguent fur les tumeurs fcrophuleufes , a été très-utile ; de même qu'en décoction pour les tumeurs rhumatifantes , les tumeurs & la roideur des articulations.

L'onguent d'Agrippa s'emploie pour lâcher le ventre dans les cas d'obftruction de la rate , de gonflement de l'hypocondre droit & de tumeurs froides.

---

(1) Selon Tiffot , lettre à Haller fur l'hydropifie ; mais dans d'autres il n'a pas eu de fuccès.

Arthanite.

Cyclamen *Europæum* Lin. *La racine.*
Odeur de la racine, aucune.
Saveur, brûlante, un peu amère.
Vertu, irritante, purgative.
Usage : on dit que *le suc* appliqué en liniment sur le nombril, lâche le ventre & fait avorter. Mêlé avec du miel ou battu avec de l'huile, ce suc s'applique aussi, mais avec beaucoup de prudence, sur les écrouelles & autres tumeurs dures qu'il s'agit de résoudre. L'*onguent d'arthanite* cause des rougeurs à la peau.

Squille.

Scilla *maritima* Lin. *La racine.*
Odeur, presque aucune.
Saveur, amère, âcre, nauséabonde.
Vertu, irritante, résolutive.
Usage : pour les lavemens âcres dans les cas d'ébranlement du cerveau.

L'oxymel scillitique s'ajoute dans les gargarismes employés pour l'angine pituiteuse.

Raifort sauvage.

Cochlearia *armoracia* Lin. *Racine.*
Odeur de la racine fraîche, poignante, pénétrante, offensant les yeux & les narines.
Saveur, âcre, irritante, qui ensuite devient douce & souvent un peu amère.
Vertu, rubéfiante, résolutive.
Usage: une once appliquée sous la plante du pied, tient lieu d'épispastique. Dans les cas d'o-

dontalgie fluxionnaire , on applique un morceau de cette racine fur la gencive.

Le raifort efface auffi les taches de rouffeur & de hâle de la face.

Hellebore blanc.

Veratrum *album* Lin. *Racine.*
Odeur de la racine , défagréable.
Saveur, nauféabonde , très-violente , enflammant la gorge , & long-temps adhérente.
Vertu, déterfive , irritante , fternutatoire.
Ufage : on l'emploie en décoction , ou en onguent dans les cas de gale , de teigne & de phtiriafe. On en fait auffi un globule pour mettre dans l'égoût d'un cautère.

Cochlearia.

Cochlearia *officinalis* Lin. *L'herbe.*
Odeur de l'herbe , tirant fur celle du creffon.
Saveur, tirant fur l'amère , mordicante dans la bouche & la gorge.
Vertu, anti-fcorbutique , déterfive.
Ufage ; le fuc mêlé avec un peu d'alun , devient utile dans les cas d'ulcération de la bouche & des autres parties.

L'efprit de cochléaria diffipe très-bien les taches fcorbutiques.

Creffon alénois.

Lepidium *fativum* Lin. *L'herbe.*
Odeur de l'herbe écrafée & fraîche , analogue à celle du raifort.
Saveur, un peu amère & âcre.
Vertu, anti-fcorbutique , déterfive.

Usage : l'herbe écrasée ou cuite avec de l'axonge de porc, & appliquée sur la tête, guérit, dit-on, la teigne.

Dentelaire.

Plumbago *europæa* Lin. *Feuilles, racines.*
Odeur de l'herbe, aucune.
Vertu, on la croit anti-cancéreuse.
Saveur, âcre, un peu caustique.
Usage : une infusion des feuilles dans l'huile d'olive, & fréquemment étendue en liniment sur un ulcère & sur des cancers invétérés, les a guéris (1). D'autres appliquent seulement les feuilles macérées dans l'huile.

La racine guérit l'odontalgie. On recommande aussi l'infusion huileuse pour détruire les cors & les durillons des pieds.

Cabaret.

Asarum europæum Lin. *L'herbe, la racine.*
Odeur de la racine, nauséabonde.
Odeur de l'herbe, aucune.
Saveur de la racine & de l'herbe, âcre, un peu aromatique.
Vertu, sternutatoire ; quelquefois en occasionnant une décharge de mucus des narines : elle produit aussi un saignement de nez, par un fort éternuement.
Usage : en poudre sternutatoire pour les cas

---

(1) *V.* Schreiber dans son traité allemand sur *la connoissance & la cure des maladies.* On cite aussi Sauvage pour preuve. Chatelain, dans une dissertation *de Corallorhiza,* dit que par ce moyen, les chairs mortes se séparèrent des vives, qu'il s'ensuivit une suppuration louable & une guérison parfaite.

d'amaurose, de céphalalgie produite ou par un ver niché dans les sinus frontaux, ou par un ulcère au même lieu. La poudre soufflée avec un chalumeau dans le conduit auditif, a guéri de la surdité.

Dose ; on en tire par les narines deux grains ou un peu plus. L'effet n'en paroît pas sur le champ, mais quelque temps après.

Les feuilles font moins sternutatoires que la racine.

Pimprenelle blanche.

Pimpinella *saxifraga* Lin. *L'herbe.*
Odeur de l'herbe, fraîche, vaporante.
Saveur, très-âcre, brûlant la langue, mais peu de temps ; son âcreté diminue insensiblement en restant sur la langue.
Vertu, irritante ; elle fond aussi la pituite.
Usage : en forme de gargarisme dans les cas d'angine pituiteuse & aqueuse, de chûte de la luette, de paralysie de la langue, d'otalgie (*douleur d'oreille*) inflammatoire.

Ail.

Allium *sativum* Lin. *Le bulbe.*
Odeur du bulbe récent, vaporante, forte, rebutante.
Saveur, comme douceâtre & âcre.
Vertu, rubéfiante, ou causant une espèce de phlogose à la peau.
Usage : souvent le suc d'ail appliqué en liniment sur les dartres, les guérit. On en fait aussi l'application dans les cas de surdité.

Dans les cas de surdité fluxionnaire, il a souvent soulagé ; pour lors on imbibe du coton de ce suc , & on l'infinue dans l'oreille plufieurs fois pendant la journée ; le conduit auditif en devient rouge , douloureux & fenfible pendant un ou deux jours : enfuite on y éprouve un prurit : enfin il s'y fait une defquammation , & fouvent avec le retour de l'ouie.

Oignon.

Allium *cepa* **Lin.** *Le bulbe.*

Odeur du bulbe , vaporante , forte. La racine récemment coupée , affecte les yeux par fon principe volatil , & fait couler des larmes.

Saveur , comme douceâtre & âcre.

Vertu , ftimulante , digeftive , maturative.

Ufage : le bulbe chauffé avec du miel , s'applique fur les bubons , les parotides qu'il faut faire mûrir , & fur les condylômes calleux ; & il réuffit parfaitement (1).

Iris de Florence.

Iris *Florentina* **Lin.** *La racine.*

Odeur de la racine , analogue à celle de la violette.

Saveur , un peu âcre , adhérente.

Vertu , déterfive.

Ufage : on l'ajoute dans les poudres dentifriques , errhines pour leur donner une odeur de

---

(1) Gardiner rapporte dans les Mémoires d'Edimbourg , que des condylômes trop durs même pour être affectés d'aucun cauftique , s'amollirent avec l'oignon cuit dans l'huile d'olive , & difparurent moyennant de la poudre de fabine qu'on y jeta.

violette. Les Turcs en font des globules pour entretenir l'écoulement des cautères.

Sabadille du Mexique.

Semence anti-pédiculaire.
Odeur, presque aucune.
Saveur, très-pénétrante & très-amère, très-adhérente dans la bouche.
Vertu, irritante ; elle chasse les poux & les punaises.
Usage : dans les cas de pthiriase , soit de la tête, soit de tout le corps. On en seme dans les cheveux , & l'on en coud dans les vêtemens.

Poudre antipédiculaire.

℞. Graine de persil ,   *deux dragmes.*
   Graine de sabadille ,   *une dragme.*
Mêlez.

Staphisaigre.

Delphinium *Staphisagria* Lin.
Odeur de la semence , fétide.
Saveur, très-amère , âcre rongeant la gorge , très-adhérente.
Usage : pour tuer les poux , & dans les cas de gale, d'ulcères fongueux.

Graine de Moutarde.

Sinapis *nigra* Lin.
Odeur de la semence , foible.
Saveur, un peu amère , âcre , fugace.
Vertu, rubéfiante , incitante , irritante.
Usage : on la recommande mâchée dans un linge , pour la douleur de dents & la paralysie

de la langue. En trempant la verge (1) dans une décoction de cette semence, on guérit l'impuissance à la copulation. Réduite en farine & bouillie avec de l'eau, elle guérit les engelures. On en fait un sinapisme, c'est-à-dire, un cataplasme avec égale portion de mie de pain & de semence, le tout broyé dans du vinaigre, & on l'applique sur les dartres, les lieux affectés de rhumatisme, pour la goutte répercutée ou remontée, & sur les bubons ou les parotides qu'il faut faire mûrir. Enfin on applique ce cataplasme aux plantes des pieds, pour faire une révulsion dans les maladies des yeux.

Poivre noir.

Piper *nigrum* Lin.
Odeur, aucune (2).
Saveur, âcre, chaude.
Vertu, stimulante, échauffante.
Usage : on le répand en poudre dans les cheveux pour tuer les poux. Avec une cuiller on l'applique à la luette pour la faire remonter. On en met aussi un grain dans une dent cariée.

Tabac.

Nicotiana *Tabacum* Lin. *L'herbe.*
Odeur de l'herbe, narcotique (3).

------

(1) Outre l'exemple que cite Sauvage, *Nosolog.* t. 1, Gmelin en produit un dans la collection allemande de Gesner.

(2) Je ne conçois pas ici l'auteur : le poivre en grain a une odeur très-forte. L.

(3) J'ai flairé nombre de fois des feuilles fraîches de tabac dans les champs mêmes, en Allemagne ; je ne leur ai pas trouvé d'odeur sensible. L.

Saveur, un peu amère, foiblement âcre.

Vertu, narcotique, résolutive, sternutatoire ; sur-tout pour ceux qui n'y sont pas accoutumés. L'application externe seule du tabac sur les ulcères, a quelquefois fait vomir, & occasionné d'autres symptômes fâcheux.

Usage : on en applique une décoction, ou des feuilles un peu humectées sur les ulcères sordides, vermineux & calleux.

En fomentation, le tabac résout le paraphymosis (1) chronique , les tumeurs froides des testicules, & les scrophuleuses.

Le tabac est utile en mastication aux écrouelleux.

On sait que le tabac en poudre occasionne une décharge de mucus des narines.

Dans les cas de hernie incarcérée par la présence d'excrémens, de vents , ou par des spasmes , une décoction de tabac fournit un lavement très-utile.

La fumée de tabac injectée dans les intestins par le moyen d'une seringue , fait souvent rentrer les hernies incarcérées , en procurant des selles. Mais cette fumée est nuisible dans les cas de hernies enflammées, parce qu'elle y occasionne la gangrène.

Elle est utile , reçue dans la bouche , pour la

---

(1) Bergius dans sa Matière médicale , dit avoir vu un paraphymosis sans douleur, sans inflammation, semblable à une large crête, se résoudre promptement , moyennant une décoction de tabac en fomentation. J'ai aussi fait résoudre, par ce moyen & en 14 jours , une tumeur dure & douloureuse d'un testicule , survenue par la répercussion de différens boutons du visage.

douleur fluxionnaire de dents , & si elles sont
cariées. Elle sert aussi à purifier un air putride ,
& même imprégné des miasmes (1) de la peste.

Flambe.

Clematis *erecta* Lin. *L'herbe.*
Odeur de l'herbe , foible.
Saveur, un peu âcre , rongeant la langue &
la gorge , un peu inflammatoire.
Usage : la poudre des feuilles purifie les ul-
cères sordides , fongueux & carieux.

Sabine.

Juniperus *Sabina* Lin. *L'herbe.*
Odeur, fétide , forte.
Saveur, un peu amère.
Vertu, détersive , anti-septique , anti-carieuse.
Usage : On la répand en poudre sur les condylomes vénériens , les fongus du cerveau , le polype (2) des narines , les ulcères fongueux & carieux. La décoction sert en lavage pour la gale ;
l'infusion huileuse dessèche les ulcères séreux :
mêlée avec du miel , la poudre déterge les ulcères sordides. L'infusion aqueuse arrête l'odontalgie : la décoction guérit les ulcères carieux &
le *spina ventosa.*

---

(1) L'on m'a assuré à Basle que la dernière peste qu'il
y eut dans cette ville , épargna toutes les maisons où l'on
vendoit du tabac. L.

(2) Hoffmann , actuellement Médecin en Allemagne ,
dit dans son traité allemand *du Scorbut* , avoir guéri quelques
ulcères carieux en fomentant les parties affectées avec une
forte décoction de sabine , à laquelle il ajoutoit un peu d'esprit-
de-vin.

Titimale ou *Esule.*

Euphorbia *Helioscopia* Lin. *L'herbe.*
Odeur de l'herbe, foible.
Saveur, âcre, piquante.
Vertu, inflammatoire, rubéfiante.
Usage : le suc est utile pour détruire les verrues & la teigne.

Pain-d'oiseau, *Vermiculaire âcre* ou *Sedum de la*
3e. *espèce*, *à fleurs jaunâtres.*

Sedum *acre* Lin. *L'herbe.*
Odeur de l'herbe, foible.
Saveur, âcre, mordicante. L'herbe sèche n'a plus de vertu.
Vertu, anti-scorbutique, détersive, rubéfiante.
Usage : on en loue le suc ou l'herbe contuse pour les ulcères scorbutiques, le cancer (1), le charbon, la gangrène & la teigne.

Laurier-rose.

Rhododendrum *chrysanthum* Lin. *L'herbe*
Odeur de l'herbe sèche, aucune.
Saveur, astringente, amère, un peu âcre.
La décoction en est brûlante & resserre la gorge.
Vertu, irritante, anti-arthritique.
Usage : dans les cas d'odontalgie & d'ulcères arthritiques (2).

______

(1) Pour moi j'ai inutilement employé pendant trois semaines le suc de cette herbe pour une verrue cancéreuse de la face. L'autorité de Buc'hoz est un peu suspecte.

(2) C'est ce qu'assure Kolpin : *Observations* pratiques sur l'usage du laurier-rose, dans les maladies goutteuses.

Phytolacca, Alkermès de Virginie.

Phytolacca *decandra* Lin. *L'herbe.*
Odeur de l'herbe, aucune.
Saveur de l'herbe encore jeune, tempérée ; mais âcre quand l'herbe eſt à ſa maturité.
Vertu, elle paſſe pour anti-cancéreuſe (1).
Uſage : pour les ulcères profonds & cancéreux (2).

Ortie.

Urtica *dioica* Lin. *L'herbe.*
Odeur de l'herbe, foible.
Saveur., foible légèrement amère.
Vertu, l'herbe récente & entière, appliquée ſur la peau, ſemble la brûler, & y cauſe des taches d'abord rouges, & enſuite véſiculaires.

Les feuilles de l'ortie piquent moyennant leurs poils roides, tubulés, aigues, & garnis à leur baſe de véſicules gonflées par une humeur âcre. Quand la pointe du poil pique la peau, le poil eſt néceſſairement recourbé vers ſa baſe, où la véſicule eſt comprimée : de-là, l'humeur découle dans la piquûre où elle produit une éroſion & un exanthiſme. Ainſi, le venin de l'ortie ſe répand & brûle comme celui de la vipère.

Uſage : on flagelle avec des orties les membres paralyſés, & la verge dans les cas d'impuiſſance pour la copulation charnelle.

Chélidoine.

Chelidonium *majus* Lin. *L'herbe.*

______

(1) Selon Vogel ; mais j'en ai inutilement employé le ſuc épaiſſi en conſiſtance de miel pour le cancer de la face.
(2) *Voyez* les Mémoires de Suède, an. 1743 & 1744.

Odeur de l'herbe , un peu offenſante.

Saveur , âcre , un peu amère. Toute la plante eſt gonflée d'un ſuc rouſſâtre.

Vertu , déterſive.

Uſage : le ſuc eſt employé pour les verrues & les dartres. On loue le miel de chélidoine pour les ulcères ſordides.

Digitale purpurine.

Digitalis *purpurea* Lin. *L'herbe , les fleurs.*
Odeur de l'herbe , aucune.
Saveur, amère , déſagréable , ulcérant la bouche & la gorge.
Vertu, réſolutive ; elle écorche auſſi la peau.
Uſage : *l'onguent* de digitale , préparé avec les fleurs & l'axonge de porc, eſt propoſé par M. Murray pour guérir les ulcères ſcrophuleux.

Céanothus de l'Amérique ſeptentrionale.

Ceanothus *Americanus* Lin.
Odeur ; aucune.
Saveur , âcre.
Vertu, déterſive.
Uſage : les Américains en jettent en poudre ſur les ulcères vénériens.

Raifort noir.

Raphanus *ſativus* Lin.
Odeur particulière.
Saveur, très-âcre , & cependant pas déſagréable.
Vertu, rubéfiante.
Uſage : coupé en trochiſques & ſalé, il rougit la peau comme un ſynapiſme.

Levain.

Levain.

Fermentum *panis.*

Odeur & saveur, aigre.

Vertu, rubéfiante.

Usage : on l'applique à la plante des pieds &
aux gras de jambes des enfans (1) & des adultes, comme révulsif & rubéfiant. On l'emploie
aussi en épithêmes sur les tumeurs qui viennent
difficilement à suppuration.

NARCOTIQUES.

Têtes de Pavots.

Papaver *somniferum.* Lin.

Odeur, narcotique.

Saveur, un peu amère.

Vertu, anodyne.

Usage : les têtes contuses avec les feuilles,
s'emploient pour les fomentations anodynes.

Opium.

Papaver somniferum. Lin.

Odeur, forte, narcotique.

Saveur, nauséabonde, un peu amère, âcre,
un peu chaude.

Vertu, anodyne, somnifère, détersive, résolutive, irritante.

Usage : on l'ajoute dans les emplâtres digestifs
pour résoudre ou mûrir les tumeurs froides d'un
caractère vénérien, scrophuleux, ou rhumati-

---

(1) Il produit les meilleurs effets chez les enfans, comme
j'ai eu occasion de l'observer plusieurs fois, sur-tout dans
les fièvres ardentes. Il agit aussi comme calmant, mis sous
la plante des pieds. L.

I

fantes. Quelques praticiens mêlent l'opium avec la pierre cauftique ou à l'emplâtre véficatoire , pour les faire agir avec moins de douleur. On fait tomber deux ou trois gouttes de *laudanum liquide* dans les yeux , dans les cas d'inflammation chronique des yeux. On met un demi grain d'opium dans une dent cariée pour en calmer la douleur. On applique un opiat fur les parties contractées par un fpafme. On loue l'opium joint à l'étain en poudre pour les taches de la cornée. On calme avec le *laudanum* la douleur des ulcères douloureux ou de mauvais caractère.

Safran.

Crocus *fativus officinalis*. **Lin.**
Odeur , vaporante , analogue à celle de l'alkali volatil urineux , médiocrement aromatique.
Saveur , aromatique , un peu amère.
Vertu , réfolutive, anodyne , anti-fpafmodique.
Ufage : On l'arrofe de vin pour l'appliquer fur les nerfs bleffés , & les parties contufes ou meurtries. On le loue cuit dans le lait dans les cas d'ophthalmie sèche.

Jufquiame noire.

Hyofcyamus *niger* Lin. *Les feuilles.*
Odeur des feuilles , narcotique , défagréable ; fentant le tabac.
Saveur , fade , mucilagineufe.
Vertu , anodyne , émolliente , réfolutive , anti-phlogiftique.
Ufage : on fait des cataplafmes anodyns avec les feuilles en les mettant cuire dans le lait , & on les emploie dans les cas d'inflammation lai-

teufe des mamelles , de tumeurs douloureufes , rhumatifantes & arthritiques.

Le peuple en tire *la fumée* comme celle du tabac , pour calmer la douleur de dents ; mais cette fumée a caufé plufieurs fois un délire.

L'emplâtre de jufquiame eft anodyn.

La teinture odontalgique d'Hoffmann s'emploie pour calmer la douleur de dents.

L'onguent de jufquiame s'emploie dans les cas de tumeurs des glandes & d'hémorrhoïdes aveugles. Mêlé à l'emplâtre véficatoire , il en modère l'ardeur.

Morelle ou *Solanum lethale.*

Atropa *Belladona* Lin.

Odeur des feuilles , prefque aucune.

Saveur , un peu âcre & narcotique.

Vertu externe , anodyne , réfolutive.

Ufage : on répand les feuilles en poudre fur le cancer ouvert. On l'applique en la mêlant avec l'emplâtre de ciguë.

Les feuilles fraîches appliquées fur le fein , en ont amolli & difcuté la dureté , & les tumeurs cancéreufes. Leur fuc eft utile dans les cas de fquirre & d'hémorroïdes.

La racine cuite dans le lait & appliquée fur l'anus & le perinée , a fait fondre une grande tumeur du rectum qui occafionnoit une rétention des felles.

Stramonium.

Datura *ftramonium* Lin.

Odeur de la plante , virulente , narcotique , capiteufe.

Saveur amère.

Vertu externe, anodyne, émolliente, résolutive.

Usage : l'application des feuilles fraîches dissipe le lait. L'herbe en cataplasme amollit les tumeurs dures & inflammatoires.

Linaire ou *Lin sauvage.*

Antirrhinum *Linaria* Lin. *L'herbe.*
Odeur de l'herbe, forte & rebutante.
Saveur, un peu amère, désagréable.
Vertu, anodyne.
Usage : en onguent ou en cataplasme, c'est un excellent remède pour les hémorrhoïdes aveugles & douloureuses.

Solanum noir.

Solanum *nigrum* Lin. *L'herbe.*
Odeur de l'herbe, fétide.
Saveur, un peu fade.
Vertu externe, anodyne, résolutive, antiphlogistique.
Usage : les feuilles contuses & appliquées pendant trois jours sur l'ulcère nommé *Bula* par les Arabes, font un remède assuré. Cette affection consiste en un ulcère qui ronge les parties sans douleur.

Enfin, on en loue l'usage dans toutes les affections de la peau & des yeux, l'érysipèle, les dartres, l'inflammation, les parotides, les ulcères cancéreux.

Mandragore.

Atropa *mandragora* Lin. *La racine.*
Odeur de la racine, narcotique, enivrante.

Saveur, un peu âcre & amère, nauséabonde.

Vertu externe, anodyne, résolutive.

Usage : la poudre de la racine mêlée avec du miel ou du lait en certaine consistance, résout les parotides, les bubons, les squirres.

Ciguë.

Conium *maculatum* Lin. *L'herbe.*

Odeur de l'herbe, fétide, tirant sur celle du rat.

Saveur, un peu amère, nauséabonde.

Vertu externe, anodyne, résolutive, favorisant la suppuration.

Usage : dans les cas d'ulcères sordides, cancéreux; de cancers scrophuleux, de tumeurs rénitentes. Quelquefois l'usage de la ciguë a guéri ces affections, de même que la gale, d'autres maladies cutanées, & les fleurs blanches. Pour ces deux derniers cas on l'administre en lavage externe. La ciguë a aussi été utile pour la teigne & l'ozène.

On emploie la ciguë en cataplasme, fomentation, emplâtre, poudre sèche ; ou l'on mêle la poudre avec du miel, dont on fait un liniment : on délaye aussi l'extrait de ciguë dans de l'eau de chaux que l'on emploie en forme d'eau vulnéraire.

Une décoction chargée de ciguë faite avec l'eau de chaux, & dans une livre de laquelle on ajoutoit une dragme de sublimé corrosif, a guéri un ulcère cancéreux de la face, auquel l'eau phagédénique n'apportoit aucun soulagement.

Bouillon blanc.

Verbascum *Thapsus* Lin. *Les feuilles, les fleurs.*

Odeur, foiblement narcotique.

Saveur, un peu amère & légèrement rance.

Vertu, anodyne, émolliente.

Ufage : les feuilles & les fleurs cuites dans le lait, font utiles pour les hémorrhoïdes.

Mercuriale.

Mercurialis *annua* Lin. *L'herbe.*

Odeur de l'herbe, fétide, forte.

Saveur, défagréable, un peu amère, & comme falée.

Vertu, réfolutive, anodyne ; mais non émolliente, comme on l'a cru.

Ufage : pour les lavemens.

FOIBLEMENT INSIPIDE.

Chou blanc.

Braffica *oleracea* Lin. *Feuilles.*

Odeur des feuilles, foible.

Saveur, légumineufe, douceâtre.

Vertu, déterfive, fondante.

Ufage : les feuilles fraîches appliquées fur la plaie faite par un véficatoire ou un finapifme, favorifent l'écoulement de la férofité ; mais ces feuilles y deviennent bientôt fétides, & l'odeur, comme cadavéreufe, ordinaire à cet écoulement, devient encore plus forte par la putréfaction des feuilles. Les feuilles appliquées tièdes en cataplafme fur le fein des femmes en couche, empêchent le lait de s'y grumeler, & en arrêtent la trop grande affluence.

Beterave rouge.

Beta *vulgaris* Lin. *Feuilles, racine.*

Odeur des feuilles , aucune.

Saveur , douce , herbacée.

Vertu , émolliente.

Le fuc de la racine tiré par les narines, fait éternuer.

Ufage : on en applique les feuilles fur la plaie d'un véficatoire.

Grande Joubarbe.

Sempervivum *teclorum.* Lin.

Odeur des feuilles , prefque aucune.

Saveur , un peu falée , foiblement ftyptique.

Vertu , rafraîchiffante , déterfive.

Ufage : le fuc s'applique fur les hémorrhoïdes, les aphthes , les ulcères. On met fur les cors les feuilles récentes , un peu contufes & macérées dans le vinaigre.

Telephium.

Sedum *Telephium* Lin. *Les feuilles.*

Odeur des feuilles , aucune.

Saveur , aucune.

Vertu , rafraîchiffante , anti-fcorbutique.

Ufage : on en met les feuilles fraîches contufes fur les cors, comme celles de la joubarbe. Alors le cors blanchit, devient infenfible , & fouvent tombe par des applications réitérées.

Bon-Henri.

Chenopodium *Bonus-Henricus.* Lin. *L'herbe.*

Odeur de l'herbe, aucune.

Saveur , légumineufe , agréable.

Vertu , déterfive , émolliente.

Ufage : les feuilles fraîches appliquées fur les

œdèmes ou sur les ulcères , attirent beaucoup de sérosité purulente (1).

Pied de loup.

Lycopodium *clavatum* Lin. *L'herbe.*
Odeur de l'herbe , presque aucune.
Saveur , foible.
Vertu , détersive.
Usage : la Plique polonaise cachée ou répercutée reparoît souvent avec soulagement des symptômes , si on fomente la tête avec une décoction tiède de lycopodium. La décoction se fait ou avec de l'eau ou avec de la bière.

Crapaudine.

Stachys *recta* Lin. *L'herbe.*
Odeur de l'herbe , rance , forte.
Saveur , herbacée.
Vertu , anodyne.
Usage : on en fait des bains ou des fomentations dans les cas de retirement douloureux des membres , que le vulgaire attribue ordinairement à quelque sortilège. J'en ai vu la décoction utile , tenue dans la bouche , dans le cas d'odontalgie.

Becabunga.

Veronica *Beccabunga.* Lin. *L'herbe.*
Odeur de l'herbe , foible.
Saveur , un peu amère.
Vertu , anti-scorbutique.

____

(1) Sim. Pauli le conseille en cataplasme pour la goute aux pieds. Dilenius a vu les feuilles récentes , faire cesser l'œdème des pieds.

Usage : dans les cas d'ulcères scorbutiques (1).

Seneçon.

Senecio *vulgaris* Lin. *L'herbe.*
Odeur de l'herbe , aucune.
Saveur , légumineuse & comme salée.
Vertu , émolliente , résolutive , suppuratoire.
Usage : l'herbe cuite dans le lait , s'applique
sur les concrétions laiteuses des mamelles , les
hémorrhoïdes, les tumeurs arthritiques & sur le
froncle.

Orcanette.

Anchusa *tinctoria* Lin. *La racine.*
Odeur de la racine , aucune.
Saveur, insipide , non astringente ; mais l'extrait
un peu amer.
Vertu , teint en rouge. La matière colorante
est dans la seule écorce.
Usage : elle sert à teindre en rouge les onguens
pour les lèvres.

Figuier d'Inde.

Cactus *opuntia* Lin. *Feuilles.*
Odeur des feuilles , aucune.
Saveur , herbacée.
Vertu , mucilagineuse , anti-phlogistique , su-
dorifique.
Usage : les feuilles s'appliquent sur les parties
affectées de goutte inflammatoire , les tumeurs
rhumatisantes & arthritiques.

---

(1) Sim. Pauli dit que la seule décoction de becabunga
cuit dans la bière & appliquée en fomentation , guérit un
ulcère qui rongeoit presque toute la jambe d'un sujet scorbutique.

S A V O N N E U X.

Savon de Venise.

C'est une masse faite de la combinaison de l'huile d'olive avec l'alkali fixe au moyen de la chaux vive.

Odeur, presque point désagréable.

Saveur, grasse, salée.

Vertu, détersive, résolutive.

Usage : dissous dans le lait on l'applique sur les tumeurs dures, froides.

L'esprit de savon résout les tumeurs enkistées.

L'emplâtre de savon est un excellent résolutif.

Savon noir.

C'est une masse concrète, formée de suif & de cendre saline.

Odeur, rance.

Saveur, âcre, huileuse & rance.

Vertu, mondificative, irritante, résolutive.

Usage : on l'ajoute aux fomentations résolutives. Ce savon délayé avec un peu de salive & frotté sur les verrues, les cors, les fait souvent disparoître. C'est aussi un moyen de déterger les saletés des ulcères, des plaies, la croûte (1) scabieuse de la peau, en l'employant en lotion.

On l'emploie encore en forme de suppositoire, pour solliciter les selles.

Saponaire.

Saponaria *officinalis* Lin. *L'herbe.*

______

(1) C'est pour cette raison, dit Baldinger, qu'on donnoit toutes les femaines aux soldats galeux de l'armée Prussienne, un morceau de savon. Traité Allemand *des maladies des armées*, p. 363.

Odeur de l'herbe, presque aucune.

Saveur, un peu glutineuse & légèrement amère.

Vertu, savonneuse, détersive, effaçant les taches grasses du linge.

Usage : on peut l'employer en fomentation pour les tumeurs rhumatisantes & pour déterger les vices de la peau, produits par les affections cutanées.

DOUX.

Sucre.

Saccharum *officinarum* Lin. Sel essentiel de la canne à sucre, consistant en phlogistique combiné avec un acide particulier.

Odeur, aucune.

Saveur, très-douce.

Vertu, détersive, anti-septique, (1) résolutive, irritante.

Usage : on déterge les ulcères sordides, fongueux, avec du sucre en poudre (2). Les dents sales se nettoient avec du sucre. Quelquefois le sucre saupoudré sur les taches de la cornée, les diminue. Le sucre candi ou fondu à la flamme, (mais froid) se saupoudre sur les crevasses du sein, qui sont si douloureuses & si fâcheuses pour celles qui allaitent. On nettoie avec de l'eau

---

(1) La chair de cerf confite dans le sucre, ne pourrit point pendant l'été même. Un jaune d'œuf & du sang jetés dans une solution de sucre, n'ont pas présenté des marques de putridité, même après le septième jour.

(2) J'ai toujours conseillé, & avec succès, le sucre en poudre sur les plaies bénignes, & recouvert de charpie légérement imbibée d'huile d'olive. Nombre d'expériences m'ont prouvé la bonté de cette pratique. **L.** .

sucrée les aphthes de la bouche, & l'écoulement fétide des oreilles. Le sucre de S. Thomé, fondu, s'injecte auffi dans les plaies fiftuleufes. Le sucre en poudre, foufflé dans les narines des enfans, les guérit du coryze. Le sucre de S. Thomé se diffout à la dofe d'une once ou deux dans l'eau, pour un lavement deftiné à folliciter les felles.

Miel vierge.

Mel *virgineum*. Suc très-doux & fluide dépofé dans les gâteaux de cire par l'abeille, qui l'extrait des calices des fleurs.

Odeur, vaporante & point défagréable.

Saveur, douce, avec tant foit peu d'acrimonie.

Vertu, déterfive, réfolutive, maturative, antifeptique (1), vulnéraire.

Ufage : pour déterger & guérir les ulcères, pour faire mûrir les tumeurs froides, pour effacer les taches & les ulcères de la cornée. On emploie le miel avec un peu de fiel ou de vitriol blanc. Le miel délayé avec un peu d'efprit-de-vin, remédie à la carie des os découverts.

Le miel rofat fortifie plus que le miel fimple. Un lavement, avec du miel, lâche quelquefois le ventre.

Pomme de Borfdorff.

Pyrus *malus Borfdorfienfis*. Lin.
Odeur, foible.
Saveur, acide & douce.
Vertu, rafraîchiffante (2), émolliente.

---

(1) Les Babyloniens, felon Hérodote, enfeveliffoient leurs morts dans du miel.
(2) Ce font nos pommes de *Capendu*. La

Usage : dans les cas d'ophthalmie sèche, on loue la pulpe de ces pommes en cataplasmes ; mais l'usage trop long cause de l'œdème aux paupières.

Mûre.

Fruit du *mûrier noir.* Morus *nigra.* Lin.
Odeur, presque aucune.
Saveur, acidule & douce.
Vertu, rafraîchissante, détersive, un peu astringente.
Usage : le rob de mûres s'administre avec quelques gouttes d'esprit de vitriol, ou sans cela, pour humecter la bouche dans les cas d'aphthes, d'angine, ou de fièvres dont l'ardeur dessèche la langue.

Figue.

Ficus *carica* Lin.
Odeur, presque aucune.
Saveur, douce, mielleuse.
Nature, mucilagino-mielleuse.
Vertu, émolliente, maturative.
Usage : cuite dans le lait & déchirée, elle s'applique sur les furoncles, les abscès, les tumeurs inflammatoires des gencives, pour les faire mûrir.

La décoction laiteuse s'emploie comme gargarisme dans les cas d'angine suppuratoire. Le lait récent des feuilles de figuier, frotté sur les verrues, les fait souvent disparoître.

Séleri.

Apium *grave-olens* Lin.
Odeur, un peu aromatique & forte.
Saveur, légèrement douce & aromatique.

Vertu, anodyne.

Usage : on dit que le séleri gratté & appliqué sur le cancer rongeant, en adoucit les douleurs.

Navet.

Brassica *Rapa* Lin.

Odeur, de rave.

Saveur, douceâtre & un peu acrimonieuse, avec certain goût amer.

Vertu, détersive.

Usage : On emploie le suc pour les aphthes de la bouche.

La décoction de navet prise en bain chaud plusieurs fois le jour, guérit enfin les (1) engelures chroniques des mains ou des pieds. Mais dans le cas d'engelures récentes, la chaleur de l'eau pourroit occasionner la gangrène.

Réglisse.

Glycyrrhiza *glabra* Lin. *Racine.*

Odeur, foible.

Saveur, douce, un peu mucilagineuse. Elle devient d'une amertume désagréable par la décoction.

Vertu, émolliente. La racine, ou son suc gardé dans la bouche, appaise la soif.

Usage : on avale le suc de réglisse dans les cas d'érosion à la gorge. Employé en forme de suppositoire, il adoucit les ardeurs des hémorrhoïdes.

L'onguent de réglisse guérit les excoriations & les gerçures ; mais qu'on ne donne pas cet

----

(1) Quelques personnes se contentent de faire cuire l'écorce seule, & y ajoutent un seizieme de vinaigre de vin.

onguent à prendre par la bouche, car il contient de la céruse.

La poudre sert à empêcher que les pilules ne s'agglutinent.

Carotte.

Daucus *carota* Lin.

Odeur, aromatique, non désagréable.

Saveur, douceâtre, légèrement aromatique.

Vertu, anti-septique, détersive.

Usage : la racine fraîche dépouillée de son écorce, se gratte avec une rape : ensuite on en exprime le suc avec la main. Alors on fait chauffer la pulpe gratée, dans un poëlon de terre, pour l'appliquer chaude sur la plaie, qu'on recouvre d'un linge chaud ; & l'on fait cela deux fois en vingt-quatre heures. La carotte appaise les douleurs non-seulement dans les cas d'ulcères scrophuleux, scorbutiques, vénériens, cacoéthiques des jambes & des aines, mais aussi dans les cas d'ulcères cancéreux des lèvres & de la face ; elle modère la suppuration, la puanteur, amollit les bords calleux, détermine & achève la consolidation des parties : mais je l'ai employée avec peu de succès pour le cancer du sein. La carotte jointe à la ciguë en cataplasme, agit encore avec plus d'efficacité. Toutes les fois qu'on retira ce dernier cataplasme de la plaie, je le vis enduit d'une matière comme calcaire. L'extrait fluide, la décoction, le suc exprimé & cuit de carotte, mêlé d'un peu de miel rosat, est utile pour les aphthes des enfans, en le portant sur ces petits ulcères avec un pinceau : avalé à la dose d'une petite cuillerée, c'est un détersif & un émollient

très-bon. La décoction mêlée de syrop de violette, soutient bien le ptyalisme ou les crachats
dans la petite vérole.

ACIDES VÉGÉTAUX.

Vinaigre de Vin.

C'est une liqueur acide, résultant de la fermentation acide du vin.

Odeur, vaporante, acide.

Saveur, acide.

Vertu, résolutive, foiblement irritante, astringente, anti-septique, anti-phlogistique.

Usage : l'oxycrat (fait d'eau & de vinaigre),
résout l'inflammation produite par une cause
externe, comme par contusion, meurtrissure,
fracture. L'oxycrat froid appliqué avec des linges sur l'abdomen & les lombes, arrête l'hémorrhagie de l'utérus. Les engelures se discutent &
se dissipent avec le vinaigre.

Le vinaigre chaud est plus astringent, c'est pourquoi il calme l'hémorrhagie des narines, & celle
qui suit l'évulsion d'une dent. Il amollit les durillons, les cors des pieds, le calus d'un os brisé ;
ainsi on ne doit pas continuer trop long-temps
l'usage de l'oxycrat dans les cas de fractures
des os.

. *Le vinaigre distillé* ou l'esprit de vinaigre,
approché des narines, fait revenir des syncopes,
ou ceux qui sont asphyxiés par un ébranlement du
cerveau.

La vapeur du vinaigre corrige la putridité de
l'air.

Le sel de vinaigre a une odeur très-agréable,
qu'on

qu'on peut faire flairer pour rappeler des syncopes, & avec beaucoup de succès.

Crême de tartre.

C'est le sel essentiel du vin.

Odeur, aucune.

Saveur, acide. Il est formé de la combinaison de l'alkali fixe végétal & de l'acide tartareux, dont cet alkali est supersaturé.

Une once d'eau froide ne dissout que trois grains de tartre. En y mêlant un cinquième de borax, on fait une crême de tartre très-soluble.

Vertu, détersive.

Usage : jointe au borax, la crême de tartre déterge les taches de la cornée, les aphthes & les ulcères sordides.

La poudre ophthalmique (1) de Baldinger, tire de la crême de tartre toute la vertu qu'elle a de dissiper les taches de la cornée.

Feuilles d'Oseille.

Rumex *acetosa* Lin.

Odeur, aucune.

Saveur, très-acide, agréable.

Vertu, rafraîchissante, anti-scorbutique.

Usage : le suc exprimé, mêlé à l'eau vulnéraire, guérit très-bien les ulcères sordides & scorbutiques. En mâchant des feuilles d'oseille, on fait cesser l'ardeur poignante qu'on éprouve sur la langue après avoir mâché de la grenouillette (*ranunculus*).

---

(1) Cette poudre est faite de » sucre fin, bol blanc ou » rouge, crême de tartre, parties égales «.

K

Alleluia.

Oxalis *acetosella* Lin (1).
Odeur, aucune.
Saveur, d'un doux acide, agréable.
Vertu, rafraîchissante, anti-scorbutique.
Usage : le même que celui de l'oseille.

Suc ou *Jus de Citron.*

Citrus *medica* Lin. Cet arbre fournit le fruit dont on exprime ce suc.
Odeur, aucune.
Saveur, très-acide.
Vertu, anti-septique, anti-scorbutique.
Usage : dans les cas d'érysipèle (2) scorbutique, ou de gencives scorbutiques.

La crème de Saturne, faite de jus de citron & d'extrait de Saturne, est bonne dans les cas de maladies cutanées, selon la Pharmacopée Suédoise, pag. 24.

Un morceau d'écorce de citron appliqué du côté de la surface blanche sur la tempe, y cause de la rougeur, & calme la douleur de tête.

ACIDES MINÉRAUX.

Esprit de Vitriol étendu.

C'est l'acide extrait du vitriol & délayé avec de l'eau.

---

(1) C'est de cette plante qu'on tire le sel connu sous le nom de sel d'oseille. L.

(1) Bergius a guéri l'érysipèle scorbutique des jambes, en les frottant avec la pulpe du citron. *Mat. Medic.* p. 635.

*O*deur, particulière.

*S*aveur, très-acide.

*V*ertu, anti-septique, coagulant le sang, & faisant retirer les vaisseaux & les fibres.

*U*sage : on délaie trente gouttes d'huile de vitriol avec une livre d'eau & une once de miel. On emploie ce mélange pour les ulcères gangréneux & le chancre scorbutique de la bouche.

Esprit de sel étendu.

C'est l'acide extrait du sel commun & délayé avec de l'eau.

*O*deur, de safran.

*S*aveur, très-acide.

*V*ertu, anti-septique, fortifiante.

*U*sage : mêlé avec l'huile de térébenthine, il résout les tumeurs arthritiques. Mêlé avec de l'eau & du miel, il passe pour utile dans les cas de chancre scorbutique de la bouche, & d'ulcères gangréneux & scorbutiques.

Esprit de nitre étendu.

C'est un acide extrait du nitre & délayé avec de l'eau.

*O*deur, particulière.

*S*aveur, très-acide.

*V*ertu, déterfive, anti-septique, fortifiante.

*U*sage : il enlève les saletés des dents & les blanchit.

On en emploie une goutte ou deux dans beaucoup d'eau.

K ij

Esprit de vitriol dulcifié.

C'eſt l'acide vitriolique délayé avec l'eſprit-
de-vin le plus déflegmé (l'alcohol.) On l'appelle, *liqueur anodyne minérale d'Hoffmann.*

Odeur, ſpiritueuſe, agréable.

Saveur, ardente, ſpiritueuſe.

Vertu, anti-ſeptique, fortifiante, aſtringente.

Uſage : l'eau de Théden conſiſte pour la plus
grande partie, (1) en acide vitriolique délayé dans
de l'eſprit-de-vin. Cette eau eſt un excellent remède
pour arrêter les hémorrhagies, modérer la ſuppuration, conſolider les plaies. Quant à moi, je
l'emploie comme un remède très-efficace & unique pour panſer les plaies, les ulcères, les tumeurs des vaiſſeaux lymphatiques. Mêlé avec une
décoction chargée de quinquina, cette eau eſt
d'un grand ſecours dans les cas d'ulcères qui tendent à la gangrène, & éryſipélateux ; & dans ceux
de tumeurs inflammatoires occaſionnées par contuſion, plaie, fracture ou luxation.

Esprit de ſel dulcifié.

C'eſt l'acide de ſel marin dulcifié avec l'alcohol de vin (ou l'eſprit-de-vin le plus pur).

---

(1) En voici la recette que je prends dans l'excellente
Pharmacopée de Spielmann. Part. 2, pag. 40.

Eau d'oſeille, }
Eſprit de vin, } de chaque *trente-ſix onces.*
Eſprit de vitriol, *dix onces.*
Sucre fin, *douze onces.*

Mêlez, filtrez. L.

Odeur, particulière.

Saveur, pénétrante.

Vertu, fortifiante, anti-septique.

Usage : pour les engelures. Appliqué prudemment avec du papier brouillard, il devient dépilatoire & détruit les cheveux.

On l'ajoute prudemment aux gargarismes dans
les cas d'angine. On le mêle avec du miel pour
les ulcères de la bouche.

Ether vitriolique.

C'est l'acide vitriolique dulcifié avec l'huile
de vin.

Odeur, agréable, très-pénétrante.

Saveur, rafraîchissante, pénétrante, vaporante.

Vertu, pénétrante, nervine, résolutive.

Usage : cet éther frotté sur la joue & couvert
de la main, arrête la douleur de dent. Il dessèche
les ulcères qui ne cicatrisent pas aisément.

Ether acéteux.

C'est l'acide acéteux dulcifié avec l'huile de
vin.

Odeur, celle du vin du Rhin.

Saveur, acide, très-vaporante.

Vertu, pénétrante, irritante, anti-septique,
résolutive.

Usage : pour les cas d'angine gangréneuse,
d'ulcères scorbutiques ou putrides.

A L K A L I S   F I X E S.

Sel de Tartre.

C'est le sel *alkali fixe* extrait du tartre.

Odeur, aucune.

Saveur, lixivielle , cauſtique.

Vertu , réſolutive , déterſive , anti-acide.

Uſage : pour les cas d'endurciſſemens (1) lai-teux, de ſquirre des mamelles , des teſticules ou d'autres parties (2).

L'huile de tartre fétide eſt un remède très-diſſolvant ; ainſi elle devient utile pour les cas de tumeurs froides.

On recommande pour le panaris une leſſive très· chargée de cendres de ſarment de vigne & chaude : on y trempe alors le doigt.

Huile de Tartre par défaillance.

C'eſt *le ſel de tartre liquéfié* par l'humidité de l'air.

Odeur, aucune.

Saveur, lixivielle , cauſtique.

Vertu , celle du ſel de tartre.

Uſage : les croûtes de la teigne tombent ſi on les en oint.

Quelques gouttes de cette huile délayée dans beaucoup d'eau , détergent bien la craſſe de la tête.

Sel de Soude.

C'eſt *le ſel alkali* fixe marin.

Odeur, aucune.

---

(1) Levret jetoit quarante grains de ſel dans deux livres d'eau , & en faiſoit l'application avec des linges.

(2) Selon Albrecht , le ſquirre d'une mamelle , prove-nant d'une frayeur , fut diſſipé avec la ciguë & l'huile de tartre par défaillance, employées intérieurement & extérieu-rement. *Voyez* Nouveau Magaſin Allemand pour les Mé-decins , par Baldinger.

Saveur, un peu amère, lixivielle, mais moins désagréable que dans le sel de tartre.

Vertu, détersive, résolutive.

Usage : pour dépurer les ulcères rachitiques, & résoudre les tumeurs chroniques.

Liqueur de nitre fixé.

C'est le *sel alkali fixe caustique* extrait du nitre & délayé dans l'eau.

Odeur, aucune.

Saveur, caustique, détersive, comme l'huile de tartre par défaillance.

Usage : ce sel délayé dans beaucoup d'eau, passe pour très-utile dans les cas de calcul de la vessie, & le dissout, dit-on.

Cendre de Crapaud.

Rana *Bufo* Lin. C'est la cendre des crapauds qu'on brûle entièrement dans un vaisseau bien clos.

Odeur, aucune.

Saveur, terreuse & lixivielle.

Vertu, détersive.

Usage : pour la teigne de la tête. On frotte bien la tête avec du lard, & on y répand ensuite de cette cendre, qu'on fixe en coëffant la tête d'une vessie bien serrée. On la laisse ainsi vingt-quatre heures ; alors on détache les croûtes avec un onguent émollient. On dit que la tête paroît nette après ce période.

ALKALIS VOLATILS.

Esprit simple de sel ammoniac.

C'est le *sel alkali volatil* dégagé du sel ammoniac au moyen de la chaux vive.

Odeur, urineuſe , très-pénétrante , affectant très-fort les narines.

Saveur, très-urineuſe , & très-vive.

Vertu, réſolutive , irritante.

Uſage : pour les tumeurs arthritiques (1) des articulations & pour les tumeurs blanches.

L'onguent volatil qu'on fait de parties égales d'eſprit de ſel ammoniac & d'huile battue avec un jaune d'œuf , eſt , dit-on , très-bon pour réſoudre les tumeurs enkiſtées & autres tumeurs froides , comme les tumeurs des mamelles : on le loue auſſi pour le panaris commençant.

L'alkali volatil fluor ou l'eſprit fluide de ſel ammoniac , eſt le *ſel alkali* dégagé du ſel ammoniac à l'aide de la chaux éteinte.

C'eſt un excellent remède pour faire revenir ceux qui ſont aſphyxiés : on l'inſinue dans les narines & la bouche. On en loue auſſi l'uſage dans les cas de morſure de vipère de France , de piqûre d'inſecte. On le dit encore utile , délayé avec beaucoup d'eau , pour les cas d'ulcères , de tumeurs arthritiques , de brulûre , &c.

Sel volatil concret.

C'eſt le *ſel alkali volatil* , ſous forme sèche.

Odeur & Saveur, les mêmes que du précédent.

Vertu, cauſtique , ſi on l'applique pur & ſeul ſur la peau ; mais ſi on le délaye , alors

L'uſage eſt le même que celui de l'eſprit de

---

(1) Selon Albrecht, dans Baldinger, des tumeurs arthritiques très-groſſes , ſe ſont heureuſement diſſipées avec l'huile animale de Dippel , mêlée avec l'eſprit de ſel ammoniac : il a fait prendre en même temps du lait intérieurement.

fel ammoniac. On loue le *fel de corne de cerf* pour les taches de la cornée. *Voyez Fiel de Brochet,* plus haut.

SELS NEUTRES.

Sel ammoniac.

C'eft le fel neutre compofé de l'acide de fel marin & d'alkali volatil.

Odeur, aucune.

Saveur, urineufe, piquant la langue.

Vertu, réfolutive, anti-pituiteufe, anti-fepti-que, anti-fcabieufe.

Ufage : l'eau très-froide, & encore plus refroi-die avec le fel ammoniac, fournit un moyen unique & très-efficace pour *fomenter* une partie offenfée, foit dans les cas de commotion du cer-veau, foit de toute autre partie ou d'un vifcère; elle empêche l'effufion des humeurs & l'inflam-mation qui réfulteroit de l'atonie ; ou l'on pro-cure, par ce moyen, la réforbtion des humeurs déjà épanchées.

Ce fel eft utile en gargarifme, fait avec une dé-coction de fauge, pour les cas d'angine pitui-tueufe, ou en lavage externe ou en liniment pour la gale. On l'ajoute aux fomentations anti-feptiques dans les cas de gangrène, d'ulcères putrides & fiftuleux, aux fomentations réfolu-tives dans les cas d'ecchymofes, d'œdèmes, de tumeurs enkiftées ou froides. Il procure l'exfo-liation dans les cas de carie, fi on le faupoudre fur cette carie ; mais il faut garantir de ce fel les autres parties molles de la plaie, de peur d'y exciter une trop grande douleur.

Nitre.

Nitrum *nativum.* Lin.

C'est un sel neutre formé de l'alkali fixe végétal & de l'acide nitreux.

Odeur, aucune.

Saveur, saline, froide, un peu amère.

Vertu, rafraîchissante, fondante.

Usage : pour les gargarismes rafraîchissans & les lavemens anti-phlogistiques. On en fait des fomentations froides à cette dose.

℞. Eau commune ,   *quarante livres.*
   Vinaigre de vin ,   *quatre livres.*
   Nitre purifié ,   *une livre.*
   Sel ammoniac crud ,   *huit ou dix onces.*
Mêlez.

Sel culinaire ou *commun.*

Muria *fontana* Lin.

C'est un sel neutre composé de l'acide de sel & de l'alkali fixe minéral.

Il y en a de trois espèces.

1°. Le sel tiré des fontaines ou puits salés.

2°. Le sel extrait des eaux de la mer.

3°. Le sel gemme tiré des mines ou des entrailles de la terre.

Odeur, aucune.

Saveur, salée & particulière.

Vertu, résolutive, anti-septique; mais une quantité de sel culinaire , au-dessous de 30 grains, fondus dans l'eau , favorise la putréfaction.

Usage : on fait disparoître les pustules & autres affections cutanées, en les frottant avec une solution aqueuse de sel. Quelquefois même les tumeurs enkiſtées & autres ſe réſolvent avec la même ſolution. On ajoute le ſel aux fomentations qu'on emploie pour les meurtriſſures.

Le ſel décrépité ſur la pelle & qui abſorbe beaucoup d'eau, eſt quelquefois utile, appliqué chaud ſur les jambes des hydropiques ; mais il y cauſe des ulcérations ſi on l'emploie imprudemment. On ajoute le ſel dans les lavemens, pour ſolliciter plus ſûrement les ſelles.

On l'emploie alors à la doſe d'une dragme, juſqu'à une once.

Eſprit de Minderer.

C'eſt une liqueur ſaline compoſée de l'acide acéteux & de l'alkali voſatil.

Odeur, aucune.

Saveur, ſaline, un peu amère.

Vertu, réſolutive, pénétrante.

Uſage : pour les tumeurs froides, endurcies, enkiſtées, articulaires, & pour le ſarcocèle.

Borax.

Borax *Tincal* Lin.

Le borax eſt un ſel neutre compoſé de l'acide du borax & de beaucoup d'alkali fixe minéral dont l'acide eſt ſuperſaturé.

Odeur, aucune.

Saveur, obſcure.

Vertu, déterſive, réſolutive.

Uſage : pour effacer les taches de la cornée, & guérir les aphthes de la bouche.

Forme. ♃. Borax,   *demi-dragme.*
          Sucre blanc,   *une dragme.*
          Eau rofe ,   *une once.*

Mêlez , faites un collyre. On peut porter la dofe du borax à deux fcrupules , & même une dragme , car les yeux s'y accoutument.

Le Borax fondu dans l'eau avec la crême de tartre , & édulcoré avec du miel , s'emploie pour les aphthes de la bouche.

Alun crud.

Alumen *nativum* Lin.

C'eft un fel neutre compofé de l'acide vitriolique & d'une terre argileufe.

Odeur , aucune.

Saveur , ftyptique, deffficative, anti-feptique.

Ufage : on loue la diffolution d'alun dans les cas d'ulcères fongueux , putrides , de relâchement de la luette , de la gorge , de chûte du vagin ou de l'anus , de hernies. Dans les cas d'ophthalmie , on emploie l'alun battu avec un jaune d'œuf. Quant à l'alun calciné , *Voyez* Cauftique.

T E R R E U X.

Pierres ou *Yeux d'écreviffes.*

Ce font les concrétions calcaires qui fe forment dans la poitrine de l'écreviffe.

Odeur , aucune.

Saveur , cretacée.

Vertu , abforbante , deffficative , putride.

Ufage : on en répand la poudre fur les ulcères pour les deffécher.

Coquilles de rivières.

Odeur, aucune.

Saveur, crétacée.

Vertu, abforbante, defficative & déterfive, lorfqu'elles font réduites en poudre.

Ufage : c'eft un excellent moyen pour nettoyer les dents chargées de mucus.

Ecailles d'Huitres.

Odeur, aucune.

Saveur, crétacée.

Vertu & *Ufage :* comme des précédentes.

Nacre de Perle.

Odeur, aucune.

Saveur crétacée.

Vertu, abforbante, déterfive.

Ufage : dans l'*onguent de tuthie*, deftiné pour les yeux.

Perle.

Concrétion qui fe tire du coquillage *Mya. Lin.*

Odeur, aucune.

Saveur, crétacée.

Vertu, defficative.

Ufage ; pour les taches de la cornée.

Coquilles d'Œufs.

Odeur, aucune.

Saveur, terreufe.

Vertu, réduites en poudre fine, elles deffèchent : fimplement réduites en poudre groffière, elles détergent ; mais calcinées, elles deviennent plus abforbantes & plus pénétrantes.

Usage : la poudre très-fine sert à cicatrifer les ulcères ; la poudre groffière nettoie bien les dents.

Os de sèche.

C'eft l'os du dos de la sèche.
Odeur, aucune.
Saveur, terreufe.
Nature, calcaire, imprégnée à certain degré de fel marin, comme calcinée par l'ardeur du foleil, & ainfi très-abforbante.
Vertu, abforbante, defficative.
Usage : pour les poudres dentifriques & pour les taches de la cornée.

♃. Parenchyme d'os de sèche, ⎱ *de chaque*
   Sucre très-fin, ⎰ *deux fcrupules.*
   Aloès fuccotrin,   *fix grains.*
   Iris de Florence,   *demi-dragme.*
Mêlez, faites une poudre très-fine.

Craie blanche.

La meilleure eft celle de Cologne.
Odeur, aucune.
Saveur, terreufe.
Vertu, abforbante, defficative.
Usage ; en poudre, pour fe laver les mains, & pour l'éryfipèle.

Pierre calcaire.

Odeur, aucune.
Saveur, terreufe.
Vertu, defficative.
Usage : on en fait la chaux vive, dont *voyez* l'ufage au mot *Cauftique.*

Lait de Lune.

Calx *Gur* Lin. Chaux (1) *Gur*.
Odeur, aucune.
Saveur, crétacée.
Vertu, deſſicative.
Uſage : pour les poudres dentifriques.

Oſtéocolle.

Tophus *Oſteocolla*. Lin.
C'eſt une racine pétrifiée, (de la longueur &
de la groſſeur du doigt ; mais quelquefois de la
groſſeur du bras. L).
Odeur, aucune.
Saveur, terreuſe.
Vertu, abſorbante, deſſicative.
Uſage : pour les emplâtres deſtinées aux frac-
tures (2).

Pierre ſpéculaire.

Natrum *glaciale* Lin. ou *Glacies Mariæ.*
Odeur, aucune.
Saveur, terreuſe.

---

(1) C'eſt une eſpèce de terre blanche friable, qui ſort
par les fentes des roches, comme par exhalaiſons humides,
& qui ſe précipite au dehors de ces fentes. Elle a l'apparence
d'un lait de beurre. Il eſt ſingulier que ce mot *Gur* ſe
trouve en Hébreu pour ſignifier de la chaux. Du reſte,
Voyez le Lexique Allemand des termes des Mineurs, par
Chriſtophe Hertwik, & celui des termes de Phyſique &
de Minéralogie, par Hubner. L.

(2) Ce remède eſt bien précaire. Il n'y a que la nature
qui forme le calus qui réunit les os fracturés. Tout ce qu'on y
peut appliquer n'y contribue en rien. L.

Nature, félénitique, non foluble dans l'eau.
Vertu déterfive.
Ufage : pour les poudres dentifriques.

Gypfe.

Gypfum *ufuale* **Lin.**
C'eft une terre calcaire , imprégnée d'acide vitriolique.
Odeur & *Saveur* , aucune.
Nature , félénitique, non foluble dans l'eau.
Vertu , incruftante.
Ufage : pour les peffaires. *Voyez Levret* , Art des accouchemens.

Albâtre.

Gypfum *Alabaftrum* **Lin,**
C'eft une terre calcaire, moins faturée d'acide vitriolique que le gypfe.
Odeur & *Saveur* , aucune.
Nature , félénitique & non foluble dans l'eau.
Vertu , déterfive.
Ufage : dans l'*onguent d'albâtre*. On le faupoudre auffi fur les tumeurs de goutte aux pieds.

Corail rouge.

Ifis *nobilis* **Lin.**
C'eft une plante zoophyte calcaire.
Odeur & *Saveur*, aucune.
Nature , calcaire.
Vertu, abforbante, defficative, déterfive.
Ufage : pour les poudres dentifriques.

Corail blanc.

Madrepora *oculata* **Lin.**

C'eft

C'est une plante lithophyte calcaire.

Odeur, aucune.

Saveur, terreuse.

Vertu, absorbante, détersive.

Usage : pour les poudres dentifriques.

Bol d'Arménie.

Argilla *Bolus Armena* Lin.
C'est une terre argileuse.

Odeur & *Saveur*, aucune.

Nature, argileuse.

Vertu ; elle enveloppe, émousse, dessèche.

Usage : pour dessécher les ulcères & les excoriations.

Bol rouge.

Argilla *Bolus rubra* Lin.

Odeur & *Saveur*, aucune.

Vertu, dessicative : il enveloppe, émousse les acrimonies.

Usage : pour les excoriations. Elle entre dans le *bol pour* l'érysipèle & la poudre ophthalmique.

Bol blanc.

Argilla *Bolus alba* Lin.

Odeur & *Saveur*, aucune.

Vertu, celle du bol rouge.

Usage : le même.

Terre sigillée.

C'est une argile de même nature que le bol *blanc* ou *rouge*. Elle se vend en petits pains ronds, & marqués de divers sceaux.

Vertu & *Usage :* des bols précédens.

Tripoli.

Argilla *Tripolitana* (1).
Odeur, aucune.
Saveur, terreuse, desséchante.
Vertu, dessicative.
Usage : pour les gerçures entre les cuisses.

Terre anti-scabieuse.

Argilla *antipsora*.
C'est une espèce de terre dont M. Odelius fait mention dans les mémoires de Stockholm, & qui, selon lui, guérit la galle & les plaies des hommes & des bestiaux.
Odeur, aucune.
Saveur, argilleuse, comme celle des coquilles d'œufs en poudre.
Vertu, anti-psorique.
Usage : on emploie cette terre, soit en poudre, soit en liniment pour la gale des enfans, & dans les autres espèces de gale. On l'applique deux ou trois fois par jour. On la donne même intérieurement à petite dose.

Pierre noire.

Talcum *rubrica* Lin.

____

(1) Plusieurs Naturalistes ont cru jusqu'ici que le tripoli étoit une production du règne végétal ; au moins quelques personnes l'ont affirmé ; mais les observations du célèbre Pallas de Petersbourg, prouvent le contraire. Il appartient donc entièrement au règne minéral, & est formé, selon ce grand Naturaliste, des detritus d'un jaspe de couleur rougeâtre. Cronsted avoit déja eu ce soupçon dans sa Minéralogie. *Voyez* les observations de M. de Born, sur la partie minéralogique du voyage de Pallas, en allemand. L.

Odeur, aucune.
Saveur, terreufe, aftringente.
Vertu, fortifiante.
Ufage : pétrie avec le miel , elle eft bonne
pour les aphthes.

Talc blanc.

Mica *talcofa* Lin.
Odeur, aucune.
Saveur, argileufe.
Nature, argileufe.
Vertu, cofmétique.
Ufage : cofmétique.

Alun de Plume.

Amianthus *plumofus* Lin.
Odeur & Saveur, aucune.
Vertu, irritante.
Ufage : on l'applique dans les cas de gale ré-
percutée & de paralyfie.

Pierre Ponce.

Pumex *Vulcani.* Lin.
Odeur & Saveur, aucune.
Vertu, détritive.
Ufage : comme poudre dentifrique pour enlever
le tartre des dents.

Cryftal de Roche.

Vitrum *Cryftallus montana* Lin.
Odeur & Saveur, aucune.
Vertu, détritive.
Ufage : comme poudre dentifrique.

Verre blanc.

Vitrum *candidum* Lin.

Corps diaphane, fait d'une terre siliceuse & de sel alkali.

Odeur & *Saveur*, aucune.

Vertu, détersive.

Usage : réduit en poudre la plus fine, & mêlé avec partie égale de sucre, il a été employé avec succès (1) par le Docteur Mead, pour effacer les taies & dissiper le *pterygium* ou *onglet*. Voici la forme & la recette.

℞. Verre très-blanc,   *demi-once.*
 Mercure crud purifié, *deux dragmes.*
 Sucre,   *demi-once.*

Broyez en poudre impalpable dans un mortier; Passez dans un linge, & appliquez avec un pinceau.

SUBSTANCES MÉTALLIQUES.

Or.

Aurum *nativum* Lin.

C'est un métal jaune, très-pesant & très-ductile.

Odeur & *Saveur*, aucune.

Vertu, il n'est point sujet à la rouille.

Usage : son extrême ductilité le rend propre à quelques instrumens de chirurgie ; sur-tout ceux qui sont adaptés aux opérations qu'on fait aux yeux.

On emploie l'or en feuille pour remplir les cavités des dents cariées.

---

(1) *Voyez* cependant les *Observat. Chirurg.* de Richter. *Fascic.* 3.

Argent.

Argentum *nativum* Lin.

C'eſt un métal blanc, plus léger que l'or, & aſſez ductile.

Odeur & *Saveur*, aucune.

Vertu ; il n'eſt point ſujet à la rouille, à moins qu'on ne le touche avec l'eſprit de nitre. Ainſi, l'on doit garnir d'or l'intérieur de la boîte où l'on veut garder la pierre infernale.

Uſage ; mécanique ; pour quelques inſtrumens de chirurgie, ſur-tout ceux qui ſont deſtinés à entrer dans la bouche ou la verge.

Cuivre.

Cuprum *nativum* Lin.

C'eſt un métal rouge, très-dur, & fort ſonore.

Odeur, particulière, lorſqu'on le frotte avec la main.

Saveur, très-nauſéabonde.

Uſage : mécanique ; pour quelques vaiſſeaux de chirurgie & pour la préparation du *vert-de-gris.*

Vitriol bleu.

Vitriolum *cyprinum* Lin.

C'eſt un ſel métallique formé par la combinaiſon de l'acide vitriolique & du cuivre.

Odeur, aucune.

Saveur, acerbe, métallique.

Vertu, corroſive, ſtyptique.

Uſage : autrefois on appliquoit un globule de vitriol ſur la plaie d'une artère bleſſée.

On touche avec du vitriol pur, au lieu de pierre infernale, les condylomes & autres excroiſſances, pour les ronger & les détruire. Le vitriol fondu dans l'eau de chaux, fournit une eau vulnéraire pour les ulcères farcotiques & putrides. Le vitriol bleu fondu dans l'eau de chaux, fait *l'eau faphirine* qu'on recommande pour le *pannus* de l'œil. On confume aifément avec ce vitriol en poudre, le fongus qui fe forme de la léfion d'un vaiffeau lymphatique.

Etain.

Stannum *cryftallinum* Lin.

C'eft un métal blanc, mol, léger, faifant un cri quand on le plie ; le meilleur eft celui d'Angleterre.

Odeur : frotté entre les mains, l'étain répand une odeur particulière.

Saveur, aucune.

Vertu, mécanique.

Ufage : pour quelques inftrumens de chirurgie, telles font les feringues. On dit avoir employé avec fuccès la limaille très-fine d'étain, pour effacer les taies des yeux (1).

Formule.

℞. Sucre candi, ... *deux dragmes*.
    Limaille très fine d'étain bien
      pur, ... *une dragme*.
    Vitriol commun. . . . . . . *quatre grains*.

Mêlez, broyez bien le tout jufqu'à ce qu'il en réfulte une poudre bleue qu'il faut paffer dans un tamis très-fin. On en fouffle plufieurs fois le jour dans l'œil. On l'applique auffi fur la cornée avec un pinceau qu'on mouille de falive aupara-

____

(1) C'étoit-là le fpécifique du célèbre Boerhaave. *Voyez* fon Traité des Maladies des yeux.

ravant : on le réitère fur la tache , jufqu'à ce qu'elle fe diffipe.

Fer.

Ferrum *felectum* Lin.
Métal noirâtre , très-dur , adhérent à l'aimant.
Odeur, particulière.
Saveur , métallique.
Vertu , fortifiante.
Ufage : Les *boules de Mars* , qui font un fer dif-fous dans l'acide tartareux , fe jettent dans de l'oxy-crat , (du vinaigre & de l'eau).

On y trempe enfuite un linge qu'on applique fur les contufions , & particulièrement fur les plaies d'armes à feu. Cette fomentation réfout & fortifie.

La boue noire des rues pavées , très-abondante en fer , peut être employée pour réfoudre les tumeurs articulaires, en donnant plus de force & de fermeté aux parties relâchées.

L'*acier* , qui n'eft qu'un fer rendu plus dur & plus élaftique , s'emploie pour les inftrumens tran-chans de chirurgie.

Aimant.

Ferrum *Magnes* Lin.
C'eft une mine de fer qui attire le fer & le repouffe , & qui indique les pôles du monde.
Odeur, aucune.
Saveur , terreufe.
Vertu, anodyne , anti-fpafmodique.
Ufage : pour les aimans artificiels , dont on fait l'application dans les cas d'odontalgie fluxion-naire , de douleurs locales nerveufes ; quand on

voit les objets doubles : dans les cas d'amaurose, d'autres vices des yeux & des oreilles.

Sanguine.

Ferrum *Hæmatites* Lin.
C'est une mine de fer.
Odeur, aucune.
Saveur, terreuse,
Vertu, dessicative, fortifiante.
Usage : broyée avec du miel, on peut l'employer pour les ulcères.

Colcothar.

C'est du *vitriol martial* calciné jusqu'au rouge.
Odeur, aucune.
Saveur, astringente.
Usage : pour dessécher les ulcères.

Terre douce de vitriol.

C'est du colcothar dépouillé de toute son acidité par l'eau dans laquelle on l'a délayé.
Odeur, aucune.
Saveur, astringente.
Vertu, dessicative, fortifiante, & moins styptique que le colcothar.
Usage : pour dessécher les ulcères.

Couperose ou *Vitriol martial*.

Vitriolum *martis* Lin.
C'est un sel métallique, composé d'acide vitriolique & de fer.
Odeur, aucune.
Saveur, astringente.
Vertu, styptique, fortifiante.

Usage : la dissolution est utile dans les cas d'ulcères putrides & gangrèneux ; c'est pourquoi il entre dans les *espèces noires* destinées à la cure de la gangrène.

Zinc.

Zincum *mineralisatum* Lin.
C'est un demi-métal cendré, micacé, ténace.
Odeur & *Saveur*, aucune.
Vertu, dessicative.
Usage : pour les préparations de zinc : comme

Fleurs de Zinc.

C'est du zinc sublimé en forme de filets de laine.
Odeur, aucune.
Saveur, terréuse.
Vertu, dessicative.
Usage : dans les cas d'ophthalmies & de chassie, on emploie un collyre fait *d'un scrupule* de fleurs de zinc, dissoutes dans *une once* d'eau rose. On répand ces fleurs en poudre sur les ulcères, les plaies d'armes à feu, les gerçures, entre les cuisses, les excoriations & fentes des mamelons.

Pompholix ou Nihil album.

C'est le zinc sublimé blanc & solide.
Odeur & *Saveur*, aucune.
Vertu, dessicative.
Usage : pour les onguens & emplâtres dessicatifs.

Tuthie.

C'est le zinc sublimé gris, solide. *Nihil griseum.*
Odeur, aucune.

Saveur, terreuse.

Vertu, defficative.

Ufage : pour les onguens defficatifs & les collyres de même nature.

Pierre calaminaire.

Zincum *Lapis calaminaris* Lin.

C'eft une terre qui eft la mine du zinc. *Cadmie foffile*.

Odeur & *Saveur*, terreufe.

Vertu, defficative.

Ufage : pierre calaminaire *préparée*.

Vitriol blanc.

Vitriolum *album* Lin.

C'eft un fel neutre métallique , compofé du zinc diffous par l'acide vitriolique.

Odeur, aucune.

Saveur, auftère , acerbe.

Vertu, aftringente : c'eft un excellent remède ophthalmique.

Forme.

    ♃. Vitriol blanc,   *un grain*.

        Eau rofe ou de fureau,   *une once*.

Mêlez. On en fait tomber quelques gouttes tous les jours , & plufieurs fois par jour.

Ufage : le vitriol blanc s'emploie dans les cas d'ophthalmies, d'obfcurciffement de la cornée , fur-tout dans ceux de fugillation ou meurtriffure ; d'ulcères de la cornée, d'ulcères fcorbutiques, vénériens de la gorge , d'ulcération aux mamelons. Un globule de vitriol blanc mis dans la cavité d'une dent cariée , calme la douleur. Une folution de vitriol blanc avec du miel rosat, est un très-bon remède pour l'angine séreuse & les aphthes (1) de la bouche.

Forme.

    ♃. Vitriol blanc,   *demi-dragme.*
      Eau rose ou de sureau,   *six onces.*
      Miel rosat,   *une once.*

  Mêlez, pour s'en laver la bouche.

Une forte solution de vitriol calciné jusqu'au rouge, est un très-bon astringent pour le grand saignement de nez.

Bismuth.

Vismuthum *nativum* Lin.

C'est un demi métal rougeâtre, lamellé.

Odeur & Saveur, aucune.

Vertu, dessicative.

Usage : le magistère est employé comme cosmétique blanc (2).

Antimoine.

Antimonium *striatum* Lin.

C'est un demi métal blanchâtre, fibreux, friable, ou une substance fossile, composée de soufre & d'un régule demi-métallique à parties égales.

  Odeur & Saveur, aucune.

  Vertu, détersive, teint les cheveux en noir.

  Usage : l'antimoine crud, réduit en poudre

---

(1) Herz fait mention d'aphthes qui, ayant résisté à tous les médicamens pendant six semaines, ont enfin cédé à une solution de vitriol en quatre jours.

(2) Ce qui est un grand abus. L.

extrêmement fine, s'emploie pour donner plus de fermeté & de poli aux bougies chirurgicales.

Safran des Métaux.

C'est du foie d'antimoine édulcoré & desséché.

Odeur & *Saveur*, aucune.

Vertu, résolutive, desficative, ophthalmique. Dans un lavement, il follicite les felles.

Ufage : dans les cas d'ophthalmies & d'autres affections des yeux. On en emploie l'infufion en forme de collyre. On en répand en poudre fur les ulcères qui fuppurent trop.

Eau bénite de Ruland. Cette eau compofée de *fafran des métaux* diffous dans le vin, s'emploie à la dofe de quelques onces, étendue dans l'eau, pour être adminiftrée en lavement dans les cas d'hernies incarcérées.

Foie d'Antimoine.

C'est de l'antimoine qu'on a fait détonner avec la bafe alkaline du nitre.

Odeur & *Saveur*, fulphureufes, fécales.

Vertu, fondante, déterfive.

Ufage : on en fait différentes lotions pour guérir les vices de la peau.

Tartre ftibié ou Emétique.

C'est un fel métallique, formé de la combinaifon de l'acide du tartre & du régule d'antimoine.

Odeur, aucune.

Saveur, métallique.

Vertu, fondante, évacuative.

Usage : le tartre ſtibié , ou l'*émétique* fondu à la doſe de quatre grains dans trois onces d'eau , & adminiſtré en lavement , produit le même effet que l'eau de Ruland dans les cas de hernies incarcérées.

Plomb ou *Saturne.*

Plumbum *nativum* **Lin.**
C'eſt un métal livide , très-mol & lourd.
Odeur , métallique , particulière.
Saveur , ſemblable.
Vertu , aſtringente.
Usage : le plomb s'applique en lame ſur les ulcères fongueux pour arrêter l'excroiſſance des chairs , & ſur le skirre cancéreux , de peur que la tumeur ne ſoit irritée & enflammée par le frottement des habits.

L'amalgame de plomb ou le mélange de plomb & de mercure , s'applique en forme d'emplâtre ſur les tumeurs vénériennes.

Les préparations de plomb ſont les ſix ſuivantes.

Extrait de Saturne.

C'eſt du plomb diſſous dans le vinaigre , & concentré.
Odeur, métallique , particulière.
Saveur, ſemblable , douceâtre.
Vertu, l'extrait *pur* eſt aſtringent ; mais très-délayé , il eſt anti-phlogiſtique , répercuſſif.
Usage : l'extrait pur s'emploie pour les verrues , les chairs fongueuſes.

Eau végéto-minérale ou Eau blanche.

℞. Eau très-pure ,   *une livre.*

Extrait de Saturne ,   *une dragme.*

Mêlez. Cette eau eſt un excellent anti-phlo-

giftique qu'on emploie dans tous les cas d'inflammations : comme l'angine , le panaris , l'inflammation du fein, des hémorrhoïdes, des tefticules,
de la vulve , des plaies , des contufions , des
fractures , des luxations , &c.

J'ai trouvé cette eau encore plus efficace, en
l'appliquant en forme de cataplafme avec de la
farine de graine de lin. Elle calme plutôt la douleur & l'inflammation , ou la réfout plus facilement , ou elle l'amène à une fuppuration bénigne.

Minium.

Minium *rubrum*. Lin.
C'eft une chaux de plomb calciné jufqu'au rouge.
Odeur, aucune.
Saveur, douceâtre.
Vertu, aftringente , defficative.
Ufage : l'huile pétrie avec le minium , fait une
maffe épaiffe qui fert de bafe à plufieurs emplâtres.

Litharge.

C'eft un plomb à demi vitrifié , & qui fe
fépare de l'or ou de l'argent dans l'opération de
la coupelle.
Odeur, aucune.
Saveur, métallique , douceâtre.
Vertu, defficative, aftringente.
Ufage : pour la préparation de l'extrait de
Saturne (ci-deffus) , de différens emplâtres , de
l'onguent de litharge , appellé *nutritum*, & pour
la brûlure.

Cérufe.

C'eft une chaux blanche de plomb corrodé par
la vapeur des acides végétaux.

Odeur, aucune.

Saveur, terreuse, douceâtre.

Vertu, deſſicative, aſtringente, rafraîchiſſante.

Uſage : pour divers emplâtres , & *l'onguent blanc ſimple*, qu'on applique avec avantage ſur les parties excoriées , brûlées , & ſur les déman-geaiſons.

Plomb brûlé.

C'eſt le plomb fondu en une chaux griſe , par le moyen du ſoufre.

Odeur, aucune.

Saveur, métallique , douceâtre.

Vertu, deſſicative , aſtringente.

Uſage ; pour diverſes circonſtances.

Sucre de Saturne.

C'eſt un ſel métallique , formé par la diſſolu-tion du plomb par le vinaigre.

Odeur, aucune.

Saveur, ſtyptique & douceâtre.

Vertu, aſtringente , anti-phlogiſtique. Dans la petite vérole , il garantit les yeux (1) d'inflam-mation & d'autres affections.

Uſage : délayé dans l'eau , il eſt utile pour l'ophthalmie & d'autres tumeurs inflammatoires. Il empêche le skirre de dégénérer en cancer.

La doſe eſt un ſcrupule, fondu dans une livre d'eau.

---

(1) Strack conſeille d'humecter les yeux pluſieurs fois par jour avec ce qui ſuit :

Eau roſe ,	*deux onces.*
Sucre de Saturne,	*trois grains.*

Mêlez, trempez-y un linge. Cette eſpèce de collyre ga-rantiroit-il toute la face, ſi on l'appliquoit par-tout ?

· *Le baume* de Saturne ou le sucre de Saturne, diffous dans l'huile de térébenthine, eft recommandé pour les ulcères fordides & cancéreux.

Mercure crud.

Hydrargyrum *virgineum* Lin.

C'eft un demi métal, fluide à la chaleur de l'atmofphère; mais qui devient folide & malléable à un degré confidérable de froid.

Odeur, aucune.

Saveur, métallique.

Vertu, fondante, fialagogue, anti-vénérienne.

Ufage : pour l'*onguent gris* ou de *Naples*. C'eft du mercure crud, éteint dans de l'axonge de porc. Ce topique eft recommandé dans toutes les maladies vénériennes ; telles que les tophus, les bubons, l'ulcère, la vérole. *Voyez* à ce fujet, ma *Doctrine touchant les Maladies vénériennes.* Cet onguent convient auffi dans les cas de gonflement d'hémorrhoïdes aveugles , pour la gale , le tetanos, les poux de la tête, les morpions, &c.

On recommande *l'emplâtre mercuriel* pour le calus des ulcères & de la plante du pied, pour les cors aux orteils, les tumeurs rhumatifantes du genou ou d'autre articulation ; pour le fpina-ventofa interne & occulte, pour celui qui eft manifefte.

Mercure gommeux.

C'eft un mélange de mercure crud & de mucilage de gomme-arabique.

Odeur, aucune.

Saveur, métallique.

Vertu, anti-vénérienne.

Ufage : On peut l'effayer en forme de liniment

pour

pour la morſure des vipères dont parle Rhedi.

On peut employer le mercure gommeux bouilli dans le lait, en fomentation ou en bains pour le phimoſis, l'ophthalmie, l'ozène ; & en gargariſme pour l'angine vénérienne. On en fait des injections dans les cas de gonorrhée vénérienne & de fleurs blanches.

Mercure alkaliſé.

C'eſt du mercure crud, broyé avec des pierres d'écreviſſes préparées.

Odeur, aucune.

Saveur, terreuſe.

Vertu, déterſive & deſſicative.

Uſage : on le répand en poudre ſur les ulcères difficiles à guérir (1).

Mercure doux ou Calomel.

C'eſt une chaux de mercure, jointe à une petite quantité d'acide marin.

Odeur, aucune.

Saveur, terreuſe.

Vertu, déterſive, réſolutive, vermifuge & très-foiblement corroſive.

Uſage : on le répand en poudre ſur les ulcères vermineux & ſur les vénériens qui ont une apparence de fromage (2).

---

(1) Acrel le compoſe de trois parties de mercure, & de cinq de pierres d'écreviſſes.

(2) Selon Roſeen, les ulcères caſécux ſe détergent en vingt-quatre heures, en y jetant du mercure doux en poudre, s'ils ſont vénériens ; mais ils reſtent dans le même état s'ils ne le ſont pas. *Voyez* ma traduction de ſon Traité ſur les Maladies des Enfans. L.

Il guérit les maladies vénériennes de cette manière-ci. On détrempe trois grains de mercure doux avec de la salive, soit du bout du doigt, soit du bout de la langue, & on en frotte l'intérieur des joues.

La solution s'applique sur les ulcères, & s'injecte dans les sinus fistuleux.

Réduit en liniment avec de l'axonge de porc, il résout les bubons, les tophus & autres tumeurs.

On le prescrit de la manière suivante, pour les taches de la cornée.

℞. Aloës & mercure doux, *trois grains de chaque.*
Sucre candi,   *deux dragmes*

Mêlez, faites-en une poudre très-fine, qu'on applique sur l'œil avec un pinceau humide.

Précipité blanc.

C'est une chaux mercurielle, précipitée de l'acide marin.

Odeur & Saveur, aucune.

Vertu, corrosive ; mais moins que celle du précipité rouge.

Usage : pour les ulcères, les bubons vénériens, la gale, les taches & les rougeurs de la cornée (1).

On en fait aussi un onguent pour la gale, avec six onces de pommade & demi once de mercure précipité blanc. Il sert aussi aux autres maladies cutanées.

On dit que le cancer se guérit avec l'onguent suivant, dit *onguent de Norford.*

------

(1) Janin, dans ses observations, fait mention d'un pareil onguent ophthalmique avec le précipité blanc.

♃. Suc épaiſſi & ſemences de Ricin, *une once.*
Plomb brûlé, & mercure préci-⎱ *de chaque*
cipité blanc par l'eau de chaux.⎰ *un ſcrupule.*

Précipité rouge.

C'eſt une chaux mercurielle précipitée de l'à-cide nitreux.

Odeur & Saveur, aucune.

Vertu, corroſive. Délayé, il déterge les ul-cères, & réſout les tumeurs dures.

Uſage : pour les maladies vénériennes & les taches de la cornée.

Baume mercuriel.

♃. Onguent baſilicum ;   *une once.*
Onguent gris,   *demi-once.*
Précipité rouge ,   *deux dragmes.*

Mêlez & incorporez bien le tout.

Ce *Baume* eſt un excellent topique pour guérir les ulcères vénériens qui ont une apparence de lard, ou qui ſont fiſtuleux ; la teigne de la tête ; & pour réſoudre les bubons vénériens & les tophus.

Baume ophthalmique rouge.

♃. Beurre le plus frais , *trois onces.*
Cire blanche.   *demi once.*

Faites-les fondre enſemble , & ajoutez-y

Précipité rouge , *deux dragmes & demie.*
Tuthie préparée ; *une dragme.*
Camphre diſſous dans
l'huile d'œufs, *quarante-cinq grains.*

Mêlez bien le tout.

On en prend gros comme une lentille dont on oint l'œil dans les cas de *pterygium*, de taies &

autres taches de la cornée, d'ophthalmie invé-térée.

Sublimé corrosif.

C'est un sel métallique composé de mercure & d'acide marin.

Odeur, aucune.

Saveur, très-mauvaise, métallique, nauséa-bonde.

Vertu, caustique, mais résolutive, anti-véné-rienne & cosmétique, lorsqu'il est délayé dans beaucoup d'eau.

Usage : la *solution foible* de *sublimé* suivante,

℞. Eau pure,	une livre.
Gomme arabique,	une once.
Sublimé,	un grain & demi.

Est un excellent remède qu'on peut injecter dans l'uréthre, dans les cas de gonorrhée véné-rienne ; dans le vagin, pour les cas de fleurs blan-ches ; dans les narines, pour l'ozène.

On emploie cette solution en fomentation pour les ulcères, les bubons, les tophus vénériens ; & en gargarismes pour les maux vénériens de la bouche.

Solution de sublimé chargée. Cette solution qui se fait avec deux onces d'eau pure, & six grains de sublimé, guérit les ulcères vénériens des aînes, qui semblent dégénérer en cancer ; & les ulcères carieux de même nature. Elle guérit aussi les ul-cères vénériens de la gorge, en y portant la li-queur avec un pinceau, deux ou trois fois le jour.

Eau ophthalmique de sublimé. On la fait en dissol-vant un grain de sublimé dans quatre livres d'eau

diſtillée. On la recommande pour l'ophthalmie vénérienne, les taches de la cornée, le prurit des
paupières ſans cauſe vénérienne, & pour la teigne
de la tête.

Eau phagédénique. Diſſolvez une dragme de
ſublimé dans une livre d'eau de chaux. C'eſt un
excellent remède pour guérir les ulcères, excepté
les ſcorbutiques.

Bain anti-vénérien. Diſſolvez une quantité convenable de ſublimé dans l'eau néceſſaire pour y
prendre le bain. Quelques perſonnes penſent guérir ainſi les maux vénériens.

Quant à l'eau phagédénique avec la ciguë,
laquelle eſt efficace pour le cancer de la face,
voyez Ciguë.

Cinnabre.

C'eſt du mercure très-fortement uni au ſoufre.
Odeur, aucune.
Saveur, aucune.
Vertu, aucune, ſi on l'applique en onguent ou
en emplâtre. Mais la fumée de cinnabre dans
laquelle le cinnabre ſe réſout en ſes principes
conſtitutifs, eſt réſolutive & anti-vénérienne.

Uſage : on a recommandé la fumée de cinnabre,
en y expoſant tout le corps pour guérir la vérole : mais il eſt conſtant que l'acide ſulphureux
qui ſe dégage alors du cinnabre, a ſuffoqué des
malades qui l'ont reſpiré. Cette fumée étant auſſi
avalée ou reçue dans la bouche, excite une ſali-
vation. Cependant j'ai vu des ſuccès de la fumée de cinnabre, appliquée avec beaucoup de prudence, dans les cas d'ozène vénérienne, d'ulcères, de tophus, même vénériens & opiniâtres.

Dose : un scrupule de cinnabre & autant de charbon de tilleul. Faites-les brûler de manière que la vapeur soit reçue avec un entonnoir, deux ou trois fois par jour, sur la partie malade.

On peut prendre du mercure doux pour la même opération.

Ethiops minéral.

C'est du mercure foiblement combiné avec le soufre.

Odeur, aucune.

Saveur, sulphureuse.

Vertu, anti-vénérienne, anti-scabieuse.

Usage : on dit que répandu en poudre sur les ulcères vénériens, il en corrige le pus.

CAUSTIQUES.

Huile de Vitriol.

C'est l'acide vitriolique concentré.

Odeur, particulière.

Saveur, extrêmement acide, caustique.

Vertu, très-caustique ; coagulant le sang, & contractant les vaisseaux.

Usage : pour détruire la carie & les excroissances fongueuses, & pour la liqueur styptique destinée à arrêter les hémorrhagies.

Esprit de Sel.

C'est l'acide marin très-concentré.

Odeur, de safran.

Saveur, très-acide & caustique.

Vertu, caustique.

Usage : pour détruire la carie & les excroissances. L'esprit de sel réuni à une double dose d'onguent approprié, s'étend sur la tête pour la teigne.

Esprit de Nitre fumant.

C'eſt l'acide du nitre concentré.
Odeur, particulière.
Saveur, très-acide, cauſtique.
Vertu, cauſtique.
Uſage : on l'applique avec un pinceau pour détruire la carie & les excroiſſances.

Liqueur de Belloſte.

C'eſt une ſolution de mercure dans le double de ſon poids d'eſprit de nitre fumant.
Vertu, cauſtique.
Uſage : on en touche ſouvent dans le jour l'endroit affecté de carie, avec un pinceau, pour la détruire, ou on l'applique avec un plumaceau. On continue juſqu'à ce que la ſubſtance de l'os paroiſſe ſaine. Il faut bien faire attention à ce point, de peur d'attaquer l'os même.
Solution de la liqueur de Belloſte. Jetez ſix gouttes de la liqueur de Belloſte dans une once d'eau de chaux nouvelle. On la recommande comme un excellent remède pour le cancer de la face, les ulcères phagédéniques, chroniques, lès dartres & la gangrène.

Huile de Camphre cauſtique.

C'eſt du camphre diſſous dans l'eſprit de nitre fumant.
Odeur, camphrée.
Saveur, cauſtique.
Vertu, cauſtique.

Usage : pour l'ulcère fongueux & scrophuleux, sordide ; pour les excroissances, le polype, les verrues (1).

Alun calciné.

C'est l'alun calciné sur le feu.

Odeur, aucune.

Saveur, très-styptique.

Vertu, astringente, foiblement caustique.

Usage : pour consumer les chairs fongueuses des ulcères & des plaies qui surviennent au nombril des enfans.

Arsenic blanc.

C'est un demi-métal formé de l'union du phlogistique & d'une chaux acide d'une nature particulière.

Odeur, aucune, à moins qu'on ne l'embrâse ; alors il sent l'ail.

Saveur, aucune.

Vertu, caustique. C'est un poison redoutable, appliqué même extérieurement.

Usage : on a recommandé la solution d'arsenic blanc pour le cancer ; mais de plus nouvelles expériences n'ont pas confirmé ces effets avantageux.

Forme. Eau de fontaine, une livre ; extrait de ciguë, une once ; extrait de Saturne, trois onces ; laudanum liquide, une dragme ; arsenic blanc, dix grains. Mêlez, appliquez-en sur le cancer soir & matin.

____

(1) En trois semaines j'ai fait disparoître dix-huit verrues aux mains d'une femme avec l'huile caustique de camphre.

Arfenic citrin.

C'eft un arfenic préparé par la fublimation d'une partie de foufre & de dix d'arfenic blanc.

Odeur, aucune ; mais embrâfé il fent l'ail.

Saveur, aucune.

Vertu, cauftique, anti-cancéreufe.

Ufage : pour le cancer. On applique de petites lames d'arfenic jaune fur le cancer, jufqu'à ce qu'il foit tout-à-fait confumé ; mais la douleur de cette opération eft horrible (1).

Orpin.

C'eft de l'arfenic minéralifé par beaucoup de foufre.

Odeur, aucune.

Saveur, fulphureufe.

Vertu, déterfive.

Ufage : pour les ulcères de mauvais caractère, les rhagades des mains, & comme dépilatoire.

La folution d'orpin, telle que le collyre de Lanfranc, eft recommandée pour les ulcères de nature cancéreufe à la gorge.

J'ai vu des fuccès de l'onguent digeftif, mêlé avec de l'orpin dans les cas de teigne aux ongles, de rhagades aux mains & aux pieds.

Pierre cauftique.

C'eft l'alkali fixe fuperfaturé de la matière cauftique de la chaux.

---

(1) Ronnow, dans les Mémoires de Suède, a fort vanté ce remède, & dit avoir guéri vingt cancers, tant aux lèvres qu'au fein. —— Le croie qui voudra. L.

Odeur, aucune.

Saveur, cauſtique, lixivielle.

Vertu, cauſtique, eſcarotique, conſumant les parties animales, ſans toucher aux végétales.

Uſage : pour ouvrir un abcès ou un bubon endurci, ou pour vider un hydrocèle. On l'emploie auſſi dans les cas de carie & de polypes.

Délayée dans beaucoup d'eau, & appliquée avec un linge ſur les tumeurs goutteuſes des pieds, elle les fond.

Eſprit cauſtique de ſel ammoniac.

C'eſt l'alkali volatil imprégné de la matière cauſtique de la chaux.

Odeur, urineuſe, très-pénétrante.

Saveur, toute ſemblable.

Vertu, cauſtique.

Uſage : pour conſumer le ſac des tumeurs enkiſtées.

Leſſive des Savonniers.

C'eſt l'alkali fixe végétal imprégné de la matière cauſtique de la chaux, & délayé dans l'eau.

Odeur, aucune.

Saveur, alkaline, rebutante, corroſive.

Vertu, cauſtique.

Uſage : pour réſoudre les tumeurs terreuſes de la goutte, comme on emploie la ſolution de la pierre cauſtique.

Liqueur de Nitre fixé.

C'eſt l'alkali fixe végétal retiré du nitre.

Odeur, aucune.

Saveur, lixivielle.

Vertu, cauſtique.

Uſage : pour extirper les verrues , les cors des pieds & les calloſités des ulcères.

Beurre d'Antimoine.

C'eſt l'acide marin chargé de régule d'antimoine.

Odeur, de ſafran.

Saveur, acide , très-cauſtique.

Vertu, cauſtique.

Uſage : pour détruire les calloſités des ulcères. Pour diſſiper le ſtaphylome de la cornée , on l'applique comme liniment ſur la cornée (1), avec un pinceau , & auſſitôt on lave l'endroit avec une injection de lait chaud. Cette opération ſe réitère tous les jours juſqu'à guériſon.

Vitriol bleu.

C'eſt un ſel métallique compoſé de cuivre & d'acide vitriolique.

Odeur, aucune.

Saveur, métallique, acerbe.

Vertu, corroſive , ſtyptique.

Uſage : on touche de ce vitriol les excroiſ-ſances & les condylômes pour les conſumer.

Verd-de-gris.

C'eſt une chaux verte & demi-ſaline , formée par l'union du cuivre & de l'acide végétal.

Odeur, aucune.

Saveur, nauſéabonde , métallique.

---

(1) J'ai trois fois guéri dans mon hôpital le ſtaphylôme de la cornée , avec du beurre d'antimoine ; la cornée revint, il eſt vrai, à ſon premier état, mais ſon opacité ne ſe diſſipa point.

Vertu, corrosive, déterfive, extérieurement.

Ufage : Eau verte de Hartmann. Prenez *deux livres* de vin blanc ; verd-de-gris & alun, de chacun *demi-once ;* miel, *une once*. Mêlez & incorporez bien le tout.

C'eft un excellent topique pour les ulcères malins de la bouche & de la gorge, qui ont une apparence de lard, pour les parties gangrénées.

On dit avoir guéri la teigne de la tête, en y appliquant cet onguent-ci. Prenez verd-de-gris, *une dragme*, incorporez-le bien avec *deux onces* d'axonge de porc.

L'onguent Egyptiaque fe fait avec (*cinq parties* de verd-de-gris, broyé très-fin ; quatre parties de miel, & fept de vinaigre. On fait bouillir doucement le tout jufqu'à confiftence d'onguent. *Pharmacop. Edimb.* L.)

On recommande cet onguent pour les ulcères fordides.

Pierre infernale.

C'eft un fel métallique compofé de l'acide du nitre & de l'argent.

Odeur, aucune.

Saveur, très-mauvaife, cauftique, métallique.

Vertu, cauftique. Diffoute dans beaucoup d'eau, elle eft fortifiante, defficative, *extérieurement*.

Ufage : pour extirper les chairs fongueufes, & les taches ou fignes de naiffance (1).

---

(1) Wafferberg, felon de Haen, a fait difparoître avec la pierre infernale diffoute dans l'acide nitreux, une tache de naiffance au front, de la largeur d'un denier : le fujet avoit quarante ans.

La dissolution suivante est un excellent remède fortifiant dans le cas de fistule lacrymale. On en fait un peu couler par les points lacrymaux. *Prenez*, pierre infernale, *une demi-dragme* ; eau, *deux onces*. Enfin, on l'emploie pour les ulcères & les fistules.

Mercure sublimé corrosif.

C'est un sel métallique composé de l'acide du sel marin & de mercure.

Odeur, aucune.

Saveur, métallique, très-mordante, nauséa-bonde, très-désagréable.

Vertu, caustique, propre à ronger peu-à-peu un fongus très-dur & cancéreux.

Usage : répandu en poudre sur les ulcères fongueux, il est facilement absorbé, & tue en causant des convulsions & autres symptômes ; car, vu sa nature, il est plus facilement absorbé que le précipité rouge, qui est d'une nature plus calcaire. J'ai vu un tubercule fongueux, d'une dureté cartilagineuse sur le sternum, & cancéreux, se guérir avec du sublimé en poudre, qui le rongea en peu de jours : tandis que ni le précipité rouge, ni la pierre infernale, n'avoient pu le consumer.

Mercure précipité rouge.

C'est une chaux mercurielle précipitée de l'acide du nitre.

Odeur, aucune.

Saveur, aucune.

Vertu, caustique, mais moins que le sublimé.

Usage : On répand sur les ulcères sarcotiques

une poudre faite d'*alun brûlé* & de *précipité rouge.*

Cantharides.

Meloe *veficatorius* Lin.

Odeur & *Saveur*, analogue à celle de la poix ; très-défagréable.

Vertu, irritante, rubéfiante ; elles font lever la peau, y caufent une ulcération. Etant abforbées par les vaiffeaux extérieurs, les mouches font réfolutives, caufent des difficultés d'uriner, & augmentent la force vitale des vaiffeaux.

Ufage : on en répand la poudre fur la morfure d'un chien enragé, & fur les ulcères épulotiques.

La teinture de cantharides, réfout les tumeurs blanches & rhumatifantes des articulations ; détruit les cors des pieds, guérit les luxations fpontanées qui viennent du relâchement des ligamens, & ranime les membres paralyfés.

L'onguent de cantharides s'emploie pour folliciter l'écoulement d'un ulcère fait par un véficatoire, & pour féparer le fac dans le cas de tumeur enkyftée.

On emploie l'emplâtre de cantharides avec de la charpie pour les fiftules calleufes. Il réfout les tumeurs rhumatifantes & blanches des articulations, les bubons vénériens & les skirres. Il ouvre une iffue aux tumeurs œdémateufes & laiteufes. Il détruit les cors des pieds, guérit les dartres. Appliqué, fur le *facrum* il fait ceffer la paralyfie de la veffie ; & fur le pubis, il fait ceffer la rétention d'urine. Fixé fur les lombes, il fait ceffer l'ifchurie qui vient d'une affection des reins. Dans les cas de paralyfie, on l'applique fur le membre même paralyſé, & ſur le col dans les cas d'angine : dans ceux d'ophthalmie, d'amauroſe, d'odontalgie, on l'applique à la nuque ou aux tempes, ou derrière les oreilles. Pour la teigne répercutée, on l'applique ſur la tête bien tondue.

La ſtrangurie qui ſuit aſſez ſouvent l'application des cantharides, ſe guérit en prenant une émulſion camphrée, & en mettant *l'emplâtre blanc camphré* ſur la plaie du véſicatoire.

Euphorbe.

Gomme-réſine qui n'a preſque aucune odeur.

Saveur, d'abord il ſemble qu'elle n'en a aucune ; mais bientôt on ſe ſent la langue & la gorge comme piquées de mille aiguilles, ſenſation qui ſubſiſte long-temps.

Nature, la partie gommeuſe eſt preſque égale à la partie réſineuſe ; c'eſt pourquoi elle eſt diſſoluble en partie dans l'eau, en partie dans l'eſprit de vin.

Vertu, âcre, irritante, inflammatoire.

Uſage de la teinture : dans les cas de carie. D'autres la recommandent pour la gale des chevaux.

Chaux vive.

C'eſt la pierre calcaire brûlée.

Odeur, aucune.

Saveur, terreuſe, cauſtique.

Vertu, cauſtique, rongeante.

Uſage : la chaux vive réduite avec du miel en forme de cataplaſme, appliqué ſur une douleur fixe de rhumatiſme, fait, dit-on, ceſſer cette douleur.

Un mélange de parties égales de savon noir & de chaux vive, appliqué en emplâtre sur une tache de naissance, y forme en douze heures une escarre qui tombe à la suite de la suppuration, & la tache disparoît.

On fait avec la chaux vive & l'orpin, une pâte dépilatoire pour détruire les poils ou les cheveux.

REMÈDES CHAUDS.

Ce sont ceux qui agissent en vertu du principe igné, ou de la chaleur seule.

Chaleur des charbons ardens.

On a commencé depuis quelque temps à communiquer à une partie malade, & comme remède, la chaleur qui émane des charbons ardens.

Vertu, le charbon contient la matière de la chaleur, imprégnée d'air fixe.

Il résout les humeurs stagnantes, soit dans la tumeur, soit dans les lèvres d'un ancien ulcère.

Il absorbe l'humidité putride & superflue d'un ulcère. Il excite quelquefois une légère inflammation, suivie d'une suppuration bénigne, & guérit en desséchant.

Usage : dans les cas d'ulcères anciens, calleux, endurcis, fongueux, cancéreux.

Chaleur des rayons solaires.

C'est le foyer d'une certaine quantité de rayons solaires, appliqué sur une partie malade, moyennant un verre convexe, ou une lentille de verre.

Vertu, dessicative, résolutive.

Usage :

Ufage : dans les cas d'ulcères & de cancer aux lèvres (1).

Etincelles electriques.

C'eft le feu électrique appliqué à certaine partie du corps.

Odeur, fulphureufe, ou plutôt phofphorique.

Saveur, acide.

Vertu, ce feu ébranle le *fyftéme* nerveux, vafculaire, & mufculaire. Il met en mouvement, & réfout les humeurs ftagnantes. Il anime le pouls, provoque les règles, & augmente la tranfpiration.

Ufage : pour les tumeurs endurcies, l'odontalgie, l'amaurofe, la furdité, la paralyfie, les engelures, les tumeurs fcrophuleufes, la fuppuration difficile, l'œdème, le rhumatifme, les nodus de la goutte, la chûte de la paupière fupérieure, l'aphonie, l'anchylofe occafionnée par la contraction d'une articulation, ou par une tumeur articulaire.

L'électrifation peut devenir dangereufe, fi on la fait éprouver trop fortement ou trop fouvent ; fur-tout aux pléthoriques, aux vieillards, aux enfans, aux febricitans, ou à ceux qui ont un flux de fang.

Moxa.

C'eft un rouleau conique fait de la matière fila-

---

(1) Les Mémoires de la Société royale de Médecine, font mention d'un cancer à la lèvre inférieure, guéri par le feu des rayons folaires, à la faveur d'une lentille de verre ; & de plufieurs ulcères guéris par l'ondulation des mêmes rayons avec un verre convexe.

N

teufe (1) qu'on obtient de *l'armoife vulgaire orientale*, ou *artemifia vulgaris orientalis* Lin.

On fixe ce rouleau fur la partie où l'on veut faire éprouver l'impreffion du feu, & on l'allume avec une étincelle.

Vertu, la chaleur du moxa embrâfé, pénètre profondément dans les parties molles, volatilife les humeurs ftagnantes, les réfout, les déplace, relâche d'abord les fibres, & enfuite les deffèche.

Ufage : les tumeurs arthritiques, podagriques, les rhumatifmes chroniques fe guériffent ainfi au Japon.

Quelquefois les ulcères reftent très-difficiles à guérir. Le moxa a auffi fait ceffer une douleur dorfale, occafionnée par une chûte.

Dofe : trois *moxas* fuffifent pour les fujets foibles : on peut aller jufqu'à dix, & même vingt, pour les fujets robuftes.

Cautère.

C'eft l'application d'un fer ardent fur une partie du corps.

Vertu, le premier degré enflamme, le fecond deffèche, le troifième fait gangrener les parties, le quatrième les réduit en charbon fec.

Ufage : les anciens ufoient d'un fer ardent

---

(1) Selon Zwinger (*Théâtre Botan.* Allem.) c'eft la partie fibreufe des feuilles de cette plante. Selon d'autres, c'eft la pellicule externe des tiges de la plante. Wedel, docteur allemand, a prétendu qu'on pouvoit tirer la même matière de l'armoife de l'Europe. Du refte, les Grecs connoiffoient auffi ce moyen curatif. L.

pour la carie, l'exoſtoſe, la léſion d'une artère, l'odontalgie avec carie, la fiſtule lacrymale, le ſphacèle, le cancer, le polype, les chairs fongueuſes, les verrues, le calus de la fiſtule, la morſure d'un chien enragé ou d'une vipère, & pour la *trichiaſe* des paupières (1).

Mais les modernes ayant des remèdes plus sûrs & moins douloureux pour guérir la plupart de ces maux, ont renoncé à la pratique dangereuſe du fer ardent. D'ailleurs le fer ardent ne guérit pas le cancer, le ſphacèle ; ne garantit pas de la rage en brûlant la morſure. Ainſi, la chirurgie a renoncé (2) à cet uſage. Le cautère actuel, appliqué ſur le crâne, a cauſé une inflammation mortelle au cerveau.

REMÈDES FROIDS.

Les remèdes qui agiſſent en grande partie, en vertu de leur froideur, appartiennent à cette claſſe.

Eau froide.

C'eſt l'eau commune ayant certain degré de froid.

Odeur, aucune.

Saveur, aqueuſe, froide.

Vertu, elle irrite les fibres & les vaiſſeaux, & les fortifie en les reſſerrant. Elle répercute les humeurs, & rafraîchit en abſorbant la matière de la chaleur.

Uſage : on applique l'eau froide,

____

(1) Lorſque les cils ſe recourbent ſous la paupière. L.
(2) Elle a peut-être eu grand tort, en bien des cas. L.

Pour arrêter le flux de fang dans les cas d'hémorrhagie du nez , de l'utérus , des plaies , l'é-
coulement de la fynovie qui s'épanche d'une bleffure ou d'un ulcère , à l'une ou l'autre articulation (1).

Dans les cas de commotion du cerveau , de
la moëlle épinière ou de toute autre partie , avec
ou fans effufion de fang ; de coup de foleil à la
tête ou à toute autre partie.

Dans les cas d'entorfe aux pieds , de foulure à
la main , fur une partie luxée & remife , fur une
contufion du cotyle du femur , fur une fracture
remife , fur une contufion quelconque , fur les
parties douloureufes après la guérifon d'une fracture , fur les ulcères flafques , œdémateux & fcrophuleux , fur l'excoriation des oreilles.

Dans les cas de chûte de l'iris , de l'anus , du
vagin , de l'uterus , d'écartement ou de féparation
des os du baffin , d'hernies incarcérées , de kir-
focèle , de brûlures , d'engelures , d'inflammation
commençante ou chronique quelconque , d'inflammation de la jambe , occafionnée par l'extirpation d'un cors , d'éryfipèle chronique ; de tumeurs œdémateufes , podagriques , rhumatifantes ; de goutte portée à la tête , aux poumons ,
à d'autres parties , d'hémorrhoïdes enflées , de
gangrène occafionnée par le froid , de dépôts ,
de fièvre putride ; d'ifchurie , d'urines involon-
taires , de diabète , de furdité , d'aphonie , d'en-

____

(1) J'ai éprouvé dans ma jeuneffe un écoulement fynovial
à l'articulation de la dernière phalange du troifième doigt
de la main droite , à la fuite d'une piqûre de clou : rien ne put
l'arrêter que la nature , qui le fit ceffer inopinément lorfqu'on
avoit renoncé à tout remède. **L.**

rouement chronique , d'affoibliffement de la mémoire , de paralyfie , d'inflammation commençante aux yeux ou chronique , d'amaurofe &
d'autres maladies des yeux , lefquelles viennent
d'atonie ou de paralyfie , de chûte de la paupière fupérieure ; pour garantir les yeux dans la
petite vérole. Enfin, l'eau froide jetée fur le vifage,
eft utile dans les fyncopes.

Le bain froid eft recommandé pour les tumeurs
podagriques , le rachitis , le fcorbut , la congé-
lation de tout le corps , l'hydrophobie , la chûte
de l'utérus , du vagin , de l'anus.

La Neige.

C'eft l'eau changée en floçons ou criftaux , par
le froid.

Vertu, la même , & même plus énergique que
celle de l'eau froide.

Ufage : pour en frotter les parties brûlées par
le froid ; on l'applique auffi fur le front pour arrêter le faignement de nez.

La Glace.

C'eft l'eau convertie en une maffe dure par la
gelée.

Vertu, rafraîchiffante , congelante.

Ufage : pour arrêter l'hémorrhagie du nez (1) ,
on applique de la glace fur le front. On la recommande pour l'aneurifme & les hernies incarcérées ;
mais elle devient nuifible en ce qu'elle peut con-

____

[1] Bloch , dans fes obfervations , rapporte qu'une hémorrhagie du nez , rebelle à tout moyen curatif , céda au
bain chaud des pieds & à la glace appliquée fur la tête.

geler les humeurs. On l'emploie avec plus de sûreté pour refroidir l'eau avec laquelle on veut fomenter une partie.

AQUEUX.

Ce font ceux dont l'eau fait la principale partie.

Eau de Chaux.

C'eft l'eau imprégnée d'une terre calcaire au moyen d'une matière cauftique.

Odeur, aucune.

Saveur, aftringente. Une once d'eau doit contenir un grain & un quart de chaux.

Vertu, déterfive, defficative, aftringente ; elle fond auffi le mucus.

Ufage : pour les ulcères fcorbutiques des jambes, les tumeurs œdémateufes, l'hydrocèle, les écrouelles, l'ulcère cancéreux, la lèpre, la teigne de la tête.

Eau de Mer.

Odeur, aucune.

Saveur, falée & d'une amertume âcre, nauféabonde.

Elle contient du fel marin, de la magnéfie falée, & un principe nauféabond.

Vertu, déterfive, feptique ou putréfiante.

Ufage : pour la lèpre, la gale & toutes les maladies cutanées, les ulcères invétérés, le prurit de tout le corps, ou d'une feule partie on peut ufer d'un bain général, ou d'une fimple lotion. On a recommandé le bain général & par furprife, dans les cas d'hydrophobie ; mais l'expérience a prouvé que ceux qu'on avoit ainfi précipités dans la mer fans qu'ils s'y attendiffent, n'ont pas été guéris.

On obtient un bain femblable à celui de la mer, en jetant *une partie* de fel marin fur *trente parties* d'eau commune.

Eau chaude.

Eau commune chargée à certain degré de la matière de la chaleur (1).

Odeur, aucune.

Saveur, une chaleur aqueufe.

Vertu, elle relâche les fibres & les vaiffeaux, humecte, réfout & délaie les humeurs adhérentes, ouvre les pores, pouffe la fueur, calme les fpafmes, & donne plus de chaleur aux parties.

Ufage : on l'emploie de diverfes manières.

En fomentation, pour les ulcères qui forment des croûtes, & pour différentes tumeurs.

En forme de *lotion* pour la gale & la craffe de la tête, les faletés de toute autre partie, pour les ulcères fales & les plaies.

En vapeur, l'eau pénètre beaucoup plus les parties étant réduite en vapeur, que lorfqu'elle eft bouillante. C'eft ce que nombre de faits prouvent journellement.

C'eft pourquoi on recommande la vapeur de l'eau pour rappeler les hémorroïdes, pour réfoudre les tumeurs rhumatifantes & les concrétions

----

[1] Cette idée me paroît fingulière dans notre auteur. Eft-ce ainfi qu'on raifonne en vraie phyfique ? C'eft l'opinion de quelques chimiftes du nord. Je la crois abfurde. L.

des mamelles , pour guérir l'angine , l'enrouement , l'odontalgie , l'ozène , la furdité , l'otalgie (*douleur d'oreille*) , pour difcuter les œdèmes des lèvres de la vulve , pour relâcher le vagin au moment d'un accouchement.

En *fumigation*. On jette à volonté du fel de tartre & du fel ammoniac , dans un vaiffeau qu'on remplit enfuite d'eau bouillante. On le recouvre d'une efpèce d'entonnoir dont on dirige l'extrémité de la douille fous la partie malade, pour y appliquer la vapeur qui fe volatilife. Cette fumigation fe pratique pour la furdité , la paralyfie.

En *forme de douche* , fur les tumeurs froides , & articulaires.

On fait mettre les pieds dans l'eau chaude pour la faignée du pied , les cors des orteils ; pour amollir les ongles qui entrent dans les chairs , pour faire une révulfion dans les cas d'ophthalmie & d'angine. Le feul bain des pieds excite de la chaleur , fait fuer, & anime le pouls par tout le corps. On trempe la main dans l'eau chaude , lorfqu'on veut être faigné à la main.

On fait prendre les demi-bains pour les calculs des reins , les hernies incarcérées , pour faire fortir le placenta refté dans la matrice , pour les rétentions d'urine.

On ordonne le bain pour la gale , pour l'afphyxie après une commotion ou une contufion de la tête & de la poitrine , pour le tetanos , les fpafmes quelconques & l'hydrophobie.

Thermes ou *Bains chauds naturels.*

Ce font des eaux chaudes naturellement , & imprégnées de la matière de la chaleur.

Il eſt dans différentes contrées nombre de *thermes* dont nous ne pouvons parler ici.

· Les uns exhalent une vapeur plus ou moins ſenſible ; d'autres n'ont aucune odeur.

Les uns ont une ſaveur plus ou moins agréable, d'autres n'en ont preſque aucune. Cependant ces eaux ſont généralement acidules ou ferrugineuſes, ſulphureuſes, &c.

Vertu, la vertu de ces eaux eſt en général ré-ſolutive, émolliente.

Uſage : on les recommande pour nombre de maladies, pour les tumeurs froides, les ulcères, les retiremens des parties, les maladies cuta-nées, &c.

Thermes ſulphureux.

Ce ſont des eaux thermales imprégnées de ſoufre volatiliſé par le moyen du phlogiſtique, avec la matière de la chaleur.

Tels ſont les bains de *Bade*, d'Aix-la-Chapelle, de Bude, &c.

Odeur, déſagréable, fétide, analogue à celle des œufs pourris (1).

Saveur, douceâtre.

Vertu, réſolutive, émolliente.

Uſage : pour les affections ſcabieuſes, les ulcè-res anciens des jambes, le retirement des ten-dons, des ligamens, les tumeurs œdémateuſes, & autres tumeurs froides.

Voyez à l'article *ſoufre*, comment on prépare le bain *ſulphureux* artificiel.

---

[1] Cela vient du foie de ſoufre qui circule dans ces eaux-là. L.

Eau de fer granulé.

C'eſt une eau qui découle en roulant ſur du fer en grenaille.

Cette eau contient du fer qui y eſt diſſous au moyen de l'air inflammable.

Vertu, fortifiante, légèrement irritante ; elle diſſout le mucus, eſt diaphorétique, & s'oppoſe à la ſuppuration.

Uſage : elle guérit promptement la paralyſie (1), la foibleſſe chronique, & le rhumatiſme invétéré ; elle fait ceſſer la génération du pus des ulcères & diſſipe les écrouelles.

SUBSTANCES AÉRIFORMES.

Air fixe.

C'eſt un fluide aériforme, d'une nature acide, qui émane de la craie lorſqu'elle eſt en efferveſcence avec un principe acide.

Odeur, aucune.

Saveur, acidule.

Vertu, anti-ſeptique, deſſicative, fondante.

On l'applique ſur la partie affectée au moyen d'un appareil fait en forme d'entonnoir, par l'extrémité duquel la vapeur eſt dirigée où l'on veut. On ſe procure cette vapeur en jetant de la craie & de l'acide vitriolique dans un vaiſſeau de verre.

Uſage : pour les ulcères putrides, l'angine gangreneuſe, l'ozène, l'inflammation de la ma-

---

[1] Je n'en crois rien. L.

melle, la teigne de la tête ; mais ce remède a été de peu de reſſources pour le cancer de la face & des autres parties (1).

Air inflammable.

C'eſt un fluide aériforme, qui d'abord mêlé avec l'air atmoſphérique, s'enflamme au contact du feu.

Odeur, très-fétide, pernicieuſe, ſi cet air eſt produit par la diſſolution d'un métal dans l'acide vitriolique.

Vertu, réſolutive, anti-paralytique. L'application s'en fait très-bien au moyen d'un bain de fer en grenailles.

Voyez à ce ſujet *le bain de fer granulé.*

Air muriatique.

C'eſt un fluide aériforme qu'on obtient en jetant du ſel culinaire ou marin dans de l'acide vitriolique concentré.

Odeur, de ſafran.

Saveur, acide.

Vertu, anti-ſeptique. Il corrige les miaſmes putrides de l'air ; mais non le principe phlogiſtique qui peut être répandu dans l'air : ainſi l'air imprégné de ce principe ne ſeroit pas corrigé par cet acide.

---

[1] Selon les Mémoires de la Société royale de Médecine, il a procuré quelque ſoulagement dans le cas de cancer putride dont la chair & les lèvres étoient pâles, livides & non fongueuſes. Dans les autres cas, il n'a produit aucun bon effet.

Levure de Bière.

C'eſt l'écume qui s'élève à ſuperficie de la bière, lorſqu'elle eſt en fermentation.

Odeur, acidule.

Saveur, fade, légérement acide.

Vertu, réſolutive, anti-ſeptique.

Uſage : c'eſt un prompt remède pour l'angine. On détrempe de la farine de ſeigle avec la levure, & l'on en fait un cataplaſme que l'on applique ſur la gorge. L'air qui émane pendant la fermentation de la bière, paroît être réſolutif. On peut eſſayer cette levure dans les autres inflammations & dans la gangrène sèche. Voyez *Miel.*

MOYENS DE VIDER LE SANG.

On évacue le ſang au moyen de la ſaignée.

Vertu : la ſaignée déſemplit les grands & les petits vaiſſeaux, diminue ainſi la quantité du ſang, l'irritabilité du cœur & des vaiſſeaux, & par conſéquent elle ralentit la circulation.

Uſage : la ſaignée eſt indiquée dans toute maladie chirurgicale qui vient d'inflammation, de pléthore générale, d'amas ſanguin dans une partie quelconque, ou de trop grande viteſſe dans le mouvement circulaire du ſang.

La ſaignée paroît contre-indiquée, lorſque la circulation (1) eſt *trop foible*, dans le cas d'inflammation non phlogiſtique, mais bilioſo-putride; & lorſqu'on a lieu de craindre une grande ſuppuration.

---

[1] Ce principe vrai dans le ſens le plus général, ſeroit très-abuſif en nombre de cas. L.

La quantité de ſang qu'on peut tirer par la ſaignée, ſe réduit en général à une livre ; mais il eſt toujours plus ſûr de ſe régler par le plus ou moins de ralentiſſement dans la circulation, ou de dureté dans le pouls.

Artériotomie temporale.

La ſaignée de l'artère temporale, vide le ſang des parties internes & externes de la tête, beaucoup plus efficacement que la ſaignée d'une veine.

Uſage : dans les cas d'ophthalmie conſidérable, d'amauroſe ſanguine, d'engorgement ſanguin du cerveau, à la ſuite d'une forte contuſion.

La crainte d'un aneuriſme fait ordinairement préférer la ſaignée de la veine frontale à l'artériotomie temporale.

Scarification ſanguinolente.

Cette opération ſe pratique ſans ou avec des ventouſes, dans les cas de gangrène, d'œdème, de bords calleux d'ulcères. La lancette eſt l'inſtrument qu'on emploie pour piqueter la partie ; & l'on fait ainſi ſortir le ſang comme on le juge à propos.

Application des Sangſues.

On les applique ſur une partie quelconque, pour leur faire tirer le ſang dont on veut la décharger.

Uſage : on les applique à l'anus pour les hémorroïdes gonflées ou ſupprimées ; dans les cas d'ophthalmie & d'amauroſe, ou de commotion au cerveau, on les applique aux tempes.

On les emploie au lieu de faignée pour les enfans, les fujets très-gras, qu'on ne peut faigner que très-difficilement, à caufe de la graiffe qui recouvre les vaiffeaux.

MOYENS D'ÉVACUER LA SÉROSITÉ.

Véficatoire.

Chacun fait qu'un véficatoire fait vider une férofité de nature quelconque, en l'appliquant fur les parties externes du corps.

Vertu ou *action* de l'emplâtre : il fait d'abord rougir la peau fur laquelle il eft appliqué ; enfuite il fait lever l'épiderme en forme de véficule ; alors on ouvre cette véficule pour en laiffer couler la férofité purulente, ou de nature quelconque.

La partie qui a été abforbée des cantharides, irrite les fyftêmes des nerfs & des veines, caufe de la fièvre, de la foif, & quelquefois même une ftrangurie.

Ufage : fur la morfure d'un chien enragé ; dans les cas d'ulcère invétéré qui s'eft fermé, d'exanthème répercuté, de tumeur rhumatifante, œdémateufe ou blanche des articulations. **Voyez** *Cantharides.*

Cautère.

C'eft un ulcère fait par l'art, moyennant une incifion de la peau.

Vertu, le cautère eft une efpèce d'égoût par lequel s'évacue une férofité purulente, l'acrimonie des humeurs : il fe fait d'ailleurs à cet endroit une révulfion d'humeurs ; ce qui en empêche ou en diffipe les amas.

Usage : dans les cas d'œdème , d'anasarque, d'amaurose & de cataractes commençantes, d'ophthalmies chroniques , de paralysie des jambes , occasionnée par l'intumescence des vertèbres.

Seton.

C'est un ulcère artificiel , ayant deux ouvertures ou issues , & produit par le moyen d'une aiguille qui y passe un fil.

Vertu , la force évacuative & irritante de la plaie , est ici plus énergique que dans le cas de cautère , vu la plus grande étendue de l'ulcération & le plus grand degré d'irritation , qui se renouvellent tous les jours.

Usage : dans les cas d'amaurose , d'ophthalmie chronique , de *chémose* (1) de *l'albuginée,* d'hydrocèle.

Bois de Garou.

Daphne *Thymelæa* Lin. *Ecorce.*
Odeur de l'écorce , aucune.
Saveur de l'écorce récente , presque aucune , à moins qu'on ne la tienne quelque temps dans la bouche ; alors on la sent très-âcre : elle enflamme la gorge ; sa chaleur est très-inhérente , quand bien même on se laveroit la bouche avec de l'eau froide (2). L'écorce sèche agit plus modérément.

---

[1] Chémose : ce mot désigne une affection par laquelle le blanc de l'œil s'élève , & forme comme un bord autour de la cornée transparente : ou c'est , selon les anciens , une inflammation sarcotique du blanc de l'œil. L.

[2] L'huile de lin récente calmeroit plus promptement cette chaleur. L.

Vertu, l'écorce récente, ou sèche, macérée dans l'eau, & appliquée fur la peau, la dépouille peu à peu de fon épiderme, & attire abondamment la férofité à l'endroit dépouillé.

Ufage : dans les cas d'ophthalmie & d'autres maladies produites par la rétention d'une matière acrimonieufe, ou par un amas de férofités, on emploie une petite portion de cette écorce, qu'on applique fur la peau. Je dirai la manière de l'appliquer (1) dans mon *Traité des opérations de Chirurgie.*

REMÈDES MÉCHANIQUES.

Coton.

Goffypium *herbaceum* Lin. ou *Bombax.*
Odeur & Saveur, aucune.
Vertu & Ufage : le coton fert pour appliquer les topiques, fur-tout ceux qui s'emploient pour les maux d'oreilles & de dents.

Charpie.

Chacun fait que ce font les filamens, fur-tout de vieux linge déchiqueté.

Vertu, la charpie eft abforbante, defficative, & légèrement irritante par le frottement de fes fibres. Le linge éradé irrite plus que la charpie.

Ufage : pour arrêter l'hémorrhagie des petits vaiffeaux offenfés, pour fervir d'excipient à des remèdes liquides ou mous. Elle garantit de l'impreffion de l'air, confolide les plaies récentes

---

[1] Chacun fait comment on applique ce remède. L.

&

& pures beaucoup plus fûrement que les onguens balfamiques, qui, les irritant trop, les font fuppurer. Dans ces cas-ci , on applique toutes les 24 heures (1) de la charpie trempée dans l'eau froide. La charpie deffèche les ulcères , fi on l'humecte avec une folution aqueufe d'alun.

Papier.

Le papier eft un produit artificiel du chanvre ou du lin , (ou de la foie ou du coton L.)

Ufage : *le papier brouillard* mâché & roulé en globule , s'emploie fur la léfion d'une artère , pour en arrêter le fang.

Le *papier blanc* s'emploie , trempé dans l'eau-de-vie froide , fur les excoriations des jambes, à la fuite d'une contufion.

Le *papier bleu* à fucre s'emploie , enduit de craie & de camphre, fur l'éryfipèle.

Le *papier* qui a fervi à l'or en feuilles , fert à réunir les bords de la piqûre d'une faignée.

Eponge de Mer.

Spongia *officinalis* Lin.

L'éponge eft le lieu de retraite d'un ver, (une efpèce de ruche marine. L.)

Odeur & Saveur , aucune.

Vertu ; elle abforbe l'humidité , & empêche l'abforption du pus dans une plaie.

Ufage : on coupe l'éponge en pièces très-minces, & on les applique fur les grandes plaies qui fuppurent trop en été ; comme dans les cas d'am-

____

[1] J'aimerois mieux changer la charpie deux fois dans les 24 heures. L.

putation du fein ou de la jambe. Par ce moyen on abforbe la partie la plus fluide du pus, qui alors refte plus épais & ne peut plus être fi facilement reforbé dans la plaie.

Éponge préparée.

C'eft de l'éponge imprégnée de cire.

Vertu, étant humectée, elle fe gonfle; & elle agit ainfi en bouchant & dilatant.

Ufage : pour dilater les orifices des vaiffeaux, s'il eft befoin. Cette éponge appliquée fur une artère piquée, eft un remède plus efficace même que l'agaric pour en arrêter le fang.

Agaric préparé.

C'eft le champignon dont on fait l'amadou. Il fe trouve fur le tronc des bouleaux, des chênes & des hêtres. Le meilleur eft celui qui croît fur les hêtres.

Préparation. On enlève l'écorce ou la peau fupérieure de ces champignons, lorfqu'ils font fecs. On bat le parenchyme, ou ce qui refte, avec un maillet, jufqu'à ce qu'il devienne très-mol & très-doux.

Vertu, adhéfive, obturante. Il n'y a aucune qualité aftringente dans ce champignon (1); car fon infufion aqueufe ne noircit pas lorfqu'on y jette de la couperofe.

Ufage : pour arrêter l'hémorrhagie d'une artère, pourvu qu'elle ne foit pas confidérable-

---

[1] Lewis eft auffi de ce fentiment. *Difpenf.* Mais l'expérience que rapporte l'auteur ne feroit pas preuve. L.

ment offensée. On applique l'agaric graduelle-
ment, & on le fixe fermement avec une bande.

Il faut avoir grand foin que l'agaric touche bien
exactement le vaiffeau bleffé ; c'eft pourquoi on
fe fert d'abord du tourniquet pour deffécher la
plaie ; de manière que l'agaric puiffe être, pour
ainfi dire, pouffé jufques dans l'ouverture du vaiffeau. Sur le premier morceau, on en met un autre
un peu plus large , & ainfi les autres graduelle-
ment. Alors on affure le tout avec les bandages
requis. Il faut laiffer tomber l'agaric de lui-même,
& prendre garde qu'aucun frottement ne le détache avant ce temps-là.

L'agaric eft fans effet lorfque c'eft une groffe
artère qui eft offenfée ; c'eft pourquoi il faut re-
courir à la ligature (1).

Veffe de Loup.

Lycoperdon *Bovifta* Lin.
Odeur & Saveur, aucune.
Vertu : abforbe l'humidité , deffèche , bouche.
Ufage : pour la léfion d'une artère. On l'emplôie
comme l'agaric préparé.

Réfine élaftique.

C'eft un fuc végétal épaiffi au foleil , après
avoir découlé par l'incifion qu'on a faite à l'*Hevea* ,
arbre de la Guiane.

---

[1] Je n'ai jamais pu guérir la léfion de l'artère radiale
avec l'agaric , quoique je l'euffe employé pendant quatre
jours, dès le moment même de la bleffure : d'un jour à
l'autre, elle fe rouvroit au moindre mouvement de la
main.

Odeur, aucune.

Saveur, foible.

Nature. Cette réfine n'eft diffoluble ni dans l'eau , ni dans l'efprit-de-vin le plus rectifié, ni dans les alkalis : mais les huiles effentielles la diffolvent ; telles que l'huile de térébenthine , l'huile animale de Dippel , & l'éther vitriolique.

Vertu , elle a une flexibilité , une élafticité étonnante.

On peut l'alonger extrêmement : après avoir été féparée par déchirement violent , fi on en rapproche les bords , ils fe réuniffent & s'agglutinent fpontanément (1).

On s'en fert actuellement pour faire quelques inftrumens de chirurgie.

On en fait donc

1°. Des fondes folides ou creufes , des bougies, qui , malgré la grande fenfibilité de l'urèthre, peuvent y être laiffées, fans crainte qu'elles foient rongées , plus long-temps que les mêmes inftrumens faits de métal : d'ailleurs ces derniers font fujets à devenir incommodes aux malades par leur dureté , leur pefanteur, leur roideur, & par la facilité avec laquelle les urines ou le pus les attaquent.

2°. De larges anneaux pour affurer les fractures, des peffaires pour la chûte de l'anus & du vagin , des bandages pour les hernies (2).

---

[1] Si cependant on paffe le doigt ou un corps étranger fur les bords de la caffure, les morceaux ne fe rejoignent que foiblement , & même ne s'agglutinent plus. L.

[2] Je vois avec furprife cette idée dans notre auteur. Cette réfine qui mollit extrêmement à la chaleur, ne feroit

3°. Des bottes pour les jambes enflées. On peut enduire des linges de cette réfine , & en couvrir les ulcères , au lieu d'employer des linges cirés.

4°. Les Anglois en font de petites feringues pour donner des lavemens aux enfans , injecter quelques liqueurs dans l'urèthre , & des fiphons pour tirer le lait des mamelles au befoin.

---

jamais un bandage affez fûr. L'auteur n'en parleroit-il que par ouï-dire ? J'en ai eu plufieurs flacons & plufieurs globes ; ainfi je la connois bien. L.

Fin de la première Partie.

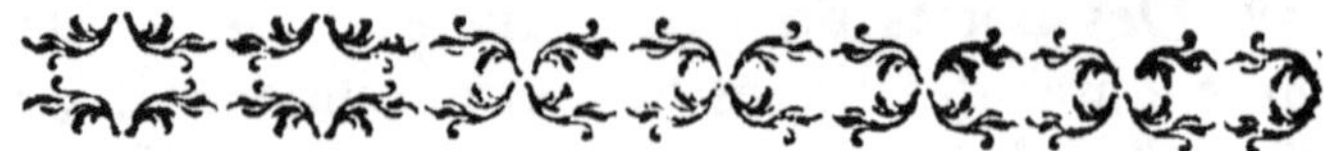

SECONDE PARTIE
DES MÉDICAMENS INTERNES.

DE LA MATIÈRE MÉDICO-CHIRURGALE INTERNE EN GÉNÉRAL.

LA doctrine qui apprend la vertu, l'usage & l'application des médicamens internes, destinés à guérir les maladies externes, s'appelle *Pharmacologie Médico-Chirurgicale*, ou *Matière médicale des Maladies chirurgicales*.

Or, tout médicament interne est une substance qui, portée dans l'estomac, rétablit la santé d'une partie malade.

En conséquence de leurs vertus particulières, les médicamens internes se divisent selon l'ordre des classes principales suivantes.

1°. Les évacuatifs.

2°. Ceux qui arrêtent les évacuations.

3°. Ceux qui changent l'état actuel des parties solides.

4°. Ceux qui changent la crase actuelle des fluides.

5°. Les remèdes appelés proprement *spécifiques*.

ÉVACUATIFS.

Emétiques.

Ce sont les médicamens qui font rendre par

là bouche les matières contenues dans l'eſtomac.

Ils ſecouent d'ailleurs le bas-ventre, la poi-trine & la tête.

Ils ſont indiqués 1°. dans les maladies qui pro-viennent de la ſaburre bilieuſe de l'eſtomac, comme dans les cas d'éryſipèle, d'angine, d'oph-thalmie, de parotides bilieuſes (1), d'inflamma-tion bilieuſe des plaies ou des ulcères, de ſquirre & de cancer atrabilieux.

2°. Pour réſoudre les tumeurs en augmentant l'action des vaiſſeaux lymphatiques, comme dans les cas d'œdème, *d'hydarthroſe* (2), d'écrouel-les, d'hydrocèle, de virus vénérien porté aux teſticules, de tumeurs aux articulations.

3°. S'il faut donner certaine ſecouſſe au corps, comme dans le cas d'amauroſe, de cataracte com-mençante, de corps étranger porté dans l'œſophage ou dans la trachée, d'angine membraneuſe (3).

---

(1) On peut tenter de réſoudre une parotide ſympto-matique, moyennant un vomitif ; mais il faut faire ſup-purer une parotide critique. — Cette théorie de l'auteur mé-rite la plus grande attention ; car le cas peut devenir mortel, ſi le dépôt critique eſt réſorbé intérieurement ; ou il en ré-ſultera au moins une nouvelle maladie plus dangereuſe que la première. L.

(2) L'auteur prend-il cette affection pour une tumeur ſé-reuſe des articulations, comme Fabrice de Hildan ? car ce mot a différentes acceptions. L.

(3) *Voyez*, ſur cette angine membraneuſe, appelée *Croup*, Underwood *des Maladies des Enfans.* On y obſerve, d'après les mémoires de Suède, que les vomitifs ſont nui-ſibles pendant l'état inflammatoire, lorſque la membrane qui s'eſt formée dans la trachée, eſt encore très-adhérente ; mais qu'on peut les adminiſtrer avec ſûreté, lorſque l'in-flammation a diſparu, & que l'urine eſt puriforme. Au

4°. Si l'eſtomac a été bleſſé étant plein d'ali-mens (1).

Les vomitifs les plus ſûrs, ſont l'ipécacuanha, le tartre ſtibié, le vitriol blanc.

Eccoprotiques.

Ce ſont les médicamens qui font doucement évacuer par le bas, les ordures des premières voies.

Ils ſont indiqués 1°. dans les maladies qui pro-viennent de la ſaburre des premières voies, comme dans les cas d'inflammations bilieuſes.

2°. Dans les maladies qui proviennent de du-reté des matières fécales, comme dans les cas d'hernie incarcérée, de gonflement des hémor-rhoïdes.

Les meilleurs *eccoprotiques*, ſont les ſels d'Ep-ſom, de Seignette, de Glauber, la crême de tartre, le tamarin, la caſſe, la manne, la rhu-barbe, la magnéſie blanche (2), l'huile de *ricin.*

Purgatifs.

Ce ſont les médicamens qui font évacuer par le bas, & avec plus d'énergie, les ordures des

---

reſte cette maladie eſt encore inconnue en France, quoi-qu'un Médecin m'ait dit qu'il avoit eu occaſion de la ſoup-çonner à Paris. L.

(1) Morand dit avoir adminiſtré deux fois l'émétique dans ce cas-ci, avec ſuccès, afin de faire contracter la plaie après l'évacuation des alimens.

(2) S'il y a des acides dans les premières voies. Sans cela, c'eſt une terre inerte qui fait plus de mal que de bien. L.

premières voies, & les humeurs qui se portent dans les intestins.

Ils sont indiqués dans les cas de maladies causées par une saburre pituiteuse, lorsque les premières voies ne se nettoient point par les eccoprotiques, ou lorsqu'il faut attirer aux intestins & évacuer par les selles les humeurs de certaines tumeurs ; comme dans les cas de tumeurs articulaires (1), & autres.

Les meilleurs purgatifs sont le séné, le jalap en nature, la résine de jalap, la résine de scammonée, le scamonium, l'aloès, la gratiole ou herbe à Robert, la pulpe de coloquinte.

Diaphorétiques.

Ce sont les médicamens qui augmentent la transpiration, même jusqu'à faire suer.

Ils sont indiqués dans les maladies causées par l'impureté des humeurs ou par la suppression de la transpiration ; comme dans les cas de tumeurs séreuses, rhumatisantes, &c.

Les diaphorétiques sont l'eau chaude, le vin chaud, le vinaigre, l'esprit de Mindérer, les sels alkalis volatils, le camphre, l'antimoine diaphorétique, l'antimoine crud, l'infusion de fleurs de sureau, de soucy, l'huile animale de Dippel.

Diurétiques.

Ce sont les médicamens qui augmentent la sécrétion de l'urine dans les reins.

______

(1) J'ai vu une tumeur dure de la langue disparoître par l'effet d'un fort purgatif.

Ils font indiqués dans les cas de maladies caufées par les urines, ou fupprimées, ou qui ne coulent
pas affez ; d'impuretés des humeurs, de pus d'un
ulcère réforbé dans le fang, d'abondance de férofités , comme dans les cas de tumeurs hydropiques , féreufes, &c.

Les diurétiques font, la fquille, l'oxymel fcillitique , *l'oxymel colchique* (1), le petit lait, la crême
de tartre , le nitre , le tartre tartarifé, le fel de
foude , le fel de tartre , le fuc de cloportes , la
décoction de perfil , de femences de carottes , de
baies de genièvre , la térébenthine , le baume
de Copahu.

Sialagogues.

Ce font ceux qui augmentent l'excrétion de
la falive.

On les recommandoit autrefois pour guérir les
maux vénériens & la rage ; mais l'expérience a
prouvé qu'on peut guerir les maux vénériens
fans falivation , & que la rage ne cède pas au
mercure (2).

On recommande aujourd'hui (3) la falivation
dans les cas d'hydrocéphale interne , & dans la
dyfurie chronique rhumatifante.

Les fels mercuriels donnés à une affez forte
dofe augmentent la falivation ; tels font, le mer-

---

(1) Je confeille à tout homme fenfé de s'abftenir d'oxymel colchique, qui peut caufer au moins de grands trou-
bles dans les fujets très-fenfibles. **L.**

(2) Cela eft vrai, fi l'on en apperçoit déja les premiers
fymptômes ; comme la peur de l'eau , des foubrefauts aux
tendons.

(3) Cela n'eft pas exactement vrai. *Voyez* **Underwood,**
des Maladies des Enfans. **L.**

cure doux, le sublimé corrosif, le précipité blanc, le rouge, le mercure calciné, le turbith minéral ; & le mercure gommeux.

Expectorans.

Ce font les médicamens qui font fortir de la poitrine, & cracher les matières contenues dans la trachée ou dans les bronches des poumons.

Ils font indiqués lorfqu'il faut expectorer du mucus, du pus, un corps hétérogène comme la membrane dans l'angine membraneufe. Souvent la toux fait rendre du pus dans le cas d'empyème, & le fang répandu dans la cavité de la poitrine par la dilatation d'une plaie externe de la poitrine.

Les expectorans font, l'oxymel fcillitique, la gomme ammoniac, le kermès minéral, l'hyffope, la vapeur de l'oxycrat chaud.

Emménagogues.

Ce font les médicamens qui favorifent la fécrétion du fang menftruel.

Ils font indiqués dans les cas de tumeurs, d'ulcères & autres maladies caufées par la fuppreffion des règles.

Les emménagogues font, la garence, les feuilles de fabine, l'aloès, la coquelourde, la limaille de fer, le borax.

Lochagogues.

Ce font les médicamens qui favorifent la *fortie des lochies* ou vidanges, après l'accouchement.

Ils font indiqués dans toutes les affections ou maladies caufées par la fuppreffion ou le peu d'écoulement des vidanges.

Tous ces médicamens font les mêmes que les emménagogues, & le cerfeuil.

Ecboliques ou *abortifs*.

Ce font toutes les fubftances capables de faire fortir le fœtus de la matrice, ou tout corps hétérogène qui y eft contenu.

Ils font indiqués lorfque le fœtus eft mort dans la matrice, & qu'il y pourrit, ou lorfque le placenta y eft retenu.

Les emménagogues font tous ecboliques.

Hémorrhoagogues.

Ce font *les médicamens qui favorifent* la fortie du fang des hémorrhoïdes.

Ils font indiqués toutes les fois que le flux des hémorrhoïdes eft arrêté, fupprimé, ou lorfqu'il eft près de faire éruption.

Ces médicamens font l'aloès, le borax, l'affafetida, l'alkali volatil, la vapeur de l'eau chaude, les fangfues appliquées à l'anus.

Carminatifs.

Ce font *les médicamens qui font fortir*, par des rots, l'air enfermé dans les premières voies.

Ils font indiqués dans les maladies caufées par l'air retenu dans les premières voies.

Ces médicamens font, l'efprit de geniévre, de nitre dulcifié, de fel dulcifié, l'*elœofaccharum* d'écorce d'oranges, les femences (1) d'anis, de cu-

______

(1) Ces femence ne font carminatives que par préjugé. Elles caufent plus de vents qu'elles n'en chaffent : car il s'en dégage intérieurement une grande quantité d'air. Les fleurs de camomille peuvent être, fi l'on veut, carminatives, en ce qu'elles agiffent comme toniques. L.

min, de fenouil sauvage, de carvi, de coriandre, l'assa-fetida, les fleurs de camomille.

Galactophores.

Ce sont *les médicamens qui favorisent* la sécrétion du lait dans les femmes en couches.

Ils sont indiqués lorsque le lait manque, &
dans les maladies qui en résultent.

Ces médicamens sont le fenouil, l'aneth, le
cerfeuil, les fleurs de sureau, la bière, la diète
humide ou *les alimens fluides.*

Aphrodisiaques.

Ce sont *les médicamens qui augmentent* la sécrétion de la semence dans les testicules.

Ils sont indiqués dans les maladies qui résultent
du défaut de semence. Les aphrodisiaques (1) sont,
la teinture de cantharides, le musc, l'ambre,
l'opium.

MÉDICAMENS QUI ARRÊTENT LES ÉVACUATIONS.

1°. Ceux *qui arrêtent* le vomissement.

Ils sont indiqués, dans les cas de vomissement
qui est la cause ou le symptôme d'une maladie
externe.

En supposant les premières voies nettes, ces
médicamens sont l'opium, la menthe, la mélisse,

---

(1) Les vrais aphrodisiaques, sont l'exercice & une bonne
nourriture. L.

le sel d'absynthe, faisant effervescence avec le suc de citron.

2°. Ceux *qui arrêtent* le cours de ventre.

Ils sont indiqués dans les cas de cours de ventre, qui est la cause ou le symptôme d'une maladie chirurgicale.

En supposant les premières voies nettes, ces médicamens sont l'opium, la racine de bétoine des montagnes ou *arnique*, l'herbe de la perce-bosse ou *lysimachie*, la noix vomique.

3°. Ceux *qui arrêtent* la salivation.

Ils sont indiqués dans les cas de ptyalisme, qui est la cause ou le symptôme d'une maladie chirurgicale, ou symptôme de mercure administré.

Après l'administration des purgatifs, ces médicamens sont le marrube blanc, la sauge & le soufre (1).

3°. Ceux *qui arrêtent* la trop grande affluence du lait.

Ils sont indiqués dans les cas où le lait se jette avec trop d'abondance aux mamelles.

Tels sont l'arcanum duplicatum (ou *sel de duobus*), la douce amère, la menthe crêpue, la sauge.

4°. Ceux *qui diminuent* la sécrétion de la semence dans les testicules.

Ils sont indiqués dans les cas de priapisme & d'inflammation des parties génitales.

Tels sont la diète végétale, le nitre, les fruits de l'année, le jus de citron.

---

(1) Le soufre plus que tout autre ; je l'ai plusieurs fois fait éprouver avec succès. L.

5°. Ceux *qui arrétent* les hémorrhagies quelconques.

Ils font indiqués dans tous les cas d'hémorrhagie, qui eſt ou la cauſe ou le ſymptôme d'une maladie externe.

Tels ſont le nitre, l'eau froide, l'émulſion de graines qui forment une eſpèce de lait, ou *émulſives*, le quinquina, l'eſprit de vitriol, le jus de citron.

6°. *Les émolliens* ou ceux qui relâchent les fibres du corps.

Ils font indiqués dans les maladies qui viennent de tenſion, roideur, ſpaſme; ou de trop de force dans les fibres.

Tels ſont l'eau tiède, la décoction de guimauve, de mauve, de graine de lin, l'huile d'amandes douces, le lait.

7°. *Les aſtringens* ou ceux qui reſſerrent la fibre ſans vellication.

Ils font indiqués dans les maladies qui viennent de relâchement des fibres, comme dans les cas d'hernie, de chûte du vagin, de l'anus, &c. d'inflammation chronique.

Tels ſont la racine de biſtorte, de tormentille, le cachou, le vitriol de mars (ou *couperoſe*), l'alun.

8°. *Les fortifians* ou ceux qui reſſerrent la fibre par leur ſtimulus amer ou aromatique.

Ils font indiqués dans les maladies qui viennent de l'inertie des nerfs, & de l'atonie des fibres.

Tels ſont le quinquina, le fer, la menthe, la méliſſe, l'eſprit de vin, la racine de gentiane.

9°. *Les cardiaques* ou ſtimulans, ceux qui par leur ſtimulus augmentent l'énergie du cœur & des yaiſſeaux.

Ils font indiqués dans les maladies qui viennent de la langueur du cœur & des vaisseaux , ou de l'inertie des nerfs & des fibres.

Tels font , le vin , l'esprit-de-vin , l'éther vitriolique , acéteux ; l'huile de canelle , de gérofle , le sel volatil de corne de cerf, la teinture de cantharides.

10°. *Sédatifs* , ou ceux qui calment & diminuent le mouvement du sang.

Ils font indiqués dans les maladies qui viennent de l'excès de la force vitale , ou d'une fièvre violente.

Tels font l'esprit de vitriol , l'air fixe , l'air froid , l'eau froide , les émulsions , le nitre , les fruits dé l'année.

11°. *Les anti-spasmodiques* , ou ceux qui font cesser les spasmes & les convulsions.

Ils font indiqués dans les maladies dont la cause ou le symptôme est un spasme.

Ainsi on administre l'opium avec de l'huile , avant ou après les grandes opérations. Ils conviennent dans les cas de tetanos à la suite d'une blessure , d'hernie incarcérée , accompagnée de spasmes.

Tels font l'opium , l'extrait de jusquiame , les fleurs de zinc , l'assa-fetida , le camphre , le musc , la valériane , le castoreum , le mercure.

12°. *Les anti-paralytiques* , ou ceux qui guérissent la paralysie.

Ils font indiqués dans les maladies dont la cause où le symptôme est la résolution des fibres musculaires.

Tels font les fleurs de l'*arnique* , le marum vrai , la teinture de cantharides.

13°. *Les anodyns* , ou ceux qui assoupissent la douleur.

Ils

Ils font indiqués dans toutes les maladies dont la caufe ou le fymptôme eft une grande douleur.

Tels font l'opium, l'extrait de jufquiame, de ciguë.

14°. Les foporifiques, ou ceux qui font dormir.

Ils font indiqués dans les maladies dont le fymptôme eft la privation du fommeil.

Tel eft l'opium, &c.

15°. *Les ftomachiques*, ou ceux qui fortifient l'eftomac.

Ils font indiqués dans les maladies dont la caufe ou le fymptôme, eft la foibleffe de l'eftomac, ou de mauvaifes digeftions. En effet, une mauvaife digeftion, ou cette foibleffe d'eftomac, eft quelquefois la caufe de l'odontalgie, de l'ophthalmie chronique, de l'incurabilité des plaies, & le fymptôme des hernies.

Les ftomachiques font, la racine de gentiane, la petite centaurée, l'extrait de fiel de taureau, l'écorce d'orange, la menthe, le gingembre, le vin chalybé, la teinture de mars, le vin, l'élixir vitriolique, l'efprit anodyn minéral (1).

16°. *Les vulnéraires* ou traumatiques : ce font ceux qui favorifent la guérifon des plaies.

Dans les fujets fains, les folutions de continuité fe guériffent comme fpontanément ; c'eft pourquoi ils n'ont pas befoin de vulnéraires internes : mais on obferve que les plaies guériffent difficilement dans les fujets cacheétiques, à moins qu'on n'emploie des vulnéraires internes.

----

[1] La camomille vaut feule tous ces remèdes. L.

Ils font indiqués dans tous les cas de plaie &
d'ulcère difficiles à guérir.

Tels font, le quinquina, le miel, les eaux de
Selz avec du lait, l'aigremoine, la véronique, la
bétoine, la fanicle, la fauge, la fcolopendre,
l'alchimille, la bétoine des montagnes, l'argen-
tine, le cerfeuil, la fumeterre.

ALTÉRANS DES PARTIES FLUIDES.

Ce font les médicamens qui agiffent en grande
partie fur les fluides du corps.

Les délayans.

Ce font ceux qui délaient les humeurs de notre
corps.

Ils font indiqués dans les maladies dont la
caufe eft l'épaiffiffement des humeurs.

Les délayans font l'eau très-pure, quelques
eaux minérales, des eaux acidules, le petit lait,
la décoction d'avoine, d'orge, de bardane, la
petite bière.

Atténuans ou Fondans.

Ce font ceux qui divifent les humeurs épaiffes
& les atténuent.

Ils font indiqués dans les maladies qui viennent
de l'épaiffiffement des humeurs, comme les tumeurs dures.

Les atténuans font, le favon d'Alicante, les
mercuriaux, les préparations d'antimoine, la
teinture antimoniale de Theden, le fel de Glauber, le fel *de duobus*, le tartre tartarifé, le
tartre foluble, la terre foliée de tartre, le nitre,

le sel de tartre, le borax, la racine de chicorée, de piffenlit, de chiendent, l'arrête-bœuf, la fumeterre, le seneçon, l'extrait de ciguë, le laitron.

Digestifs.

Ce sont ceux qui fondent & font couler les crudités vifqueufes des premières voies.

Ils sont indiqués dans les maladies qui viennent de la faburre tenace des premières voies.

Les digestifs sont, le sel *de duobus*, le sel ammoniac, le tartre tartarifé, le tartre foluble, le sel de Glauber, l'oxymel fimple, la racine d'arum.

Incraffans.

Ce sont ceux qui donnent plus d'épaiffiffement aux humeurs.

Ils sont indiqués dans les maladies qui viennent de la grande atténuation des humeurs, comme dans les hémorrhagies à la fuite de la diffolution du fang.

Les incraffans font, l'efprit de vitriol, l'efprit de vin très-rectifié, le mucilage de gomme arabique, la décoction de riz, la racine de grande confoude.

On peut ranger fous cette claffe ceux qui enveloppent & émouffent ainfi l'acrimoine des humeurs.

Ils sont indiqués lorfqu'on apperçoit plus ou moins cette acrimonie.

Tels font la décoction d'orge, de riz, d'avoine, de racine de guimauve, de graine de lin, de chenevis, de racines de *falep*, de grains de *fagou* ; le mucilage de gomme arabique, l'huile d'aman-

des douces , le beurre , le lait , l'émulfion d'a-
mandes.

Rafraîchiffans.

Ce font ceux qui produifent certaine froideur
dans le corps.

Ils font indiqués dans les maladies qui viennent d'nne trop grande chaleur du corps.

Les rafraîchiffans actuels font la boiffon d'eau
froide ou à la glace , le nitre , le jus de citron ,
les fruits de la faifon.

Echauffans.

Ce font ceux qui produifent un plus grand
degré de chaleur dans notre corps.

Ils font indiqués dans les maladies dont la
caufe eft un froid actuel ou morbifique.

Les échauffans internes font , des boiffons aromatiques , le café , le vin , l'efprit de vin , les
huiles éthérées ou effentielles.

Nutritifs.

Ce font ceux qui procurent au corps une nouvelle fubftance alimentaire.

Ils font indiqués dans les maladies qui viennent de la déperdition de l'une ou l'autre humeur
fubftantielle , comme des hémorrhagies , des
fuppurations exceffives , &c.

On les divife en nutritifs *animaux & végétaux.*

Les animaux font , la gelée de corne de cerf,
les œufs mollets , la chair de veau , de poule,
de bœuf , mais tendre , les bouillons de viandes.

Les végétaux font , le riz, les grains de fagou,

l'orge, la panade, le lait, les fruits de la faifon, les légumes tendres.

Sanguifians.

Ce font ceux qui favorifent & augmentent la fanguification.

Ils font indiqués dans les maladies qui viennent d'un fang très-appauvri, pâle, cachectique.

Ce font les ftomachiques, les martiaux (1).

Dépuratifs du Sang.

Ce font ceux qui purifient les humeurs des principes acrimonieux, ou de toute autre matière crue & hétérogène.

Ils font indiqués dans les maladies qui viennent de l'âcreté des humeurs.

Tels font les troncs de la *douce-amère*, la racine de bardane, d'efquine noueufe, de falfepareille, le gaïac, le bois de genièvre, la fumeterre, l'antimoine.

Les dépuratifs fpécifiques, font ceux qui conviennent chacun pour une efpèce d'acrimonie particulière.

---

[1] Je crois cette affertion hafardée à l'égard des martiaux. Quoiqu'il y ait dans le fang certaines particules que l'aimant attire, eft-il bien fûr qu'elles font ferrugineufes ? en a-t-on revivifié ? N'eft-il que le fer qui foit attiré par l'aimant ? N'admettons donc point de théorie fans principes. Si d'ailleurs les martiaux étoient fanguifians, ce ne feroit que par un effet éloigné, en conféquence de leur vertu tonique. L.

SPÉCIFIQUES.

Ce font ceux qui détruifent particulièrement telle ou telle acrimonie.

Anti-acides.

Ce font ceux qui corrigent l'acrimonie acide.
Ils font indiqués dans les maladies qui viennent d'une faburre ou d'une cachexie acide.

1°. Tels font *les abforbans* ; *favoir*, les pierres d'écreviffes, les poudres préparées des coquillages ou *teftacées*, la magnéfie blanche.

2°. *Les alkalins* ; *favoir*, le fel de tartre, le fel de foude purifié.

3°. *Les amers* ; *favoir*, la racine de benoite, le bois de quaffia (1), le fiel des animaux.

Anti-feptiques.

Ce font ceux qui s'oppofent à la putridité des humeurs.

Ils font indiqués dans les cas de putridité des humeurs & des folides, comme la gangrène, les ulcères putrides.

Tels font 1°. *les acides* ; *favoir*, le vinaigre, le jus de citron, l'efprit de vitriol.

2°. *Les fpiritueux* ; *favoir*, l'efprit de vin, le vin.

3°. *Les amers* ; *favoir*, le quinquina, &c.

---

[1] Il y a environ dix-huit ou vingt ans qu'on a introduit en médecine ce bois amer de Surinam, pour l'eftomac, les fièvres intermittentes & les affections arthritiques. L.

4°. *Les aromatiques ; favoir*, la racine de gentiane, le camphre.

5°. *Les balfamiques ; favoir*, la myrrhe, &c.

Septiques ou *Putréfians*.

Ce font ceux qui augmentent la putridité des humeurs.

Ils font indiqués dans les cas de tumeurs endurcies, qu'il faut réfoudre par un commencement de putréfaction, comme les écrouelles (1).

Les putréfians font les pierres d'écrevifles, le fel culinaire, l'eau de mer.

Anti-bilieux.

Ce font ceux qui corrigent l'âcreté de la bile.

Ils font indiqués dans les maladies qui viennent de l'acrimonie de la bile, comme l'éryfipèle, les dartres.

Tels font, la crême de tartre, la pulpe de tamarin, le vinaigre, l'ofeille, l'alleluia, la racine de Colombo (2), d'arnique ou bétoine des montagnes, le camphre, le rob de fureau.

Anti-pituiteux.

Ce font ceux qui fondent la pituite & la corrigent.

Ils font indiqués dans les maladies qui viennent de la pituite.

---

[1] L'auteur dit *Scrophula*, *Struma* : diftinction prife du local, non de la nature de la maladie. L.

[2] Colombo eft une ville de l'île de Ceylan, d'où cette racine nous eft apportée. Il y a peu de temps qu'on s'en fert en médecine, comme anti-feptique, fortifiante, pour le cholera morbus, la dyffenterie. L.

Tels font, le fel ammoniac, les fleurs d'*arni-que* ou bétoine des montagnes.

Anti-rancides.

Ce font ceux qui empêchent l'huile & les matières graffes de devenir rances.

Ils font indiqués dans les maladies qui viennent d'humeurs rances dans les premières ou fecondes voies.

Tels font le fucre, le fafran de mars, la magnéfie, la crême de tartre, l'air fixe.

Anti-phlogiftiques.

Ce font ceux qui domptent l'inflammation.

Ils font indiqués dans *toute vraie* maladie inflammatoire; mais dans une inflammation qui a la faburre pour caufe, il faut adminiftrer les vomitifs & les purgatifs (1).

Tels font le nitre, le fel ammoniac, une émulfion de graines émulfives, une décoction d'orge, d'avoine, de fcorzonère, de chiendent, le camphre, l'oxymel fimple, le miel, le fucre, une boiffon aqueufe émolliente, le jus de citron.

Anti-éryfipélateux.

Ce font ceux qui domptent l'acrimonie éryfipélateufe.

Ils font indiqués dans tous les cas d'éryfipèle.

Tels font, la pulpe de tamarin, la crême de tartre, les fleurs de fureau, le gland de chêne, la graine de petit glouteron, l'aquila alba.

---

[1] Avec réferve cependant, & non dans tout période indiftinctement. L.

Anti-ulcéreux.

Ce font ceux qui corrigent la nature de certains ulcères de mauvais caractère.

Ils font indiqués dans les cas d'ulcères anciens des jambes & des autres parties (1).

Tels font, le quinquina, le nitre, le tartre tartarifé, la ciguë, la belladona, le mercure fublimé, le mercure doux, le mercure gommeux, la graine de ciguë aquatique (2).

Anti-vénériens.

Ce font ceux qui détruifent les miafmes vénériens.

Ils font indiqués dans les maladies vénériennes.

Tels font, 1°. les mercuriaux ; favoir, le mercure fublimé, le mercure doux, le mercure gommeux, le précipité blanc, le mercure calciné.

2°. Les végétaux ; favoir, la racine de falfepareille, la racine de bardane, d'efquine noueufe, le gaïac, le faffafras, l'opium.

3°. La racine de la *cardinale bleue* ou *lobelia fyphilitica.*

Anti-fcorbutiques.

Ce font ceux qui corrigent l'acrimonie fcorbutique.

Ils font indiqués dans les maladies qui viennent du fcorbut, comme font les ulcères fcorbutiques.

---

[1] *Voyez* un traité particulier fur ces ulcères, traduit de l'anglois, & que je fis imprimer chez le même Libraire, l'année dernière. L.

[2] *Phellandrium aquaticum* de Linné.

Les anti-fcorbutiques font, le cochléaria, le creffon, le becabunga, la fumeterre, le *calamus aromaticus* ou *acorus verus*, l'endive, le radis, le raifort, le choux aigre (1), la carotte, la grenouille, les pois verts (2) mangés cruds, l'oignon, l'orange, le citron, le malt d'orge, le lait doux écrêmé, la douce-amère, les pommes de pin, le fucre, l'ofeille, l'alleluia.

Anti-fcabieux.

Ce font ceux qui détruifent le virus pforique.
Ils font indiqués dans les affections galeufes.
Tels font les fleurs de foufre, l'éthiops minéral, le mercure fublimé, & particulièrement pour les (3) dartres & la teigne; l'aunée, l'ellébore blanc, la ciguë, l'écorce interne d'ormeau & les racines noueufes de la douce-amère pour la gale; la penfée pour la croûte de lait; le romarin fauvage pour la lèpre.

Anti-fcrophuleux.

Ce font ceux qui corrigent le virus fcrophuleux.
Ils font indiqués dans les maladies fcrophuleufes.
Tels font, le mercure gommeux, le mercure doux, le fublimé, l'éthiops minéral, l'éthiops antimonial, la ciguë, la digitale, le quinquina, l'eau de la mer, le fel marin, le fel de tartre,

---

[1] En françois *choucroute* par corruption des mots allemands *fauer kraut* : ainfi nous difons réellement *chouchou*. L.
[2] On obferve dans le Journal de Phyfique 1781, que la carotte, la rave, l'oignon & les pois verts mangés cruds, fürent encore plus anti-fcorbutiques que le *choucroute*.
[3] Mais il y réuffit peu. L.

la teinture d'antimoine de Théden, l'éponge brûlée, le favon de Venife.

Anti-cancéreux.

Ce font ceux qui paffent pour corriger le virus
cancéreux.

Ils font indiqués dans toutes les maladies caufées par ce virus.

Tels font, la ciguë, la bella-dona, la teinture
d'antimoine de Theden, l'arfenic (1), la digitale.

Anti-carieux.

Ce font ceux qui corrigent & détruifent la
carie, & favorifent l'exfoliation.

Tels font, l'affa-fetida, l'acorus verus, la fabine, la ciguë, l'eau de chaux, la graine de ciguë
des marais (2), le quinquina, le gaïac, le faffafras, l'aquila alba, la garence, les antimoniaux,
la bella-dona, l'eau de mer, les vomitifs fouvent réitérés.

Lithontriptiques.

Ce font ceux qui paffent pour diffoudre la
pierre dans la veffie.

Ils font indiqués dans les cas de calculs ou pierres dans les reins ou dans la veffie.

On regarde comme tels, l'eau de chaux, le

---

[1] Je ne fai comment l'auteur ofe faire mention de l'arfenic
comme un remède interne pour le cancer. Spielmann a raifon
de profcrire de la médecine l'un & l'autre arfeniç. L.

[2] Voyez *anti-ulcéreux.*

favon d'Alicante, le raifin d'ours (1), la racine d'arrête-bœuf, la leffive des favonniers, le fel de foude.

Anti-varioliques.

Ce font ceux qui paffent pour corriger le miafme variolique.

Ils font indiqués dans les cas de petite vérole.

Tels font le mercure doux (2), les antimoniaux.

Anti-rheumatiques.

Ce font ceux qui corrigent l'acrimonie fluxionnaire.

Ils font indiqués dans les maladies qui viennent de cette acrimonie.

Tels font, l'extrait d'aconit (3), les antimoniaux, la maroutte ou camomille fétide.

Anti-arthritiques.

Ce font ceux qui corrigent l'acrimonie arthritique.

Ils font indiqués dans les maladies qui viennent de l'acrimonie arthritique, comme font les tumeurs & les ulcères arthritiques.

Ces fpécifiques font, l'extrait d'aconit (4), l'antimoine, la gomme de gaïac, la racine de gentiane, la centaurée.

---

[1] Cela eft faux à l'égard du raifin d'ours. Ne vous fiez même pas trop à tous ces lithontriptiques. L.

[2] Le cinnabre à très-petite dofe, eft excellent dans ces cas-ci. L.

[3] Profcrivez ce remède, loin d'en faire ufage. L.

[4] *Voyez* art. précédent. L.

Anti-vermineux ou *Vermifuges.*

Ce font ceux qui tuent les vers & les chaffent des premières voies.

Ils font indiqués dans les maladies qui viennent de la faburre vermineufe des premieres voies.

Ces fpécifiques font, la couperofe, la limaille d'étain (1), l'éthiops minéral, le fel ammoniac, la racine de fougère, de valériane, le quinquina, la mouffe marine, l'oxymel fcillitique, l'affafetida, le camphre, l'huile de ricin, de noix, l'ail, l'oignon, la carotte crue, le pétrole, l'extrait de fiel de bœuf, l'efprit de vitriol, l'eau très-froide, l'eau de chaux, l'eau acidule, l'aloès, la coralline de Malthe ou de Corfe, le jalap, l'ipécacuanha, l'ellebore fétide, la fpigelia de Maryland (2), la poudre à vers ordinaire, le mercure.

Anti-fièvreux.

Ce font ceux qui corrigent la matière des fièvres intermittentes.

Ils font indiqués dans les maladies réfultantes de ces fièvres, comme dans les cas d'œdèmes ou d'autres tumeurs qui viennent à la fuite de ces fièvres.

---

[1] Je fouhaiterois que cette limaille fût profcrite. L'étain du commerce contient beaucoup de plomb. L.

[2] Cette plante, dont le vrai nom eft *Arapabaca*, eft auffi recommandée par M. Adanfon, comme fpécifique contre les vers. *Familles des Plant.*, t. 2, p. 223. Il n'y a pas long-tems qu'elle a été introduite en médecine. L.

Ces spécifiques sont, le quinquina (1), la camomille, l'extrait d'aconit (2), les fleurs d'arnique, la racine de benoite.

Antidotes.

Ce sont ceux qui garantissent des effets du
poison.

Ils sont indiqués dans les maladies occasionnées
par le venin des animaux, ou par les plantes
vénéneuses, ou par les minéraux délétères.

Anti-rachitiques.

Ce sont ceux qui anéantissent dans le corps
le virus rachitique.

Ils sont indiqués dans les maladies causées
par ce virus, comme dans les cas de tumeurs, d'ulcères & de gibbosité rachitique.

Ces spécifiques sont le sel de tartre, de soude,
la garance, les écailles d'huîtres.

Anti-lyssiques.

Ce sont ceux qui passent pour dompter le
virus d'un animal enragé, ou qui préviennent la
rage ou l'hydrophobie.

Tels sont la racine de bella-dona, le mercure
gommeux, la teinture de cantharides, la noix

---

[1] Il me semble que l'auteur ne distingue pas assez dans
sa théorie, les remèdes qui font cesser la fièvre, & ceux qui
sont propres à guérir les effets des fièvres ; car ces effets sont
souvent plus difficiles à guérir que la fièvre même, & quelquefois incurables. J'en ai actuellement un exemple bien
fâcheux sous les yeux. L.

[2] Proscrivez ce remède, qui exige la plus grande réserve
& les plus grandes lumières. Malheureusement les ignorans
savent tout. L.

vomique, le ver du mois de Mai. (*Meloe profca-rabeus.* Lin.)

MATIÈRE MÉDICO-CHIRURGICALE PARTICULIÈRE.

AMYLACÉS.

Avoine.

Avena *fativa* Lin.

Odeur, aucune.

Saveur, farineufe.

Vertu, la décoction d'avoine eft délayante, émolliente, rafraîchiffante, & enveloppe les matières morbifiques par fon doux mucilage.

Ufage : dans la fièvre inflammatoire qui accompagne les fractures & les tumeurs inflammatoires, on l'adminiftre pour boiffon ordinaire avec un peu de nitre.

Dofe. Avoine mondée, *deux onces* fur *quatre* ou *fix livres* d'eau, avec laquelle on la fait bouillir. Enfuite on paffe.

Orge.

Hordeum *diftichum* Lin.

Odeur, aucune.

Saveur, farineufe.

Vertu : elle émouffe encore plus les acrimonies, & nourrit plus que l'avoine.

Ufage : la décoction d'orge s'adminiftre avec le nitre ou avec l'oxymel fimple, dans les mêmes maladies pour lefquelles on ordonne la décoction d'avoine.

Dose. Orge , *deux onces.* Eau , *deux livres.*
Réduifez , en faifant bouillir , à *une livre.*

Malt d'orge.

C'eft de l'orge qu'on fait fécher au moment
où il commence à germer.

Odeur , aucune.

Saveur , farineufe.

Vertu : par fon air fixe , il s'oppofe à la pourriture & au fcorbut ; par fon mucilage , il enveloppe l'acrimonie , & lâche le ventre fi l'on en
continue l'ufage.

Ufage : il guérit très-bien les ulcères putrides
& fcorbutiques , réfout les tumeurs œdémateufes.

Dose. Deux onces de malt fur quatre livres
d'eau pure. Faites cuire pendant un quart-d'heure :
ajoutez-y quatre fcrupules de fenouil , que vous
laifferez infufer pendant quatre heures dans un
lieu chaud. On en prend deux ou trois livres par
verres tous les jours , pendant certain temps.

Riz.

Oryza *fativa* Lin.

Odeur , aucune.

Saveur , farineufe.

Vertu , nutritive. Il enveloppe auffi les âcretés ,
& refferre le ventre.

Ufage : dans les maladies qui viennent d'acrimonie , & dans le cas de cours de ventre occa-
fionné par l'abforbtion du pus d'une plaie.

M U C I L A G I N E U X.

Racine de Guimauve.

Althæa *officinalis* Lin.

Odeur

Odeur, aucune.

Saveur, mucilagineuse.

Vertu, émolliente, lubréfiante.

Usage : dans les cas de gonorrhée inflammatoire & de dysurie calculaire, on ordonne la décoction de cette racine.

Dose, trois dragmes. Eau, *une livre.* Faites bouillir ensemble.

Mauve.

Malva *rotundifolia* Lin. *L'herbe.*

Odeur, aucune.

Saveur, mucilagineuse.

Vertu, lubréfiante, émolliente, visqueuse.

Usage : la décoction s'administre dans les cas pour lesquels on ordonne la racine d'althæa.

Dose : quatre pincées de l'herbe sur une livre d'eau. Faites bouillir.

Graine de Lin.

Linum *usitatissimum* Lin.

Odeur, presque aucune.

Saveur, fade, mucilagineuse.

Vertu, relâchante, émolliente, visqueuse.

Usage : l'infusion s'administre dans la strangurie, la gonorrhée inflammatoire.

Dose : graine *trois onces* infusées dans une livre d'eau bouillante (1).

---

[1] L'infusion de graine de lin fatigue la poitrine, cause même des dégoûts si l'on en continue l'usage : inconvénient que n'a pas celle de chenevis, qui peut remplir les mêmes vues. L.

Q

Gomme arabique.

Mimofa *nilotica* Lin.

Cette gomme vient des troncs des arbres que l'on incife.

Odeur, aucune.

Saveur, aucune.

Vertu, invifcante, incraffante, lénitive.

Ufage : la décoction modère la falivation & l'efpèce d'angine caufée par le mercure qui fe jette aux amygdales. La poudre de cette gomme adoucit les ardeurs d'urine.

Dofe : gomme, *deux onces* ; nitre purifié, *deux dragmes* ; fucre fin, *une once*. Faites bouillir le tout dans *deux livres* d'eau d'orge. Prenez-en *une taffe* chaque heure.

En poudre elle fe prend à la dofe *d'un fcrupule* trois fois par jour.

On en fait auffi un mucilage avec *quatre onces* fur *une livre d'eau*.

Le mucilage de gomme arabique fufpend dans l'eau, les huiles exprimées, les baumes liquides, les réfines folides, le camphre, le mercure même, moyennant la trituration, & procure ainfi la facilité de les adminiftrer en forme d'émulfion.

ÉMULSIFS.

Amandes douces.

Amygdalus *communis* Lin.

Odeur, très-foible.

Saveur, douceâtre.

Vertu, émulfire, rafraîchiffante, nutritive, antiphlogiftique.

Usage : l'émulsion d'amandes s'administre avec le nitre dans les cas des fièvres qui accompagnent les plaies, dans les cas de maladies inflammatoires, d'ardeurs d'urines & d'hémorrhagies.

Dose : amandes, *deux onces ;* eau pure, *deux livres & demie.* Triturez, faites une émulsion, passez ; ajoutez, nitre purifié *deux dragmes*, sucre fin *une once :* pour en prendre *une tasse* chaque heure.

Graine de Courge.

Cucurbita *pepo* Lin.
Odeur, aucune.
Saveur, celle des amandes, & un peu grasse.
Vertu, tempérante, rafraîchissante ; elle enveloppe l'acrimonie.
Usage : pour émulsion rafraîchissante.
Dose : grain, *une once ;* eau, *une livre.* Faites une émulsion.

Graines de Melon.

Cucumis *melo* Lin.
Odeur, aucune.
Saveur, laiteuse.
Vertu, tempérante. L'huile reste long temps avec ces graines sans devenir rance ; c'est pourquoi l'on peut les donner avec sûreté en émulsion.
Usage : pour une émulsion anti-phlogistique.

On introduit aussi dans l'anus, comme suppositoire, un morceau de melon pour arrêter le trop grand flux des hémorrhoïdes.
Dose : graines, *une once ;* eau, *une livre.* Faites une émulsion.

Graines de Citrouille.

Cucurbita *citrullus* Lin.
Odeur, aucune.
Saveur, celle des amandes.
Vertu, tempérante ; elles enveloppent aussi l'acrimonie.
Usage : pour une émulsion tempérante dans les cas de fièvres à la suite des plaies , & dans les cas de tumeurs inflammatoires.
Dose : graines, *une once*. Faites une émulsion avec une livre d'eau.

Graines de Concombre.

Cucumis *sativus* Lin.
Odeur, aucune.
Saveur, celle des amandes , cependant plus grasse.
Vertu, tempérante ; elles enveloppent aussi l'acrimonie.
Usage ; pour les émulsions rafraîchissantes.
On introduit aussi dans l'anus un morceau de concombre pour arrêter le trop grand flux des hémorrhoïdes.
Dose : graine, *une once*. Faites une émulsion avec *une livre* d'eau.

Graine de Pavot blanc.

Papaver *somniferum* Lin.
Odeur, aucune.
Saveur, celle des amandes , un peu grasse.
Vertu, nutritive , nullement somnifère , & propre à envelopper l'acrimonie.
Usage : pour les émulsions.

Dose ; graine, *une once.* Faites une émulsion avec *une livre* d'eau.

Chenevis.

Cannabis *sativa* Lin.
Odeur, presque aucune.
Saveur, un peu fade.
Vertu, émolliente, propre à envelopper les acrimonies.
Usage : on en ordonne l'infusion dans les cas de gonorrhée, & de dysurie inflammatoire.
Dose ; graine, *demi-once ;* eau, *quatre onces.* Faites une émulsion, ou faites une infusion avec *six onces* d'eau.

Lait de Vache.

C'est le chyle dont la sécrétion s'est faite dans le mamelles de l'animal.
Odeur, aucune.
Saveur, douceâtre, particulière.
Vertu, nutritive, anti-scorbutique, propre à envelopper l'acrimonie.
Usage : dans les affections scorbutiques, le marasme, à la suite d'un ulcère ou d'une hémorrhagie, ou dans les cas de cancer.

Crême acidule du Lait.

Odeur, aucune.
Saveur, acidule.
Vertu, rafraîchissante, propre à envelopper les acrimonies.
Usage : dans les cas où l'œsophage a été brûlé par un aliment qu'on a avalé trop chaud,

ou offenfé par un corps étranger, qu'on y a introduit, j'ai trouvé cette crême très-utile.

Dofe ; on l'avale doucement *par cuillerées.*

HUILEUX.

Huile d'Amandes douces.

C'eft l'huile exprimée des amandes douces.

Odeur , aucune.

Saveur , aucune (*au moins très-foible.*)

Vertu , lubréfiante , propre à procurer du relâchement dans les cas de fpafmes , & à envelopper les acrimonies.

Ufage : dans les cas de fpafmes , de tetanos à la fuite de la bleffure d'un nerf ; dans les cas d'hernie incarcérée , accompagnée de fpafmes ; dans ceux de ftrangurie.

Dofe ; une once jufqu'à *deux ,* & même plus.

Huile d'Olive.

C'eft l'huile tirée des olives par expreffion.

Odeur , prefque aucune , fi elle eft récente.

Saveur , douce , agréable.

Vertu , relâchante , lubréfiante , propre à émouffer les acrimonies.

Ufage : c'eft un fpécifique pour la morfure de la vipère d'Angleterre (1). On pourroit donc effayer quel en feroit l'avantage dans les cas de

---

[1] Et de France. *Voyez* les Mémoires du célèbre Chirurgien Pouteau. L'auteur renvoie auffi à Murray. *Apparat. medic.,* tome 2.

morſure de chien enragé & de l'hydrophobie ſubſéquente.

Doſe ; trois onces juſqu'à *ſix ,* & même plus.

Huile de Lin.

C'eſt l'huile tirée des graines de lin par ex-preſſion.

Odeur , preſque aucune.

Saveur , déſagréable , ranciſſant promptement.

Vertu , lubréfiante , lâchant doucement le ven-tre , & propre à envelopper les acrimonies.

Uſage : ſouvent elle lâche le ventre après que tous les autres remèdes ont échoué dans les cas d'hernie incarcérée , à la ſuite d'un ſpaſme , ou par des excrémens endurcis.

Doſe ; une once & même plus chaque heure.

GÉLATINEUX.

Gelée de Corne de Cerf.

C'eſt la gelée extraite des cornes de cerf.

Odeur , aucune.

Saveur , douce , agréable.

Vertu , nutritive , ſuppléant au défaut de la ſubſtance nutritive.

Uſage : dans les cas de plaies , d'ulcères & de fractures des os , qui ne peuvent ſe guérir vu le défaut d'humeurs néceſſaires , ou la vieilleſſe , ou l'acrimonie des humeurs.

Doſe ; on donne pluſieurs fois par jour *une demi-once* de cette gelée dans *ſix onces* de bouillon de bœuf.

Jaune d'Œuf.

Vitellus *ovi gallinacei* Lin.

Odeur, aucune.

Saveur, douceâtre.

Vertu, nutritive, ſavonneuſe, fondant la bile épaiſſe

Uſage ; elle réſout le gonflement de la véſi-cule du fiel, cauſé par l'obſtruction du conduit cyſtique rempli d'une bile réſineuſe, ou bouché par une pierre bilieuſe.

Doſe. On donne un œuf entier, *blanc &* *jaune*, crud, délayé dans une demi-livre d'eau froide. On réitère cette doſe pluſieurs fois par jour.

Bouillon de Vipère.

Coluber *vipera* Lin. ou Coluber *berus* Lin.
Ce bouillon ſe fait avec le poulet & la vipère.
Odeur, aucune.
Saveur, très-gélatineuſe.
Nature, gélatineuſe & alkaline.
Vertu, nutritive, anti-acide, ſudorifique, très-réſolutive.

Uſage : pour les affections cutanées, la lèpre, le ſpina-ventoſa.

Doſe. On coupe & l'on jette la tête & la queue d'une vipère. On fait bouillir la vipère écorchée dans *deux livres* de bouillon de poulet, en rédui-ſant à *une livre ;* & l'on prend cette décoction le matin, réitérant cette doſe tous les jours pen-dant trois ſemaines.

INSIPIDES.

Eſquine.

Smilax china. Lin.
Odeur & Saveur, preſque aucune.

Vertu, purifiante, tempérante, enveloppant les acrimonies.

Usage ; elle fournit une décoction rouge, sans saveur, & que chacun peut adapter à son propre goût en y mêlant ce qu'il juge à propos. On la prend pour boisson ordinaire (1) dans les cas de maladies occasionnées par l'acrimonie des humeurs.

Dose : racine, *une once.* Faites-la bouillir dans *une livre* d'eau : réduisez à demi-livre.

Sarsepareille.

Smilax *sarsaparilla* Lin.
Odeur, presque aucune.
Saveur, farineuse, un peu amère.
Vertu ; en vertu de son principe amylacé & amer, elle devient dépurative, résolutive.

Usage : la décoction est d'un usage ordinaire dans les maladies vénériennes (2), les tumeurs rhumatisantes, arthritiques, l'ulcère cancéreux du nez. On mêle de la poudre de sarsepareille dans les alimens fluides qu'on donne aux enfans attaqués de virus vénérien.

---

[1] Il est bon de prévenir les jeunes chirurgiens que la squine fatigue & dérange même l'estomac si on en continue l'usage. L.

[1] Cette seule décoction a plusieurs fois guéri des maux vénériens rebelles à tous les autres médicamens ; mais la sarsepareille qu'on vend, n'est que trop souvent mêlée de mauvais autres bois, par une cupidité frauduleuse ; & voilà pourquoi elle ne produit pas toujours l'effet qu'on en attend. La vraie sarsepareille se peut réduire, en grande partie, en une espèce de poudre farineuse par la trituration ; ce qu'on ne peut faire avec les autres bois qui y sont mêlés. L.

Dose : farfepareille , *trois onces ;* faites bouillir dans *trois livres* d'eau , pour en boire *deux li-*
vres tous les jours.

Léche du Sable.

Carex *arenarius* Lin. *La racine.*
Odeur de la racine , aucune.
Saveur , graminacée.
Vertu : elle a , dans les cas de maladies vénériennes , la même vertu que la farfepareille.
Ufage : dans les cas de maladie vénérienne.
Dofe ; deux onces de racine , bouillies dans
deux livres d'eau , réduites à *une livre & demie ,*
pour en prendre de temps en temps le long du
jour. On peut même en faire fa boiffon aqueufe
ordinaire.

Racine d'arrêt de Bœuf.

Ononis *fpinofa* Lin.
Odeur , légumineufe , un peu fétide.
Saveur , légumineufe , comme celle de pois
fec.
Vertu , apéritive , diurétique , & quelquefois
fort purgative.
Ufage : dans les cas d'ifchurie calculaire (1) ,
de farcocèle & d'hydrocèle.
Dofe ; en poudre on la prend à la dofe d'*une*

____

(1) Selon Bergius, *mat. med.* , t. 1 , p. 600, la décoction
de cette racine a procuré un grand foulagement dans une
ifchurie calculeufe. Le même avance qu'il a vu un farcocèle
fe réfoudre , par ce moyen , dans un vieillard. Acrel a auffi
vu trois hydro-farcocèles guéris par cette décoction ; & moi
je l'ai vue deux fois utile dans les cas d'hydrocèle.

dragme chaque jour. On en fait la décoction en jetant *une once* de racine dans *quatorze onces* d'eau pure. On prend cette dose tous les jours.

Scorzonère.

Scorzonera *Hispanica* Lin.
Odeur, aucune.
Saveur, un peu insipide, douceâtre.
Vertu, apéritive, tempérante.
Usage : pour boisson ordinaire dans plusieurs maladies chirurgicales.
Dose ; une once de racine bouillie dans *une livre* d'eau, réduite à *demi-livre.*

Bardane.

Arctium *Lappa* Lin. *La racine.*
Odeur, presque aucune.
Saveur, presque amère.
Vertu, dépurative, diurétique, diaphorétique.
Usage : pour les tumeurs arthritiques, rhumatisantes, les ulcères anciens des jambes, les maladies vénériennes, le gravier des reins & de la vessie.
Dose ; une once de la racine bouillie avec *une livre* d'eau réduite à *demi-livre.*

Chou blanc.

Brassica *oleracea* Lin.
Odeur, aucune.
Saveur, légumineuse.
Vertu, anti-scorbutique.
Usage : le chou aigre est un excellent moyen pour éviter ou pour guérir le scorbut, comme je l'ai vu par expérience, prescrit même crud. *Voyez*

auſſi Pringle , Moyens de conſerver la ſanté des gens de mer.

Doſe. On en prend deux poignées tous les jours, & on les mange avec ou ſans vinaigre de vin comme une ſalade ; ou l'on fait cuire une poignée de choux frais avec une livre de bouillon de bœuf, qu'on réduit à *une demi-livre*, pour prendre cela en boiſſon.

Pied de Loup.

Lycopodium *clavatum* Lin. ou *Plicaria*.

Odeur, preſque aucune.

Saveur, foible.

Vertu. On le croit ſpécifique pour la *plique* de Pologne.

Uſage : dans cette maladie.

Doſe. Les Polonois font une décoction de *lyco-podium* & de *branche urſine* ; ils y ajoutent du *le-vain*, & prennent cela pour boiſſon ordinaire.

Penſée.

Viola *tricolor* Lin. *Jacea tricolor*.

Odeur, agréable, approchant de celle de la fleur d'orange.

Saveur, viſqueuſe, agréable.

Vertu de l'herbe fraîche, preſque vomitive, laxative : ſèche, elle eſt dépurative, diurétique.

Uſage : pour la croûte lactée des enfans, & les maladies qui en réſultent, c'eſt un ſpécifique. L'uſage de ce remède continué pendant huit jours, fait pouſſer nombre de boutons, même ſur le corps de ceux qui n'en avoient pas auparavant. Toute la face ſe couvre d'une croûte très-épaiſſe ; ce dont il eſt néceſſaire de prévenir les père & mère avant que cela paroiſſe. L'urine qui n'avoit auparavant aucune odeur , contraĉte dès-lors une puanteur ſemblable à celle de l'urine de chat.

Doſe : herbe nouvelle & ſèche , *une once ; eau, une livre.* Faites-les bouillir enſemble. On peut enſuite y mêler du lait, ou employer la plante en poudre que l'on fait bouillir à la doſe d'une dragme dans du lait : on réitère cela tous les jours.

Bugloſe.

Anchuſa *officinalis* Lin. *La racine.*
Odeur & Saveur , aucune.
Extrait , un peu amer.
Vertu , propre à la teinture en rouge ; réſolutive , à ce qu'on croit.
Uſage : on faiſoit autrefois avec ces racines un *onguent potable rouge* , auquel on attribuoit la vertu de diſcuter le ſang coagulé & ſtagnant après une contuſion. On faiſoit donc macérer de ces racines dans le vin rouge : on les en tiroit pour les mêler avec du beurre frais pour les faire cuire enſemble ; mais ce prétendu remède interne peut être très-préjudiciable en ranciſſant.

On a auſſi cru que les ulcères invétérés pouvoient ſe deſſecher au moyen de ces racines.

Doſe de l'onguent. On en donnoit juſqu'à *une once* dans un véhicule chaud.

Chêne marin.

Fucus *véſiculoſus* Lin.
Odeur , forte , particulière.
Saveur , légèrement ſalée.

Vertu , réfolutive , feptique , anti-fcrophu-
leufe.

Ufage : fes véficules contiennent une liqueur
dont on frotte les glandes tuméfiées ; ce qui fait
bientôt difparoître la tumeur. On en prépare un
aliment utile pour les cochons qui font fcrophuleux. Cette plante marine brûlée & réduite en
poudre dans un vaiffeau couvert , eft appelée
éthiops végétal : on en recommande beaucoup
l'ufage pour les endurciffemens des glandes & les
écrouelles. Il convient auffi dans la dyfphagie
(*difficulté d'avaler*) glanduleufe de l'œfophage.

Dofe. Depuis *une dragme* jufqu'à *deux.*

S A V O N N E U X.

Savon de Venife.

C'eft une maffe folide , formée d'huile d'olive ,
d'alkali fixe aiguifé par le moyen de la chaux
vive.

Le favon préparé à froid vaut mieux pour
l'ufage interne , parce que la coction du favon
le rend fujet à rancir.

Odeur , non abfolument défagréable.

Saveur , graffe , falée.

Vertu , apéritive , déterfive , fondante.

Ufage : pour le skirre , les tumeurs laiteufes
des mamelles , les écrouelles , la pierre (1).

Dofe. Depuis *deux dragmes* jufqu'à *trois en pilules.*

---

(1) Bergius a vu un feptuagénaire prendre tous les jours
pendant dix ans , une demi-once de favon uni aux amers , &
une demi-livre d'eau de chaux avec un peu de lait , pour
caufe de calcul. Il s'en trouva très-foulagé. Ce vieillard , loin
de maigrir , avoit bon appétit , devint gras & plus vigoureux.

Saponaire.

Saponaria *officinalis* Lin. *L'herbe* & *la racine.*
Odeur, presque aucune.
Saveur, un peu visqueuse & un peu amère.
Vertu, savonneuse, détersive, ôtant les taches du linge.
Usage : pour les obstructions des glandes ; les tumeurs arthritiques, rhumatisantes ; on la joint aux traitemens mercuriaux ; on l'emploie aussi dans les maladies vénériennes.
Dose de l'herbe, une *pincée* qu'on fait infuser dans *une livre* d'eau.
Dose de la racine, une *demi-once* qu'on fait bouillir avec *une livre* d'eau, & réduire à *quatre* onces.

LÉGÈREMENT ACRES.

Becabunga.

Veronica *Becabunga* Lin. *Les feuilles.*
Odeur, foible.
Saveur, amère, un peu styptique, un peu âcre.
Vertu, anti-scorbutique.
Usage : pour les ulcères scorbutiques & le retirement des jambes.
Dose. Le jus à la dose de *deux* ou *trois onces* dans un bouillon ou dans le petit-lait.

Cochlearia.

Cochlearia *officinalis* Lin. *L'herbe.*
Odeur, tenant de celle du cresson, foible.
Saveur, un peu amère, poignante dans la bouche & la gorge.

Vertu, anti-scorbutique, diurétique.

Usage : c'est le meilleur des remèdes dans les maladies scorbutiques.

Dose. Le suc de la plante fraîche, se donne jusqu'à *trois onces* avec un bouillon de bœuf, ou bien l'on fait cuire de l'herbe fraîche, la même dose, avec une livre de bouillon, qu'on réduit à *dix onces*. On donne aussi la graine à la dose *d'une dragme* dans un électuaire.

Cresson alénois.

Lepidium *sativum* Lin. *L'herbe.*

Odeur de l'herbe fraîche & écrasée, vaporante.

Saveur, un peu amère, âcre, échauffant la gorge.

Vertu, fondante, diurétique, anti-scorbutique.

Usage : dans les affections scorbutiques.

Dose; une poignée. On la mange tous les jours crue & seule, ou en y joignant la laitue. On peut aussi faire cuire la même quantité avec *une livre* de bouillon, qu'on réduit à *dix onces*; ou l'on en prend la poudre dans un électuaire.

Cresson crépu.

Nasturtium *hortense, crispum*, Lin. *L'herbe.*

Odeur, foible.

Saveur, plus agréable que le précédent, quoique plus âcre, & accompagné de certaine arrière saveur douce.

Vertu & *Usage* : les mêmes que du précédent.

Cresson de fontaine.

Sisymbrium *nasturtium* Lin. *L'herbe.*

Odeur, foible.

Saveur,

Saveur, un peu amère & légèrement âcre.

Vertu, anti-scorbutique.

Usage : dans les maladies scorbutiques.

Dose. On peut en donner le suc à la dose de deux à trois onces, mêlé avec du suc d'orange, de becabunga, d'oseille ; ou l'on en fait bouillir une poignée avec une livre de bouillon, qu'on réduit à dix onces ; ou l'on en donne la graine à la dose d'une dragme dans un électuaire.

Herbe de Sainte Barbe.

Erysimum *Barbarea* Lin. ou *Cresson d'hiver*.

Odeur, presque celle du chou.

Saveur, un peu amère, un peu âcre.

Vertu, anti-scorbutique : les feuilles se maintiennent vertes tout l'hiver sous la neige.

Usage : dans les maladies scorbutiques.

Dose. On en mange tous les jours quelques poignées en salade.

Kali ou Soude.

Salicornia *herbacea* Lin. *L'herbe.*

Odeur, aucune.

Saveur, salée, un peu mordante.

Vertu, anti-scorbutique.

Usage : dans les maladies scorbutiques.

Dose : confite dans le vinaigre, elle se garde bien pendant l'hiver, & se mange comme salade.

Raifort.

Cochlearia *armoracia* Lin. *La racine.*

Odeur, poignante, pénétrante, affectant les yeux.

Saveur, âcre, chaude, poignante, souvent

R

tirant fur l'amer, irritant les narines, les yeux, les poumons.

Cette racine *cuite* ou sèche n'a plus de vertu.

Vertu, anti-fcorbutique, diurétique, incifive.

Ufage : dans les maladies fcorbutiques, les tumeurs arthritiques (1) & œdémateufes.

Radis.

Raphanus *niger* Lin. *La racine.*

Odeur, un peu vaporante.

Saveur, âcre, un peu chaude, fur-tout l'écorce.

Ufage : pour le fcorbut.

Dofe. On en mange plufieurs racines tous les jours avec l'écorce.

Ail.

Allium *fativum* Lin.

Odeur, vaporante, forte.

Saveur, âcre.

Vertu, diurétique, anti-fcorbutique, emménagogue.

Ufage : dans les affections fcorbutiques, œdémateufes.

Dofe. On en mange foir & matin *une* & peu à peu *deux gouffes* pendant plufieurs femaines ; ou l'on en prend une dans un électuaire ; ou l'on en fait cuire trois gouffes dans demi-livre de bouillon qu'on réduit à fix onces.

Alliaire.

Eryfimum *alliaria* Lin. *L'herbe.*

______

(1) Bergius y a obfervé une vertu anti-arthritique : moi, j'y ai obfervé une vertu anti-hydropique.

Odeur, du chou.

Saveur, l'herbe fraîche a comme la saveur de l'oignon & du cresson ; elle est un peu amère. L'herbe sèche n'a presque aucune vertu.

Vertu, anti-scorbutique, diurétique.

Usage : pour le scorbut.

Dose. On en fait infuser une poignée dans six onces d'eau.

Fleurs d'Arnique.

Arnica *montana* Lin. *Bétoine des montagnes.*

Odeur des fleurs, forte & faisant éternuer.

Saveur, un peu âcre.

Vertu, résolutive, irritant les nerfs & les vaisseaux du cerveau, diurétique, diaphorétique, emménagogue, quelquefois émétique.

Usage : dans les cas de commotion (1) violente au cerveau, ou à tout autre viscère.

C'est pourquoi on l'appelle *la panacée des chûtes.* On l'emploie dans les cas d'amaurose, de tumeurs rhumatisantes chroniques, & de tumeurs, avec fièvre, de l'abdomen ; enfin pour la paralysie.

La racine s'emploie dans les cas de diarrhée colliquative, causée par la résorption du pus d'un ulcère ou d'une plaie.

Dose : il faut commencer par une petite dose,

____

(1) J'ai guéri avec l'infusion de fleurs d'Arnique, une paralysie résultante d'une violente commotion du cerveau, & une paraplégie avec rétention des selles & des urines à la suite d'une contusion de l'épine du dos. Dans un autre sujet, j'ai guéri par le même remède une paralysie de la vessie.

de peur que ces fleurs ne caufent du trouble à l'eſtomac.

Ainſi on commencera par *une dragme* de fleurs qu'on fera infuſer tous les jours dans *une livre* d'eau chaude ou de petite bière, & on augmentera la doſe des fleurs juſqu'à *demi-onçe*.

La racine ſe donne depuis *un ſcrupule* juſqu'à *une dragme* en infuſion.

Racine de Domte-venin.

Aſclepias *vincetoxicum* Lin. *Hirundinaria.*
Odeur, de la racine, forte, nauſéabonde.
Saveur, un peu âcre.
Vertu, réſolutive, diurétique.
Uſage : dans les différens cas d'écrouelles, la décoction a été utile.
Doſe : Racine, *un ſcrupule* ou *une demi-dragme* en poudre : *deux dragmes* en décoction avec *demi-livre* d'eau, ou en infuſion.

A C R E S.

Racine de Colchique.

Colchicum *autumnale* Lin.
Odeur, de bouc en été, irritant les narines & la gorge.
Saveur, âcre, rongeant la langue & la gorge, y cauſant de la roideur, & long-temps adhérente.

Mais en automne cette racine a beaucoup moins de force ; elle a même une ſaveur comme farineuſe.
Vertu, diurétique, réſolutive.
Uſage : le vinaigre ou l'oxymel colchique, ſe donne pour les tumeurs hydropiques & œdé-

mateufes. J'en ai vu deux fois de bons effets dans le cas d'hydrocèle & d'hydropifie articulaire.

Dofe : oxymel colchique (1) , une *demi-once* ou *une dragme* par jour.

Vinaigre colchique , dans une potion appropriée.

Squammes de Squille.

Scilla *maritima* Lin.

Odeur des fquammes récentes, prefque aucune.

Saveur , âcre , fort amère , nauféabonde. La faveur des fquammes sèches eft amère & moins âcre.

Vertu , incifive , diurétique ; quelquefois émétique, hydragogue. Si elle fufcite quelques foibles naufées , elle eft plus diurétique.

Ufage ; on la donne dans les cas de tumeurs œdémateufes.

Abus. La fquille continuée trop long-temps , détruit les forces de l'eftomac & l'appétit ; elle eft encore nuifible lorfque le foie eft skirrheux , que les fujets fentent des ardeurs d'entrailles ; dans les cas d'afcite & de tumeurs œdémateufes , accompagnées de pouls dur.

Dofe : poudre récente , *quatre grains* avec *un fcrupule* de fel de duobus ; poudre sèche , *douze grains* dans un électuaire.

Oxymel fcillitique , depuis *une once* jufqu'à *une once & demie*.

---

(1) Je voudrois qu'on profcrivît à jamais le colchique de la médecine. De pareils remèdes ne font pas faits pour le corps humain. Il y a environ fix ans qu'un malade fut empoifonné par une dofe très-foible de colchique en potion. L.

Vin scillitique. Faites infuser *demi-once* de squille dans *deux livres* de bon vin (1), pour en prendre soir & matin *demi-once*.

Aconit.

Aconitum *napellus* Lin.
Odeur, forte.
Saveur, herbacée.
Vertu, fondante, anti-fluxionnaire ; mais vénéneuse, ou causant de fortes tranchées (2) à trop grande dose.
Usage : dans les cas de tumeurs arthritiques, rhumatisantes, œdémateuses, survenues à la suite d'une fièvre intermittente.
Dose. Extrait, depuis *un grain* jusqu'à *douze*, deux fois par jour avec du sucre. (*Gardez-vous de suivre ce conseil.* L.)

Grenouillette ou Renoncule de marais.

Clematis *erecta* Lin.
Odeur, foible.
Saveur, âcre, mordant la langue & la gorge.
Vertu, purgative, diurétique, sudorifique, fondante.

---

(1) Il faut nécessairement du vin d'Espagne pour faire cet oxymel, si l'on veut en tirer un avantage décisif. L.

(2) D'après les détails de plusieurs observateurs, on doit trembler en prescrivant l'aconit intérieurement. Pour moi, je l'ai vu causer une paralysie incurable des extrémités inférieures. Les habitans du Nord ont des estomacs de cheval. Laissons-leur goûter les rêveries de Storck, & user de ces plantes vénéneuses. L.

Usage : dans les cas de maladies vénériennes, de douleurs nocturnes des os (1).

Dose : *deux dragmes* infusées dans *une livre* d'eau, pour en boire un verre deux ou trois fois par jour. *La poudre* se prend à la dose de trois grains avec du sucre, deux fois par jour. On use de même de l'extrait.

Coquelourde.

Anemone *pratensis* Lin. *Pulsatilla nigricans.*

Odeur, presque aucune.

Saveur, âcre, adhérente à la gorge.

Vertu, diurétique, irritante, emménagogue.

Usage : on en recommande l'extrait dans les maladies des yeux, l'amaurose, le pannus.

Dose : depuis *un grain* jusqu'à *un scrupule*, en augmentant peu à peu, & en y joignant du sucre.

Racine de Garou.

Daphne *Thymelæa* Lin. *Mezereum.*

Odeur, aucune.

Saveur, très-âcre, brûlant la gorge, si cette racine est mâchée pendant quelque temps.

Vertu, désobstructive, quelquefois très-violemment émétique.

Usage : on en a ordonné la décoction dans les cas de tumeurs dures vénériennes, de douleurs nocturnes, de tumeurs dures des amygdales, des testicules, du col, des parotides (2).

Dose : faites bouillir dans *quatre livres* d'eau,

---

(1) Il faut être prudent dans l'usage de cette plante. L.

(2) Quoi qu'en ait dit Ruffel, *Medic. observ. and inquir.* tom. 3, je pense avec Spielmann, qu'on ne doit jamais introduire cette substance dans le corps. L.

deux dragmes de racine de garou , *trois onces* de
falfepareille ; réduifez à *deux livres*. On boit quatre
fois par jour une *demi-livre* de cette décoction.

Sabine.

Juniperus *fabina* Lin. *L'herbe.*
Odeur , fétide , forte.
Saveur , un peu amère.
Vertu , diffolvante , emménagogue.
Ufage : dans les maladies qui réfultent de la
rétention ou fuppreffion des règles (1). Il faut effayer ce que peut faire cette herbe dans les cas
de carie.
Dofe : *demi-dragme* de l'herbe en poudre ; *demi-
once* de l'herbe cuite avec *livre* ou *livre & demie*
d'eau ; on en prend la décoction.

DOUX.

Miel Vierge.

On l'appelle miel vierge , parce qu'il découle
de lui-même des rayons.
Odeur , vaporante , non défagréable.
Saveur , douce , foiblement acrimonieufe.
Vertu , déterfive , réfolutive , réfiftant à la putréfaction , maturative , lâchant un peu le ventre ,
diurétique à certain degré , favorifant l'expecto-
ration , confolidante.
Ufage : pour guérir les ulcères des jambes &
des autres parties.
Dofe : on en prend tous les jours avec du lait ,
depuis *une once* jufqu'à *deux*.

---

(1) *V.* Freind *Emmenolog.* & Home , *Effais cliniques.*

Sucre.

Saccharum *officinarum* Lin.

Sel essentiel tiré de la canne à sucre, composé d'un acide particulier & de phlogistique.

Odeur, aucune.

Saveur, très-douce & très-sapide.

Vertu, savonneuse, fondante (1), relâchante, anti-septique.

Usage : depuis une once jusqu'à trois ou quatre & plus, par jour.

Carotte jaune.

Daucus *carota* Lin. *Racine.*

Odeur de la racine fraîche, légèrement aromatique, non désagréable.

Saveur, douceâtre, foiblement aromatique.

Vertu, nutritive, apéritive, anti-scorbutique (2).

Usage : dans les cas de cancer, de maladies scorbutiques, c'est une bonne nourriture.

Dose : une ou deux carottes, selon la grosseur.

Raisins secs.

Odeur, aucune.

Saveur, foiblement acidule & douce.

Vertu, anti-bilieuse, anti-scorbutique, rafraîchissante.

---

(1) Un hydropique désespéré mange une livre de sucre, vide toutes ses eaux, est guéri par ce moyen. Peut-on le réitérer en pareil cas ? L.

(2) L'auteur pouvoit ajouter anti-ictérique. L'usage des carottes crues a été on ne peut plus utile à une femme affectée d'un ictère presque noir. Quelques légers purgatifs ont facilité sa guérison. L.

Usage : on en ordonne la décoction dans les maladies bilieuses, scorbutiques, œdémateuses, avec la crême de tartre, & avec le nitre dans les maladies inflammatoires.

Figues sèches.

Ficus *carica* Lin.
Odeur, presque aucune.
Saveur, douce, mielleuse.
Vertu, édulcorante, émolliente.
Usage : la décoction des figues avec la crême de tartre, est un excellent acidule dans les maladies pour lesquelles nous venons de prescrire les raisins secs.
Dose : la décoction d'*une once* de figues dans une *demi-livre* d'eau.

Suc de Bouleau.

Lympha *Betulæ albæ* Lin.
On perce cet arbre avec une tarière au printemps (1), & il en découle cette humeur aqueuse.
Odeur, aucune.
Saveur, douceâtre.
Vertu, anti scorbutique, diurétique.
Usage : pour le scorbut, la gale & autres affections cutanées.
Dose : on boit ce suc au printemps à la dose d'*une livre.*
On recommande l'extrait des feuilles de bouleau pour l'érysipèle chronique & les tumeurs arthritiques.

____

(1) Il faut faire le trou très-profond. **L.**

N A R C O T I Q U E S.

Opium.

Papaver *somniferum* **Lin.**

C'est le suc résino-gommeux qui dégoutte des têtes incisées de pavot.

Odeur de l'opium oriental, très-forte, narcotique.

Saveur, nauséabonde, un peu amère, causant de la chaleur aux lèvres, à la langue & au palais.

Vertu, anodyne, à petite dose; somnifère, à plus forte dose, & ensuite diaphorétique, resserrant le ventre ; à trop forte dose, un vrai poison.

Usage : l'opium convient dans tous les cas de trop grande irritabilité du système nerveux. Ainsi on peut l'administrer (*avec la prudence requise*) dans tous les cas de douleurs, de veilles continues, de convulsions, de spasmes, de tetanos (1), ou de tous les symptômes causés par une blessure, par un ulcère douloureux, qui *vellique* & attaque un nerf.

Ainsi, l'on fera prendre l'opium quelques heures avant & après les grandes opérations chirurgicales, aux sujets grièvement blessés. On le donne avec de l'huile ou une émulsion , dans

---

(1) L'ouvrage anglois *Medical. obs. and Inquir.* présente nombre de cas, de sujets pris de *tetanos* résultant d'une blessure, & guéris par l'opium. Théden & moi, nous joignons le quinquina à l'opium dans les cas de *tetanos* des blessés, résultant de la putridité. Si le tetanos vient du refroidissement du blessé ; on peut joindre le sel volatil de corne de cerf à l'opium. D'autres habiles praticiens soutiennent l'effet de l'opium par des frictions mercurielles. Quelques autres joignent le musc à l'opium.

l'intention de calmer l'irritabilité des nerfs, caufée par l'excès de la crainte.

L'opium convient dans tous les cas de tumeurs
inflammatoires qui ne font que commencer. On
le donne alors avec du nitre, fi les premières
voies font nettoyées, & fi l'on a tiré du fang ;
mais il eft nuifible s'il y a de la fièvre, ou pléthore, ou faburre quelconque.

C'eft enfin un remède très-efficace dans les cas
de gangrène sèche, de celle des orteils, de maladies vénériennes (1), d'incarcération fpafmo-
dique d'une hernie, d'hydrophobie, de diarrhée
fymptomatique dans les maladies chirurgicales.

Dofe : un grain fuffit le plus fouvent ; mais
dans le cas de tetanos, les fujets foutiennent une
forte dofe d'opium fans affoupiffement & fans aucun mauvais fymptôme ; ainfi l'on peut en donner
un grain toutes les deux heures (2).

Laudanum liquide de Sydenham. On en donne
cinq gouttes, qui contiennent un grain d'opium.

------

(1) Schœpff, dans fon ouvrage Allemand fur la vertu
de l'opium dans les maladies vénériennes, p. 7, dit avoir
guéri, par ce moyen & fans mercure, des ulcères & autres
maux vénériens. Il ajoute que l'opium dont les Orientaux
font un fi grand ufage, eft la caufe pour laquelle la vérole
eft fi rare chez eux.

(2) Si l'opium produit quelque effet dans le cas de tetanos, ce n'eft qu'à forte dofe. Farr a fait prendre jufqu'à
36 grains d'opium en un jour. Winflow a donné toutes
les trois heures 26 gouttes de laudanum liquide de Sydenham. White a fait prendre 317 grains d'opium en cinq
femaines, avec tous les fuccès. Il eft étonnant que les fujets
affectés de tetanos, foutiennent la plus forte dofe d'opium
fans aucune incommodité.

Poudre anodyne de Dover.

℞. Opium,
Ipécacuanha, } de chaque *deux grains.*
Tartre vitriolé,
Nitre, } de chaque *huit grains.*

Mêlez bien. On prend cela en une dose.

L'ipécacuanha mitige l'opium au point que ce narcotique peut, par ce moyen, s'adminiſtrer à forte doſe. C'eſt pourquoi cette poudre devient un excellent ſudorifique, qu'on recommande pour faire ceſſer les ſymptômes réſultans d'une commotion au cerveau.

Juſquiame noire.

Hyoſcyamus *niger* Lin. *L'extrait.*

Odeur, narcotique, de tabac.

Saveur, narcotique, douceâtre, un peu mucilagineuſe.

Vertu, narcotique, anti-ſpaſmodique. Il agit comme l'opium, mais ſans reſſerrer autant le ventre.

Uſage : dans les cas de tetanos & de convulſions après la léſion d'un nerf.

Doſe : l'extrait ſe donne depuis *un grain* juſqu'à *cinq*, deux fois par jour.

Juſquiame blanche.

Hyoſcyamus *albus* Lin. *L'extrait.*

Odeur, narcotique, celle du tabac.

Saveur, narcotique, un peu mucilagineuſe.

Vertu, narcotique, mais plus douce que celle de la juſquiame noire.

Usage ; on en recommande l'extrait pour la cataracte commençante (1).

Dose : depuis un *demi-grain* jusqu'à la dose que peut en supporter le sujet sans mauvais symptômes, & qu'on n'observe pas de séchereffe à l'œsophage ou aux narines.

Ciguë.

Conium *maculatum* Lin. *L'extrait.*

Odeur, fétide, de rat.

Saveur, un peu aromatique, un peu nauséabonde.

Vertu, réfolutive, anodyne, diurétique, favorifant la fuppuration.

Usage : dans les cas d'écrouelles, de cancer fcrophuleux (2), d'ulcères fordides, d'affections cutanées, de tumeurs rhumatifantes, de gonorrhée, de fleurs blanches, d'impuiffance, de cataracte commençante, de farcocèle, de fpina-ventofa, de maux vénériens invétérés, d'ozène, de polype du nez (3).

Dose : l'extrait (4) fe donne à la dofe d'une demi-dragme tous les jours.

Les feuilles en poudre fe prennent à la dofe de trois grains, en augmentant avec un fcrupule de fucre. Le fuc exprimé fe prend à la dofe de

---

(1) Sauvages, *Nofolog.* tom. 1e, dit qu'il en a vu l'avantage par plufieurs expériences ; & Molinelli dit avoir vu cet extrait très-utile, combiné avec le mercure doux.

(2) Birchen dit que la ciguë devient nuifible dans le cas de vrai cancer; mais que dans le cas de cancer fcrophuleux, elle a produit une guérifon complette.

(3) *Voyez* Hautefierck, Recueil d'obfervations, tom. 2.

(4) Jamais on n'a de fi bons fuccès de l'extrait de ci-guë, qu'en y joignant celui de piffenlit. .

deux petites cuillerées tous les jours. On fait de la poudre les pilules suivantes.

♃. De Ciguë , (*l'herbe*)   *demi-once.*
　　Savon de Venise ,   *deux dragmes.*
　　Syrop d'écorce d'orange ,   *quantité suffis.*

Faites des pilules de *deux grains* , pour en prendre *cinq* soir & matin.

Racine de Belladona.

Atropa Belladona Lin. *Solanum furiosum.*
Odeur , à peine aucune.
Saveur , un peu âcre , un peu narcotique.
Vertu , narcotique , anti-spasmodique , sudorifique ; à trop forte dose c'est un vrai poison (1). Les feuilles ont moins de vertu que la racine.

Usage : on la regarde comme spécifique contre la morsure d'un chien enragé ; elle guérit en suscitant une sueur générale , ou une inflammation dans la partie mordue. On la recommande dans les cas de cancer (2).

Doses : dans le cas de morsure d'un chien enragé (3).

Racine, *Quinze grains* pour un adulte.
　　Cinq grains pour un enfant de six ans.
　　Trois, ou *trois grains & demi* pour un enfant de quatre ans.

----

(1) Il faut même bien se garder d'en recevoir la poudre par les narines. L.

(2) Munch présente nombre de guérisons de cancers ouverts & occultes dans l'ouvrage Allemand *Hann. Magazin.* dans les années 1767 , 1768 , 1769.

(3) Ne vous fiez pas trop à ce remède , dans les cas de morsure de chien enragé L.

On fait prendre la première dose le matin, ou dans de l'eau ou dans de la bière. La seconde dose se donne quarante-huit heures après. La troisième & quatrième après ce même intervalle deux & trois fois.

Pour les bestiaux, la dose de *dix-sept grains* suffit ; mais il faut les priver de manger pendant douze heures.

Extrait : il se donne à la dose de *douze grains*.

Les feuilles : on en fait infuser depuis *deux grains* jusqu'à cinq dans une livre d'eau.

Pilules.

℞. Extrait de ciguë, 〉 de chaque
Poudre des feuilles de belladona, 〉 *une dragme.*

Faites-en des pilules *d'un grain* chaque, pour en prendre *cinq* soir & matin.

Solanum ou *Morelle.*

Solanum *nigrum* Lin. *L'herbe.*

Odeur, fétide.

Saveur, fade.

Vertu, anodyne, sudorifique, diurétique ; à trop forte dose, poison.

Usage : dans les cas de carcinome, d'ulcères malins de la peau.

Dose : depuis *un grain* (1), en augmentant avec beaucoup de réserve. On le prend le soir.

––––––––––––––––––––––––––

(1) Ne commencez que par un quart de grain. Je l'ai vu utile dans les cas de taie commençante sur les deux yeux. J'ai ensuite fait couvrir les yeux de blancs d'œufs durs pendant la nuit ; & les yeux de l'enfant âgé de neuf ans, se sont parfaitement guéris. L.

Noix

Noix vomique.

Strychnos *nux vomica* Lin.
Odeur, aucune.
Saveur, très-amère.
Vertu, tonique & narcotique.
Usage : on la donne en boisson dans l'isle de Ceylan, comme spécifique contre la morsure de la couleuvre *Naïa*. On la recommande aussi pour les ulcères scorbutiques, ceux qui dégénèrent en cancer, pour les ulcères dartreux & la rage.
Dose : depuis quatre grains jusqu'à douze, deux fois par jour.

Feuilles de Laurier-cerise.

Prunus *lauro-cerasus* Lin.
Odeur, presque aucune.
Saveur, très-styptique, plus amère que les amandes amères.
Vertu, narcotique, anti-spasmodique, diurétique, vrai poison à trop forte dose, sur-tout pour les animaux.
Usage : l'eau distillée des feuilles est recommandée pour résoudre les skirres & les cancers.
Dose : de 30 à 40 gouttes quatre fois par jour. On l'applique aussi extérieurement.

A M E R S.

Bois amer (1) ou de *Quassia*.

Odeur, aucune.

---

(1) J'en ai parlé un peu puis haut. L.

S

Saveur, très-amère.

Vertu, fortifiante, anti-putride, anti-acide.

Usage : pour l'ulcère de la face, de nature cancéreuse. L'usage interne & externe m'en a paru également avantageux dans ces cas-ci.

Dose : *demi-once* qu'on fait bouillir dans *six livres* d'eau pure, & qu'on réduit à moitié, pour en boire la décoction à la dose de *trois onces* toutes les deux heures.

Racine de Gentiane.

Gentiana *lutea* Lin.

Odeur, foible.

Saveur, très-amère.

Vertu, tonique, anti-putride, stomachique.

Usage : il faut en essayer la vertu dans les cas de morsure d'une vipère. Mais on la recommande en extrait pour les écrouelles de l'enfance(1).

Mouron.

Anagallis *arvensis* Lin. *L'herbe.*

Odeur, aucune.

Saveur, amère & comme acrimonieuse.

Vertu, résolutive, apéritive.

Usage : en vain l'a-t-on recommandé pour guérir la rage (2).

-----

(1) J'ai fait prendre tous les jours à une jeune fille dix grains d'extrait de gentiane : tant qu'elle fut malade, elle le prit avec plaisir ; mais à peine fut-elle guérie, que je ne pus jamais l'engager à en continuer l'usage.

(2) On en a recommandé la décoction dans ce cas-ci ; mais l'expérience n'en a pas prouvé l'avantage ; & l'on ne doit aucunement s'y fier.

Dose : on peut en prendre *deux scrupules* en poudre, deux fois par jour.

Trèfle d'eau.

Menyanthes *trifoliata* Lin. *L'herbe.*
Odeur, aucune.
Saveur, très-amère.
Vertu, tonique, anti-scorbutique.
Usage : dans les cas d'ulcères & autres affections scorbutiques (1).
Dose de l'herbe : une pincée infusée dans *une livre* d'eau.

Eupatoire.

Eupatorium *cannabinum* Lin. *L'herbe.*
Odeur, forte.
Saveur, très-amère.
Vertu, résolutive, diurétique, purgative, quelquefois émétique.
Usage : dans les cas d'enflures & d'ulcères aux jambes, d'hydrocèle, d'ulcères scorbutiques.
Dose : *une pincée* infusée dans *quatre onces* d'eau.

Quinquina.

Cinchona *officinalis* Lin. *Ecorce.*
Odeur, de moisi.

---

(1) Francus, dans son Histoire du Trèfle d'eau, dit qu'il a procuré la guérison du scorbut, pour lequel le cochléaria avoit été inutile. Buchan dit que le suc de ce trèfle est un remède familier aux paysans d'Angleterre, pour les exanthèmes scorbutiques, dont ils sont attaqués au printemps.

J'en ai vu un grand avantage pour une espèce de gale crustacée, qui couvroit le visage d'une jeune femme, à la suite d'un lait repandu. Il n'a plus de vertu étant sec. L.

Saveur, amère, un peu acerbe, adhérente.

Vertu, tonique, anti-septique, anti-fébrile, favorisant la suppuration : *anti-périodique*. (Que veut dire l'auteur par *anti-périodique*. L'entend-il des retours périodiques des fièvres ou de toute autre maladie ? L.)

Usage : dans les cas de gangrène & de maladies putrides en général, comme plaies, ulcères putrides, angine gangréneuse, cancer, ulcères, fistules de l'anus, carie, spina ventosa.

Dans les cas d'écrouelles & de vices scrophuleux ; comme les ulcères, le spina-ventosa, les tumeurs articulaires scrophuleuses, l'ophthalmie scrophuleuse, le skirre scrophuleux des mamelles, des aines, des aisselles, sur-tout en donnant le quinquina avec le mercure ; enfin pour la lèpre (1).

Dans les cas d'ulcères qui suppurent mal, & sont sujets à être suivis de spasmes, (2) ou à dégénérer en gangrène ; lorsqu'il reste une foiblesse ou une irritabilité du corps & des viscères après une commotion violente du cerveau, ou de tout autre viscère.

---

(1) A cette observation d'Herberden, *Transact. Medic.* v. I, j'ajouterai que j'ai vu le quinquina triompher d'une dartre des plus opiniâtres, & de la largeur de la main ; elle étoit alors fixée sur le bras du sujet, qui étoit un soldat attaqué d'une fièvre de long cours ; il prit, de l'avis du Chirurgien major, près de deux livres de quinquina : la fièvre cessa enfin, & la dartre disparut. La fièvre a-t-elle contribué à faire disparoître la dartre ? Je le crois. L.

(2) Bisset, *Essais de Médecine*, dit que les plaies considérables ne se guérissent qu'avec peine en Amérique sans quinquina ; que c'est par ce moyen qu'on garantit des convulsions, si funestes à ceux qui sont blessés dans les climats chauds.

Dans les maladies périodiques fujettes aux retours, comme dans les cas d'odontalgie périodique, de douleur périodique du fourcil, de nyctalopie.

Mais le quinquina ne convient pas lorfqu'il y a décidément inflammation, pléthore, faburre dans les premières voies, ni dans les cas de mortification douloureufe des pieds, à moins qu'on n'y ajoute, pour ce cas-ci, de l'opium ; & pour la mortification infenfible, du fel volatil de corne de cerf.

Dofe. On en donne *un demi-gros* toutes les deux heures, & *un gros* dans les cas de néceffité urgente.

Serpentaire Mungos.

Ophiorrhiza *Mungos* (1) Lin. *Racine.*
Odeur, aucune.
Saveur, très-amère.
Vertu, fortifiante. C'eft un fpécifique contre le ferpent dangereux, qu'on appele le *naja*, & contre le poifon de Macaffar (2).
Ufage : ceux qui font mordus de ce ferpent doivent la prendre broyée dans du vin, & en répandre en poudre fur la morfure.

---

(1) *Voyez* Adanfon, t. 2, p. 225. Cette racine indigène d'Amérique, nous vient par petits morceaux, de la groffeur du petit doigt environ ; elle eft contournée, ftriée, fauve au dehors, blanche en dedans ; d'une faveur d'abord un peu falée, enfuite amère. Les habitans s'en fervent avec fuccès, contre la morfure des ferpens, fur tout du ferpent couronné ou à lunettes. Adanfon y ajoute, contre celle des fcorpions & des chiens enragés. L.
(2) Ville de l'île de Célèbes. L.

La belette ou Vivegra *Ichneumone* de Linnée, va dévorer de cette racine, si par hasard elle est mordue du naïa, selon M. Jacquin, dans son Recueil des Plantes choisies de l'Amérique, page 232 (1).

Dose. On donne cette racine en poudre, à la dose d'une *demi-dragme* jusqu'à *une dragme* dans du vin.

Aristoloche Serpentaire.

Aristolochia *anguicida* Lin. *La racine.*

(Cette espèce d'aristoloche croît dans la Virginie & la Caroline ; elle est d'un grisde fer extérieurement, blanchâtre en dedans. On y observe certaine odeur analogue au camphre ; elle rend un peu d'huile étant fraîche. L.)

Odeur, nauséabonde.

Saveur, amère, (*un peu âcre.* L.)

Vertu, contre la morsure de certains serpens.

L'odeur est si offensive pour les serpens, qu'ils fuient à la présence seule de la racine. Le suc de la racine mâchée, mêlé avec la salive, insinué à la dose d'une goutte dans la gueule d'un serpent, l'enivre au point qu'on peut le manier impunément pendant quelque temps, & plusieurs gouttes le tuent. C'est par ce moyen que des charlatans manient sans risque plusieurs serpens aux yeux du public.

Usage : on dit que cette racine appliquée sur la morsure récente d'un serpent, & prise aussi inté-

---

(1) Aristote a observé un fait qui a quelque analogie avec celui-ci, & que M. Le Camus n'a pas bien rendu dans la version Françoise de l'*Hist. des Anim.* L.

rieurement, garantit des effets funestes qui en ré-
sulteroient. *Voyez* Jacquin (cité *article précédent*),
page 232.

Dose. On donne cette racine en poudre à la
dose d'une *demi-dragme.*

LÉGÈREMENT AMERS.

Semen Contra.

Artemisia *judaïca* Lin. ou *Semen cinæ* , *semen*
santonici.

Odeur, forte, particulière.

Saveur, amère, un peu âcre.

Vertu, fortifiante, vermifuge.

Usage : pour les maladies externes qui viennent
des vers des premières voies.

Dose. Les semences se donnent à la dose d'une
petite cuillerée ou *deux* en infusion , en forme de
thé ; ou on les répand sur du pain enduit de miel.
Quant aux enfans , on leur en fait prendre dans
du sucre ou dans du pain d'épices.

Valériane.

Valeriana *officinalis* Lin. *La racine.*

Odeur, vaporante, forte & rebutante.

Saveur, douceâtre & tirant sur l'amer.

Vertu, fortifiante, anti-spasmodique , diaphorétique, diurétique , emménagogue , anti-vermi-
neuse.

Usage : pour la foiblesse de la vue , l'incontinence
des selles & des urines après une chûte (1).

---

(1) J'ai fait prendre , pendant trois mois, à un jeune
homme , de la poudre de Valériane avec le plus grand
succès , pour un épuisement extrême, causé par des études
immodérées , & une grande déperdition de semence.

Dose. On fait prendre cette racine tous les jours en poudre , à la dose de *deux dragmes.*

Scrophulaire.

Scrophularia *nodosa* Lin. *La racine.*
Odeur, fétide.
Saveur , amère , un peu âcre.
Vertu , anodyne , résolutive.
Usage : dans les cas d'écrouelles & de gonflement des hémorrhoïdes , on en recommande l'usage.

Dose de la racine en poudre, *une dragme.* On en fait aussi prendre la décoction en jetant deux gros de cette racine dans six onces d'eau que l'on fait bouillir.

Verge d'or.

Solidago *virga aurea* Lin. *L'herbe.*
Odeur , foible.
Saveur , amère , un peu chaude.
Vertu , tonique , vulnéraire , diurétique (1).
Usage : en décoction vulnéraire dans les cas de plaies & d'ulcères (2).
Dose : deux pincées infusées dans *demi-livre* d'eau.

Véronique.

Odeur , foible.
Saveur , amère , un peu astringente.

---

(1) Selon Spielmann, l'infusion a une vertu anti-néphritique. L.

(2) Selon Lichwiz, elle a guéri un ulcère de l'urèthre ; & Scopoli dit qu'il s'en est servi en décoction , pour toutes sortes de plaies.

Vertu, vulnéraire.

Usage : pour les plaies, les ulcères, la gale.

Dose : deux pincées infusées dans *demi-livre* d'eau.

Marrube blanc.

Marrubium *vulgare* **Lin.** L'herbe.

Odeur, modérément vaporante.

Saveur, amère.

Vertu ; elle atténue le sang, arrête la salivation, & devient un spécifique contre la morsure du serpent à sonnettes (1).

Usage : pour les tumeurs dures sur-tout du foie, & lorsqu'il faut arrêter la salivation causée par le mercure (2).

Dose : deux pincées de l'herbe infusées dans *demilivre* d'eau.

Chicorée.

Cichorium *intubus* **Lin.** *La racine.*

Odeur, aucune.

Saveur, d'une amertume agréable.

Vertu, apéritive, tonique, diurétique, antiscorbutique.

Usage : le même que celui du pissenlit.

Dose : une *demi-once* de la racine cuite dans *dix onces* de bouillon ; réduisez la décoction à *demilivre.*

---

(1) Levison, *Pratique de Londres*, recommande le suc exprimé de marrube & de plantain, à la dose d'une cuillerée.

(2) Linnée, *Flor. Suec.* n. 531, dit qu'une infusion de marrube fit bientôt cesser dans un jeune homme un ptyalisme causé par le mercure, & qui duroit depuis plus d'un an.

Pissenlit.

Leontodon *Taraxacum* Lin. *Racine.*

Odeur, aucune.

Saveur, d'une douce amertume.

Vertu, fondante, apéritive, diurétique ; ce qui lui a fait donner le nom de *pissenlit*, ou en latin *lectiminga*.

Usage : le suc récent a souvent guéri les œdèmes des jambes & autres maladies résultantes d'obstructions du foie. On recommande aussi cette racine pour les maladies cutanées chroniques, comme les dartres, la lèpre (1), les écrouelles.

Dose. On en prend le suc récent avec du bouillon & une jaune d'œuf, pendant plusieurs semaines, & même pendant plusieurs mois. On peut aussi faire bouillir *une poignée* de l'herbe & de la racine dans *une livre* de bouillon, & réduire la décoction à *demi-livre*.

Garence.

Rubia *tinctorum* Lin. *La racine.*

Odeur, presque semblable à celle de l'écorce de cormier.

Saveur, amère, un peu astringente, désagréable.

Vertu, astringente, diurétique (2), emménagogue. La décoction prise pendant quelque temps,

––––––––––––––––––––

(1) Le suc de pissenlit & de fumeterre a fait cesser dans une femme un exanthème lépreux, qu'elle gardoit depuis son enfance.

(2) *Voyez* Home, Essais cliniques.

donne aux os & à quelques humeurs une couleur cramoisie (1).

Usage : dans les cas d'amollissement spontané des os, ou de celui du calus d'un os qui avoit été cassé. Dans les affections rachitiques (2), comme les ulcères & les tumeurs rachitiques ; dans les douleurs des lombes, occasionnées par un trop grand effort (3).

Dose. Faites doucement bouillir pendant une heure dans *deux livres* d'eau, *demi-once* de cette racine avec *deux dragmes* de tartre soluble : ajoutez à la décoction *deux onces* de bon miel. On en donne par jour *demi-livre* à un enfant sevré. Si l'enfant tete encore, la nourrice en prendra *une livre* tous les jours (4).

Pour moi j'ai observé que la décoction de cette plante, à laquelle j'avois joint le quinquina & le sel de tartre ou de soude, étoit plus efficace pour le rachitis.

Douce-amère.

Solanum *dulcamara* Lin. *Les tiges noueuses.*
Odeur, elles n'en ont aucune lorsqu'ils sont secs.
Saveur, amère.

---

(1) *Voyez* à ce sujet, de longs détails dans Haller, *Physiolog.* t. 8, p 327.

(2) Elle ne réussit pas toujours dans ce cas-ci ; mais on peut l'essayer. L.

(3) *Voyez* Ludwig, *Adverf. Medic. pract.* vol. 1, p. 751.

(4) Levret recommande la décoction précédente, & dit que quoique la cure exige plusieurs mois, on s'appercevra cependant bientôt de son effet, par le redressement de l'épine du dos, & des os longs ; outre les autres symptômes avantageux.

Vertu, dépurative. Ce médicament augmente toutes les sécrétions, pousse la salive, les sueurs, les règles, les urines, chasse les miasmes vénériens, & est anti-scorbutique.

Usage : dans les cas de tumeurs rhumatisantes, arthritiques, de dartres, de gale, d'œdème érysipélateux, de tophus & d'ulcères vénériens, d'ulcères des jambes, de tumeurs laiteuses, de contusions (1).

Dose. On en prend tous les jours la décoction étendue avec du lait. On fait cette décoction avec un gros des troncs de *douce-amere*, en augmentant jusqu'à *une dragme* & *demie* bouillie dans *une livre* d'eau qu'on fait réduire à *demi-livre*.

L'extrait se donne depuis *cinq grains* jusqu'à *dix*, deux fois par jour.

Dierville.

Lonicera *diervilla* Lin. *Les tigess.*
Odeur & *Saveur*, nauséabondes.
Vertu, anti-vénérienne.
Usage : dans l'Amérique septentrionale, on la regarde comme un remède certain pour la gonorrhée & les suppressions d'urine.
Dose : *une pincée* des troncs infusée dans *une* livre d'eau, pour boire de cette infusion.

Ecorce moyenne d'Orme.

Ulnus *campestris* Lin.
Odeur, aucune.

---

(1) Razoux a guéri par cette décoction un scorbut accompagné d'exulcérations cancéreuses, & de taches livides. *Mém. Acad. Paris*, 1761.

Saveur, foible un peu amère, visqueuse.

Vertu, astringente.

Usage : dans les cas de gale férine, écailleuse, & autres maladies cutanées (1).

Dose. On prend l'écorce moyenne des petites branches à la dose de *quatre onces*, qu'on fait bouillir dans *deux livres* d'eau pure, réduisant à une. On en boit soir & matin *demi-livre*.

Mousse d'Islande.

Lichen *Islandicus* Lin.

Odeur, aucune.

Saveur, foible, un peu amère.

Vertu, purgative, étant récente ; mais seulement nutritive, lorsqu'elle est sèche.

Fumeterre.

Fumaria *officinalis* Lin. *L'herbe.*

Odeur, légumineuse.

Saveur, amère, désagréable.

Vertu, tonique, résolutive, dépurative, anti-scorbutique.

Usage : dans les cas de maladies cutanées, de cachexie ulcéreuse des jambes, de scorbut, de lèpre (2).

Dose. On en fait infuser une pincée dans deux livres de bouillon ou de petit-lait ; ou l'on en

---

(1) Lysons, dans les Transactions de Médecine, prouve par cinq exemples, l'utilité de cette écorce dans la gale humide ou sèche, & autres maladies cutanées. Il a guéri par cette décoction une gale férine, qui avoit resisté au mercure. La cure est lente, mais sure.

(2) Un endurcissement lépreux des glandes cutanées, a disparu par ce moyen.

donne le jus exprimé à la dose de deux onces dans du bouillon. On peut aussi la donner en *conserve* à la dose de *demi-once*.

Euphraise.

Euphrasia *officinalis* Lin. *L'herbe.*
Odeur , foible.
Saveur , amère , un peu astringente.
Vertu , tonique , un peu astringente.
Usage : pour les maladies des yeux , comme les nuages qui voltigent devant les yeux , l'amaurose commençante , les taches de la cornée (1) ; mais les expériences par lesquelles on veut prouver la vertu de cette herbe , sont douteuses.
Dose : deux pincées infusées dans huit onces d'eau.

Tussilage.

Tussilago *farfara* Lin. *L'herbe.*
Odeur, aucune.
Saveur , un peu amère , visqueuse , un peu acerbe.
Vertu , vulnéraire , anti-scrophuleuse.
Usage : on en recommande le suc pour les écrouelles.
Dose de l'herbe , *une poignée* infusée dans *une livre* d'eau.

Fleurs de Sureau.

Sambucus *nigra* Lin.
Odeur , des fleurs récentes , vaporante.
Saveur , amère.

____

(1) Selon Olafsen , les Islandois en regardent le suc exprimé , comme un très-bon remède pour les yeux.

Vertu, diaphorétique, émolliente ; elle augmente le lait.

Usage : dans les cas de maladies cutanées. On en recommande la boisson avec du lait, sur-tout dans les cas d'érysipèle chronique. Il faut alors en continuer l'usage pendant quelque temps.

Dose : *deux pincées* de fleurs infusées dans *demi-livre* d'eau.

Semence de petit Glouteron.

Xanthium *strumarium* Lin.
Odeur, aucune. *Saveur*, amère.
Vertu, résolutive, anti-scrophuleuse, anti-érysipélateuse.
Usage : pour les écrouelles, les dartres, l'érysipèle (1).
Dose : semences en poudre, à la dose de *demi-once*.

AROMATIQUES.

Acorus verus.

Acorus *calamus vulgaris* Lin. *La racine*.
Odeur de la racine, vaporante, forte, nauséeuse.
Saveur, aromatique, nauséeuse, âcre, un peu amère.
Vertu, stomachique, anti-septique, anti-scorbutique, échauffante, incisive, & diurétique.
Usage : pour le scorbut (2), les ulcères carieux.

---

(1) La semence en poudre, à la dose d'une demi-once, pour l'érysipèle, a été un secret en Suède. Linn. *Flor. Suec.*

(2) Hoffmann, Traité Allemand du Scorbut 1782, dit avoir guéri trois scorbutiques en cinq ou six semaines, avec la racine de ce jonc.

Dose. On en donne six fois par jour en poudre, ou en électuaire, à la dose de *deux scrupules*, avec *un scrupule* de sucre fin. On en peut donner l'esprit intérieurement à la dose de *quelques dragmes.*

Contraïerva.

Dorstenia *drakena* Lin. *La racine.*
Odeur, vaporante, forte.
Saveur, un peu amère.
Vertu, sudorifique, aléxitère, anti-septique.
Usage; pour la gangrène, les ulcères des fièvres putrides; & dans les cas de foiblesse causée par la gangrène.
Dose. On la donne à-la dose de *demi-dragme* en poudre, dans un électuaire ou dans un excipient approprié; ou l'on en fait prendre en infusion dans du vin, *deux dragmes* de racine sur *six onces* de vin.

Serpentaire de Virginie.

Aristolochia *serpentaria* Lin. *La racine.*
Odeur, vaporante, forte, balsamique.
Saveur, aromatico-balsamique, un peu chaude.
Vertu, diaphorétique, anti-putride.
Usage : pour la plique polonoise, l'angine gangréneuse & la morsure du serpent Américain, appellé *Boicininga.*
Dose : *demi-dragme* en poudre ou dans un excipient convenable. On en fait aussi infuser *deux dragmes* dans *six onces* d'eau.

Aulnée.

Inula *helenium* Lin. *La racine*, *les feuilles.*
Odeur, de violette.

Saveur ;

Saveur, d'abord glutineuse, ensuite aromatique.

Vertu, anti-scabieuse.

Usage : pour la gale. J'ai vu deux fois les feuilles d'aulnée très-utiles pour les hernies des enfans.

Dose de la racine, *une dragme* en poudre. On fait infuser les feuilles à la dose *d'une dragme & demie* dans *six onces* d'eau.

Santal citrin.

Santalum *album* Lin.

Le santal *citrin* est la partie médullaire de l'arbre.

Le santal *blanc* est l'aubier du tronc.

Odeur du *citrin*, vaporante, urineuse, très-adhérente.

Saveur, un peu aromatique, presque point amère.

Odeur & *Saveur* du *blanc*, plus foibles.

Vertu, sudorifique, résolutive.

Usage : dans les maladies cutanées.

Dose. La décoction de la partie ligneuse à la dose de *demi-once* dans *deux* livres d'eau, qu'on réduit à *une*.

Pimprenelle noire.

Pimpinella *magna* Lin. *La racine, l'herbe.*

Odeur, agréable.

Saveur, douceâtre, un peu aromatique.

Vertu, dépurative, résolutive, diaphorétique, diurétique, stomachique.

Usage : dans les cas d'achores, de teigne, d'éry-sipèle ulcérée, de virus vénérien aux testicules, de tumeurs aqueuses des jambes.

Dose : *demi-dragme* en poudre ou en électuaire ; ou une infusion de *deux dragmes* dans *sept onces* d'eau. On peut aussi donner une infusion de *deux pincées* de l'herbe dans *six onces* d'eau.

T

Saſſafras.

Laurus *ſaſſafras.* Lin. *Le bois , l'écorce.*

Odeur, vaporante, non-déſagréable, analogue à celle du fenouil.

Saveur, aromatique. L'odeur & la ſaveur de l'écorce ont plus de force.

Vertu, ſudorifique, diurétique, dépurative.

Uſage : dans les cas d'ulcères vénériens , de maladies cutanées & de tumeurs rhumatiſantes.

Doſe : la décoction du bois à la doſe d'une *dragme* & *demie* dans *une livre* d'eau, qu'on réduit à *dix onces.*

On donne auſſi l'infuſion d'*une dragme* de l'écorce dans *ſix onces d'eau.*

Gaïac.

Guaïacum *officinale* Lin. *Le bois.*

Odeur , foible , réſineuſe.

Saveur , amère , un peu âcre.

Vertu, ſudorifique , diurétique , dépurative , anti-vénérienne.

Uſage : pour les maladies vénériennes , cutanées ; dans les cas de tumeurs rhumatiſantes.

Doſe. On donne la décoction du bois rapé , à la doſe d'*une once* dans *une livre* d'eau qu'on fait réduire à huit onces ; ou l'on fait bouillir l'écorce à la doſe de *ſix dragmes* dans *une livre* & *demie* d'eau qu'on réduit à *une livre.*

Genièvre.

Juniperus *communis* Lin. *Bois* ou *racine , baies , ſommités.*

Odeur, agréable, aromatique.

Saveur, aromatique , agréable.

Vertu, diurétique, diaphorétique, dépurative.

Usage : pour les tumeurs œdémateuses, les maladies vénériennes scorbutiques, les graviers des voies urinaires, la gale, les dartres farineuneuses, la gonorrhée chronique, la cataracte commençante, les pustules de la face.

L'*huile* de genièvre guérit la gonorrhée & les tumeurs des testicules.

Doses du bois ou de la racine, *demi-once* dans *deux livres* d'eau qu'on réduit à *six onces*.

Rob des baies : il se donne à la dose de *demi-once*.

Baies : une *demi-once* bouillie dans *une livre* d'eau qu'on réduit à *huit onces*.

Sommités : une infusion de *deux pincées* dans *huit onces* d'eau.

Fenouil aquatiqne.

Phellandrium aquaticum Lin. *La graine.*
Odeur, forte.
Saveur, aromatique, amère, chaude.
Vertu, diurétique, vulnéraire.
Usage : pour les ulcères sordides, scorbutiques, cacoéthiques ; pour le spina-ventosa, les hernies, la carie des os & les fistules.

Dose. On donne ces graines en poudre deux fois par jour, à la dose d'*une dragme* jusqu'à une *dragme & demie.*

Poivre noir.

Piper *nigrum* Lin. Le poivre blanc est celui qui n'a plus sa pellicule noire externe.
Odeur, aromatique.
Saveur, très-chaude, âcre, adhérente.
Vertu, stimulante, provoquant les hémor-rhoïdes.

Usage : dans les maladies résultantes de la supression des hémorrhoïdes.

Dose. On peut donner *six grains* entiers de poivre , & même *huit* ou *neuf* à prendre en plusieurs fois , en allant au lit.

Carvi.

Carum *carvi* Lin. *La graine.*
Odeur , aromatique , agréable.
Saveur , modérément chaude.
Vertu ; elle favorise la sécrétion du lait.'
Usage : pour le lait qui cesse subitement.
Dose : deux dragmes de graine infusée dans *six onces* de bouillon ou d'eau.

Fenouil.

Anethum *fœniculum* Lin. *Fœniculum dulce.* La graine.
Odeur , aromatique , suave.
Saveur , un peu chaude , ensuite douceâtre , aromatique.
Vertu ; favorise le lait.
Usage : on donne la décoction de la racine , de l'herbe , de la graine de fenouil doux aux femmes qui n'ont pas de lait, ou qui l'ont perdu subitement.
Dose. L'herbe , la racine , la graine (de chacune *une pincée*), se donnent en infusion dans *une livre* d'eau en y joignant du lait & du sucre quand on a passé cette infusion.

Cerfeuil.

Scandix *Cerefolium* Lin. *L'herbe , le suc, l'extrait.*

Odeur de l'herbe ; frottée dans les mains, l'odeur en est agréable, balfamique.

Saveur, aromatico-balfamique, analogue à celle du fenouil.

Vertu, apéritive, réfolutive, diurétique, vulnéraire.

Ufage : pour la gale, les dartres, les rhagades (1) ou crevaffes des mains, les ulcères des jambes, les endurciffemens des mamelles, les ulcères des poumons (2).

Dofe : on donne le jus de cerfeuil à la dofe de *deux onces* foir & matin avec du bouillon ou du petit lait ; ou l'*herbe* même récente fe met infufer dans du petit lait à la chaleur. L'*extrait* de cerfeuil fe donne par jour à la dofe d'*une once*.

Marum ou *Herbe aux Chats.*

Teucrium *Marum* Lin. ou *Marum verum. L'herbe.*

Odeur, vaporante, balfamique, provoquant l'éternuement.

Saveur, très-amère, bituminofo-aromatique.

Vertu, tonique, nervine, réfolutive.

---

(1) J'ai guéri par l'ufage interne & externe du cerfeuil, les rhagades des mains d'un homme, qui avoit en vain tenté tous les remèdes poffibles.

(2) Un enfant avale un épi d'*Alopecurus*, [fauffe avoine de la famille des Gramens. *Voyez* Adanfon, t. 2, p. 32. L.] qui lui tombe dans la poitrine, fort par l'omoplate, & laiffe un ulcère pénétrant les poumons : il eft guéri avec du lait clair, & une décoction de cerfeuil. *Mém. de Suède*, an. 1772

Usage : dans les cas de commotion au cerveau (1), ou de toute autre partie.

Dose. On en donne de quatre en quatre heures *un scrupule*, ou l'infusion *de deux pincées* dans *sept onces* d'eau.

Menthe crépue.

Mentha *crispa* Lin. *L'herbe.*

Odeur, forte, vaporante, peu agréable.

Saveur, chaude, aromatique, & d'une foible amertume.

Vertu, résolutive, atténuante.

Usage : l'eau de menthe mêlée d'un peu d'huile, par le moyen du sucre, empêche les grumeaux de lait dans les mamelles, ou les résout.

Dose : l'infusion d'*une pincée* dans *quatre onces d'eau.*

L'huile se donne à la dose de trois ou quatre gouttes triturées avec du sucre fin.

Romarin sauvage ou *de Bohême.*

Ledum *palustre* Lin.

Odeur, vaporante, aromatique, un peu narcotique.

Saveur, aromatique, un peu amère.

Vertu, résolutive, diurétique, un peu relâchante, antipédiculaire.

---

(1) Bergius, *Mat. méd.*, dit avoir guéri avec le marum, une femme qui depuis trois semaines étoit en léthargie à la suite d'une chute. — Le marum en poudre, est regardé, avec raison, comme un des meilleurs céphaliques. L.

Usage ; pour la lèpre (1) , la teigne , la gale , les pouls , les boutons de la face.

Dose : l'infusion de *deux onces* de l'herbe dans *quatre onces* d'eau bouilllante.

Romarin ordinaire.

Romarinus officinalis Lin. *L'herbe.*
Odeur, vaporante, non agréable à chacun.
Saveur, chaude , âcre , camphrée.
Vertu, résolutive.
Usage : l'infusion ou la décoction de l'herbe , édulcorée avec du sucre , dissipe l'engorgement des glandes du cou des enfans. Cette infusion est efficace dans les cas de plique Polonoise (2).

Dose : *une pincée* infusée dans *quatre onces* d'eau.

ASTRINGENS.

Argentine.

Potentilla anserina. Lin. *L'herbe.*
Odeur , foible.
Saveur, un peu styptique.
Vertu , astringente , diurétique.

---

(1) Odhelius rapporte dans les *Mém. de Suède*, 35ᵉ. vol., le cas d'une servante affectée d'une lepre noduleuse , & dont la plupart des nodus se dissipèrent par l'usage de l'infusion de cette plante ; mais elle devint très-maigre , & mourut inopinément — On a aussi recommandé cette plante pour la toux férine. L.

(2) J'ai guéri depuis peu, avec l'infusion de romarin la goutte & la céphalée, dans un Juif attaqué de la plique Polonnoise.

Usage : dans les cas d'empyème (1).

Dose : deux pincées de l'herbe infusées dans *huit onces* d'eau.

Quintefeuille.

Potentilla *reptans* Lin. *La racine.*

Odeur, foible.

Saveur, styptique.

Vertu, astringente, diurétique.

Usage : pour les graviers des voies urinaires.

Dose : une pincée de *l'herbe* infusée dans *quatre onces* d'eau ; ou *deux onces* de *la racine* bouillie dans *six onces* d'eau réduites à *quatre.* Il faut prendre de cette infusion ou de cette décoction peu à la fois, de peur que l'on ne pousse trop.

Sanicle.

Sanicula *Europæa* Lin. *L'herbe.*

Odeur, aucune.

Saveur, acerbe, amère, avec une idée d'âcreté.

Vertu, vulnéraire.

Usage : on la donne pour décoction vulnéraire dans les cas d'ulcères, de fistules & de contusions.

Dose : deux pincées de l'herbe infusées dans *huit onces* d'eau ; ou l'on donne la *décoction* de la *racine* à la dose de *deux dragmes* dans *six onces* d'eau qu'on fait réduire à *quatre* (2).

---

(1) Acrel, dans ses *Cas Chirurgicaux*, [en Suédois], dit avoir vu l'infusion de l'herbe seche, à la dose de deux livres par jour, procurer beaucoup d'avantages, dans le cas d'empyème

(2) On a beaucoup recommandé cette plante intérieurement & extérieurement pour les hémorrhagies. L.

Ortie blanche.

Lamium *album* Lin. ou *urtica mortua*, *galeopfis*.
L'herbe.

Odeur, prefque fétide.

Saveur, un peu auftère.

Vertu, foiblement aftringente.

Ufage: l'infufion froide d'ortie blanche, feuilles
& fleurs, réfout les écrouelles.

Dofe : *quatre pincées* de feuilles & fleurs infufées dans *quatre livres* d'eau (1).

Frêne.

Fraxinus *excelfior*. Lin. *Les feuilles.*

Odeur, aucune.

Saveur, acerbe & amère.

Vertu, aftringente, fpécifique contre la morfure des ferpens.

Ufage : dans les cas de morfures du *Cherfa* &
du *Béro* (2).

Dofe. Le fuc exprimé des feuilles pilées fe
donne pendant la journée à la dofe de *deux onces*, deux fois par heure dans du vin de France.

On continue ainfi jufqu'à ce que les fymptômes fe calment.

On applique auffi les feuilles, pilées, fur la plaie.

---

(1) On en prefcrit les fleurs en infufion comme diurétiques, émmenagogues, &c., & pour pouffer les lochies. L.

(2) *Voyez Mém. de Suède*, où Montin dit avoir guéri par
ce moyen plufieurs perfonnes mordues par le Béro, & une
par le Cherfa. —— En général on a recommandé l'écorce
comme un excellent dépuratif du fang. L.

Raisin d'Ours.

Arbutus *uva urfi* Lin. *Les feuilles.*
Odeur, aucune.
Saveur, ftyptique, amère.
Vertu, aftringente, diurétique.
Ufage : pour les graviers, les calculs (1), les ulcères des reins & de la veffie, l'ifchurie réfultante de la paralyfie (2) de la veffie, les fleurs blanches & l'incontinence d'urine (3).
Dofe : *demi-dragme* des feuilles, deux fois par jour en poudre ; ou bien l'on fait une décoction de *deux dragmes* des feuilles dans une livre d'eau.

Gland de Chéne.

Quercus *Robur*. Lin. *Gland.*
Odeur, aucune.
Saveur, amère, auftère.

----

(1) Quoique le raifin d'ours ne diffolve pas la pierre, il diminue la fenfibilité de la veffie, & fait fortir plus facilement les petits calculs.

(2) Un vieillard retenant fes urines, fe trouva pris d'une ifchurie paralytique de la veffie ; il fut obligé de fouffrir pendant trois mois, que je lui infinuaffe une fonde pour uriner ; enfin je lui fis prendre du raifin d'ours en poudre, & en quelques femaines il fut radicalement guéri.

(3) Deux femmes, qui après l'accouchement furent prifes d'incontinence d'urine, guéries en quelques femaines par mes foins, en prenant intérieurement ce remède, & en appliquant de l'eau froide fur le pubis. — En général ces feuilles, foit en poudre, à la dofe d'une dragme, foit en décoction, à la dofe de deux dragmes, dans douze onces d'eau, font utiles felon Spielmann, dans toutes les affections néphritiques. L.

Vertu, fortifiante, anti-érysipélateuse, sudo-rifique.

Usage : pour l'érysipèle, les écrouelles (1).

Dose. La poudre s'administre avec de la bière, à la dose d'*une demi-dragme*.

Quelques personnes font rôtir ces glands pour en prendre la décoction au lieu de café.

Champignon de Malte.

Cynomorum *coccineum* Lin.

Odeur, aucune.

Saveur, styptique, amère.

Vertu, fortifiante, astringente.

Usage : la décoction a été utile pour d'anciens ulcères vénériens.

Dose : l'infusion d'*un scrupule* dans *trois onces* de bouillon.

Cachou.

Mimosa *cate* Lin.

C'est le suc épaissi (de différentes espèces de cette même plante ; mais ce suc est mêlé de di-verses matières hétérogènes dont il faut le dé-gager. L.)

Odeur, aucune.

Saveur, un peu styptique (2).

---

(1) Lange, dit que les habitans de Brunvic jettent du gland en poudre dans de la bière tiède, se couchent & attendent la sueur au lit ; que par ce moyen il ne paroît plus, au bout de douze heures, aucun vestige ni de tumeur, ni de rou-geur. — Quelques personnes ont recommandé depuis peu le gland rôti, & cuit ensuite dans l'eau, contre l'atrophie, selon Spielmann. L.

(2) Elle est d'abord assez douce & ensuite amère. L:

Vertu, aftringente , très-anti feptique.

Ufage : dans les cas d'hémorrhagies externes occafionnées par la diffolution putride du fang.

Dofe. On en donne le fuc épaiffi à la dofe de *demi-dragme* dans un électuaire, ou dans un mélange convenable.

BALSAMIQUES.

Baume de Copahu.

Copaïfera *officinalis* Lin.

Odeur , vaporante , balfamique , non défagréable.

Saveur, amère , un peu aromatique , réfineufe.

Vertu , diurétique , ftimulante.

Ufage : on le donne vers la fin des gonorrhées , lorfqu'il n'y a plus d'ardeur , & pour les ulcères cacoéthiques des jambes.

Dofe : dix gouttes (1) triturées avec du fucre, deux fois par jour.

Baume du Pérou.

Peruifera Lin.

Odeur , vaporante , analogue à celle de la vanille.

Saveur, amère , un peu âcre , balfamique.

Vertu , nervine , ftimulante.

Ufage : dans les cas d'angine paralytique, & d'autres maladies réfultantes de paralyfie.

Dofe. On en prend douze grains dont on fait des pilules moyennant un extrait approprié avec lequel on mêle cette dofe.

____

(1) Cette dofe eft en général trop forte pour commencer. L.

Baume Rackasira.

Balfamum *Rackasira* Lin.
Odeur, balfamique.
Saveur, amère (1).
Vertu, balfamique.
Ufage : pour la gonorrhée.
Dofe : *une* ou *deux* petites gouttes (2).

Térébenthine du Laryx.

Pinus *laryx* Lin.
Odeur, vaporante.
Saveur, amère, balfamico-réfineufe, un peu
âcre, moins âcre cependant que la térébenthine
commune.
Vertu, diurétique, un peu relâchante, donnant
à l'urine une odeur de violette.
Ufage : on la recommande à la fin de la gonorrhée ; mais rarement elle eft utile, & fouvent elle devient nuifible en fupprimant l'écoulement. Prenez garde d'en faire prendre pendant
l'état inflammatoire de la gonorrhée ; elle eft
utile pour les ulcères anciens des jambes (3).

---

(1) Cette réfine vient de l'Inde; elle eft d'un rouge brun,
un peu diaphane, s'étend entre les doigts, adhère aux dents:
enflammée elle rend une odeur forte & agréable. L.

(2) Les *Mém. des Cur. de la Nat.*, rapportent qu'une
goutte ou deux de ce baume ont amené à une guérifon parfaite des gonorrhées pour lefquelles on avoit inutilement
adminiftré plufieurs onces de baume de copahu.

(3) Merck *de Curationib. ulcerum difficilium*, Gottingæ,
p. 34, loue l'infufion de poix pour ces vues.

Dose. On donne par jour ordinairement un *de-mi-scrupule* de térébenthine *crue* en émulsion ; & *une dragme* de térébenthine cuite (1).

Tendrons du Pin.

Pinus *sylvestris* **Lin.**

On cueille ces tendrons les plus jeunes qu'il est possible, pour s'en servir comme médicament.

Odeur, vaporante, résineuse.

Saveur, amère, un peu résineuse, non désagréable.

Vertu, diurétique, anti-scorbutique, anti-vénérienne (2).

Usage : pour les ulcères scorbutiques ou vénériens.

Dose. On en fait bouillir ou infuser une demi-once dans une livre d'eau ou de petit lait, & l'on boit *quatre onces* de la décoction ou infusion, deux fois par jour.

GOMMES-RÉSINES.

Gomme-ammoniaque.

Ammoniacum Lin.

---

(1) Laissons ces remèdes aux habitans du nord & aux chevaux. L.

(2) Tous les résineux généralement utiles dans le nord, deviennent le plus souvent nuisibles dans nos climats où nous avons la fibre plus sèche, & les humeurs plus exaltées. Il nous faut presque toujours des calmans, loin de prendre rien qui puisse fouetter le sang ; si ce n'est dans des cas particuliers, mais assez rares chez nous. L.

Odeur, vaporante.

Saveur, amère, un peu âcre.

Vertu, fondante, apéritive, expectorative, emménagogue.

Usage : pour les tumeurs endurcies & pout le sarcocèle.

Dose : *demi-dragme* en pilules dans un mélange convenable.

Opopanax.

Pastina *Opopanax* Lin. *Gomme.*

Odeur, désagréable, vaporante.

Saveur, chaude, amère.

Vertu, résolutive, lâchant le ventre à trop grande dose.

Usage : pour les écrouelles, les skirrhes & les tumeurs rénitentes.

Dose : *demi-dragme* en pilules ou dans un mélange convenable.

Résine de Gayac.

Guaïacum *officinale*. Lin.

Odeur, désagréable quand on fait fondre cette résine au feu.

Saveur, très-foiblement amère.

Vertu, résolutive, anti-vénérienne, sudorifique, purgative.

Usage : pour les maladies vénériennes, les tumeurs de goutte, ou rhumatisantes, l'angine pectorale.

Dose. On en donne une *demi-dragme* en pilules ; mais voici une très-bonne formule pour l'administrer.

♃. » *Réfine de gayac,*   demi-once.
      » *Gomme-arabique*,   deux dragmes.
Faites-les diffoudre dans
      » *Eau d'hyfope,*   neuf onces.
Ajoutez-y ,
      » *Sucre fin* ,   demi-once.

Pour en prendre foir & matin *deux cuillerées.*
D'autres ordonnent la gomme de gayac diffoute dans une liqueur fpiritueufe par le moyen du fucre.

Affa-fœtida.

Ferula affa-fœtida. Lin. ou *Merde du Diable.*
Odeur, très-fétide , d'ail.
Saveur, amère , âcre , très-adhérente.
Vertu, réfolutive, anti-fpafmodique, anti-ver-mineufe, anti-carieufe ; en peu de jours elle cor-rige la fanie de la carie.
Ufage : pour les tumeurs dures , les ulcères carieux , le fpina-ventofa , l'ozœne , les verrues & le chancre verruqueux.
Dofe : *une dragme* en pilules tous les jours pour guérir la carie.

Camphre.

Laurus camphora Lin.
Odeur, très-vaporante , pénétrante , analogue à celle du romarin.
Saveur, très-chaude , comme celle de la men-the poivrée , amère , poignant la langue & la gorge.
Vertu, échauffante , réfolutive , fudorifique , anti-feptique , anti-fpafmodique. Plufieurs le re-gardent comme utile contre la rage (1).

---

(1) Les faits ne prouvent pas cela. L.

Ufage :

Usage : pour la gangrène humide & sèche dans les cas d'ulcères chroniques des jambes, d'ischurie occasionnée par les cantharides, de tumeurs rhumatisantes, d'érysipèle, sur-tout putride ; dans les cas de gonorrhée, on donne une émulsion camphrée.

Dose : depuis *une demi - dragme* jusqu'à *une once* [1] par jour en pilules, ou dans un mélange convenable.

℞. » *Gomme-arabique*, une dragme.
Faites-la fondre dans
  » *Eau de fleurs de tilleul*, trois onces.
Mêlez-y en triturant
  » *Camphre*, demi-dragme.
  » *Syrop de capillaire*, une once.

Pour en prendre *une once* quatre fois par jour, en buvant par-dessus un verre de quelque émulsion ou décoction. On le donne aussi en émulsion, comme il suit.

℞. Amandes douces, *trois dragmes.*
  Eau pure, *quantité suffisante.*
Triturez ensemble, passez, ajoutez-y
  Camphre, *demi-dragme.*
  Syrop de capillaire, *une once.*
Mêlez, pour le même usage.

S U L F U R E U X.

Fleurs de Soufre.

Sulphur *vulgare* Lin.

- - -

(2) Est-ce ici une faute d'impression ? L'auteur n'auroit-il pas écrit *une dragme ?* il le faut. L.

  V

Le soufre est un mixte composé de phlogistique & d'acide vitriolique,

Odeur, sulfureuse, suffocante, lorsqu'il est allumé.

Saveur, fade.

Vertu, il atténue la pituite, est diaphorétique, lâche un peu le ventre, & devient un excellent remède pour la gale.

Usage : dans les cas de gale, de maladies cutanées, d'hémorrhoïdes, de goutte-rose de la face, de scorbut, d'ulcères des jambes, de teigne.

Dose. On donne les fleurs de soufre tous les jours au matin, à la dose d'*un scrupule* ou *deux*, avec égale portion de crême de tartre.

Suie de cheminée.

Fuligo *splendens.*

C'est une substance [1] oléoso-saline, empyreumatique, très-connue.

Odeur, désagréable.

Saveur, nauséuse, amère ; elle se laisse attaquer par presque toutes les menstrues.

Vertu, résolutive, purgative, expulsive.

Usage : dans les cas d'endurcissement des glandes, de croûte laiteuse, de rachitis.

Dose. On en donne *demi - dragme* avec du sucre en poudre, ou sans sucre, en pilules.

______

(1) *Voyez* ce qui en est dit dans une note. **L.**

S P I R I T U E U X.

Esprit de Vin.

Liqueur vaporante, inflammable, tirée du vin, & qu'on doit mêler à l'eau.

Odeur & Saveur, spiritueuses, vaporantes, particulières.

Vertu, fortifiante, astringente, résistant à la pourriture, épaississant les humeurs, diaphorétique, stomachique, carminative.

Usage : dans les cas de gangrène par défaut de force vitale : dans le cas de grand affoiblissement causé par une suppuration abondante.

Dose : on en donne *une once* avec *quatre onces* d'eau dans un julep.

Vin.

Liqueur très-connue, tirée des raisins, & qui a subi la fermentation spiritueuse.

Odeur, vineuse.

Saveur, en général d'une douceur acidule, un peu astringente.

Vertu, cordiale, anti-septique, fortifiante, diaphorétique. Le vin rouge est tonique. Les vins de Moselle, du Rhin, d'Autriche, sont en même-tems fort diurétiques. [*Il en est de même du Champagne.*] Les vins d'Espagne & de Tokai raniment davantage, & sont de meilleurs cordiaux.

Usage : dans les cas de gangrène (1) avec trop

____

(1) Une femme de 62 ans, attaquée de gangrène à l'avant-bras, où elle avoit été brûlée avec de la poudre à tirer, fut

de foiblesse de la force vitale ; & pour les ulcères scorbutiques.

Dose : quelques onces plusieurs fois par jour.

Bière.

C'est une décoction de malt , laquelle a subi la fermentation spiritueuse.

Odeur , particulière.

Saveur , un peu spiritueuse , molle , un peu amère.

Vertu , nutritive , anti-scorbutique , sur-tout celle qui abonde en air fixe (1) , comme celle qui est en bouteilles.

Usage : pour les ulcères scorbutiques & autres affections de cette espèce.

Dose : une livre plusieurs fois par jour.

On prépare une *bière anti-scorbutique* avec des herbes anti-scorbutiques , le radis noir , le raifort sauvage & la racine du calamus aromaticus.

A C I D E S   V É G É T A U X.

Vinaigre de Vin.

C'est une liqueur vineuse qui a subi la fermentation acide.

Odeur , acide.

---

guérie par la seule boisson de vin de Bude, que je lui prescrivis, à la dose d'une *mesure* par jour. Elle étoit extrêmement foible, avec un pouls à peine sensible. Elle ne vouloit prendre aucun médicament interne. — Par mesure l'auteur entend-il quatre livres pesant, comme Spielmann le dit. L.

(1) La bière est souvent une boisson dangereuse par la fraude des taverniers, qui y jettent de l'alun, pour la rendre mousseuse & piquante. L.

Saveur, acido-acéteuse.

Vertu, anti-septique, diaphorétique, sudorifique, rafraîchissante.

Usage : dans les cas de gangrène inflammatoire, de charbon, d'érysipèle bilieuse, putride.

Dose : une once (1) avec suffisante quantité d'eau de deux en deux heures, ou de trois en trois heures.

Oseille.

Rumex *acetosa* Lin. *Les feuilles.*

Odeur, aucune.

Saveur de la plante fraîche, acide, agréable. Les feuilles sèches n'ont presque plus rien du principe acide.

Vertu, rafraîchissantes, apéritives, anti-scorbutiques.

Usage : pour le scorbut chaud, les maladies cutanées, les tumeurs inflammatoires.

Dose : une poignée de l'herbe fraîche bouillie dans une livre de bouillon qu'on réduit à *dix onces.* On prend cette décoction.

Le suc exprimé se donne à la dose de *quatre onces* dans du petit lait ou du bouillon.

Alleluia.

Oxalis *acetosella* Lin. *L'herbe.*

Odeur, aucune.

Saveur de l'herbe fraîche ; très-acide, agréable.

———————————————

(1) Cette dose est sans doute fixée ici relativement aux mauvais vinaigres de l'Allemagne & du Nord. Elle est de beaucoup trop forte chez nous, en si peu de temps. L.

Vertu, rafraîchiffante, anti-feptique.

Ufage : dans les maladies bilieufes-putrides & pour les ulcères gangréneux des fièvres putrides, dans l'angine putrido-bilieufe.

Dofe. La décoction d'une poignée de l'herbe fraîche dans une livre d'eau réduite à dix onces.

Le fuc exprimé fe donne à la dofe de trois onces.

Citron.

Citrus *Medica* Lin. *Le jus.*
Odeur de la pulpe, foible.
Saveur, très-acide.
Vertu, rafraîchiffante, anti-phlogiftique, anti-fcorbutique, diurétique.
Ufage : pour les tumeurs inflammatoires, la fièvre vulnéraire inflammatoire, les ulcères fcorbutiques, putrides, gangréneux.
Dofe : *une once* du jus exprimé dans un julep avec du fucre.

Limon.

Malus *limonia acida* Lin. *Le jus.*
Odeur de la pulpe, un peu aromatique.
Saveur, plus acide que celle du citron.
Vertu & *Ufage :* les mêmes que du citron.

Orange.

Citrus *aurantium* Lin. *Le jus.*
Odeur de la pulpe, un peu aromatique.
Saveur, acidule, avec une très-légère amertume.
Vertu ; anti-fcorbutique.
Ufage : dans les maladies fcorbutiques.
Dofe : *une once* du jus récent, ou une orange.

Pomme.

Pyrus *malus* Lin.

La pomme de Borſdorf eſt excellente. (*celles de France ne lui cèdent en rien*). C'eſt la *courtpendu.*

Odeur foible.

Saveur , acidule & douce.

Vertu , rafraîchiſſante , anti-ſcorbutique.

Uſage : dans les maladies ſcorbutiques , les éruptions farineuſes.

Doſe : on mange tous les jours quelques pommes crues , ou l'on prend pour boiſſon la décoction de quelques pommes bouillies dans une livre d'eau , qu'on réduit à dix onces.

Mûres.

Morus *nigra* Lin.

Odeur , preſque aucune (1).

Saveur , acidule & douce.

Vertu , rafraîchiſſante , un peu aſtringente.

Uſage : dans les cas d'angines inflammatoires bilieuſes & de ſcorbut.

Doſe : une demi-once du *jus exprimé* dans un julep ou un mélange convenable , ou *une poignée* des fruits bouillis dans *une livre* d'eau qu'on réduit à *dix onces.* On prend cette décoction.

Groſeilles rouges.

Ribes *rubrum* Lin.

Odeur , preſque aucune.

Saveur , acide & ſaccharine.

___

(1) Nouvellement cueillie , la mûre n'a pas d'odeur ſenſible. Elle en contracte bientôt une vineuſe. L.

Vertu, rafraîchiffante, anti-feptique.

Ufage : pour les inflammations putrido-bilieu-
fes, le fcorbut chaud.

Dofe : on peut manger une poignée des fruits
cruds tous les jours, ou demi-once en confitures.

Rob de Sureau.

Sambucus *nigra* Lin.

· C'eft le fuc des baies, cuit avec du fucre à
confiftance de miel.

Odeur, foible.

Saveur, acidule.

Vertu, rafraîchiffante, fudorifique, anti-bi-
lieufe.

Ufage : pour l'éryfipèle & les autres maladies
cutanées, accompagnées de chaleur.

Dofe : *une once* ou *deux* en électuaire.

Rob d'Ièble.

Sambucus *Ebulus* Lin.

Odeur, aucune.

Saveur, acide & un peu âcre.

Vertu, diurétique, purgative.

Ufage : pour les différens cas d'hydropifie.

Dofe : de *demi-once* à *une once.*

A C I D E S   M I N É R A U X.

Efprit de Vitriol.

C'eft l'acide qu'on tire du vitriol. L'efprit de
vitriol eft compofé d'une partie d'acide vitriolique, & de fix onces d'eau.

Odeur, particulière.

Saveur, extrêmement acide.

Vertu, aſtringente, coagulante, anti-phlogiſtique, anti-ſeptique.

Uſage : pour la gangrène, les ulcères putrides,
le cancer ſcorbutique de la bouche (1), la gale.

Doſe : une dragme (2) dans une livre d'eau &
une once de ſyrop.

Eſprit de ſel marin.

C'eſt l'acide tiré du ſel ordinaire ou culinaire
Odeur, analogue à celle du ſafran.

Saveur, très-acide.

Vertu, anti-ſeptique, diurétique, fortifiante.

Uſage : pour la gangrène des fièvres putrides,
& les hernies inteſtinales.

Doſe : quatre gouttes toutes les trois heures,
dans une once de forte décoction de quinquina.

Eſprit de Nitre ou *Eau forte.*

C'eſt l'acide tiré du nitre.

Odeur, particulière, nauſéabonde.

Saveur, très-acide, cauſtique.

Vertu, anti-ſeptique, diurétique.

---

(1) Bruinemann ; dans la Collection Allemande pour les
Médecins Praticiens, dit avoir guéri un enfant d'un cancer
ſcorbutique de la lèvre inférieure, en lui faiſant prendre
intérieurement, toutes les trois heures, une petite cuillerée
d'eſprit de ſoufre, mêlé avec du miel commun. Extérieu-
ment il y appliqua un mélange de 30 gouttes d'huile de vitriol, d'une once d'eau & de miel roſat.

(2) Cette doſe eſt exceſſive, & conviendroit à peine à un
cheval. L.

Uſage : on ne peut guère riſquer l'eſprit de nitre intérieurement (1).

Sel ſédatif.

C'eſt le ſel acide tiré du borax.
Odeur , aucune.
Saveur , acide.
Vertu , réſolutive , anodyne , anti-ſpaſmodique.
Uſage : pour le cancer & pour calmer les douleurs.
Doſe : depuis *deux grains* juſqu'à plus grande quantité requiſe.

ACIDES DULCIFIÉS.

Eſprit vitriolique dulcifié.

C'eſt l'acide vitriolique dulcifié avec l'eſprit-de-vin le plus rectifié. On l'appelle auſſi *Liqueur minérale anodyne de Hoffmann.*
Odeur , ſpiritueuſe , agréable.
Saveur , analogue , forte.
Vertu , fortifiante , anti-ſeptique , cordiale.
Uſage : pour la gangrène des fièvres putrides.
Doſe : de *trente à ſoixante* gouttes (2) & plus , avec du ſucre pour excipient ; ou on les jette dans une boiſſon appropriée , réitérant cette doſe pluſieurs fois par jour.

---

(1) Ce ſeroit même une pratique des plus téméraires , quoiqu'on ait vu les Ruſſes boire de l'eau forte ; mais les payſans Ruſſes ſont des bêtes brutes. L.

(2) Je ne conſeillerois pas même la moitié de cette doſe en une fois ; mais l'auteur parle à des Allemands. Diminuez proportionnément la doſe d'eſprit de ſel dulcifié , ci-après. L.

Esprit de Sel dulcifié.

C'eſt l'acide du ſel marin dulcifié avec le même eſprit-de-vin de l'article précédent.

Odeur, particulière, ſpiritueuſe.

Saveur, pénétrante.

Vertu, fortifiante, aſtringente, anti-ſeptique.

Uſage : dans les cas de hernies produites par le relâchement des inteſtins, d'ulcères gangrèneux, de calcul dans les voies urinaires.

Doſe : de *trente* à *quarante* gouttes.

Esprit de nitre dulcifié.

C'eſt l'acide du nitre dulcifié avec l'eſprit de vin le plus rectifié.

Odeur, ſpiritueuſe, pénétrante.

Saveur, analogue.

Vertu, carminative, anti-ſpaſmodique, diurétique.

Uſage : dans les cas de hernies flatulentes incarcérées.

Doſe : de *trente* à *quarante* gouttes (1).

Ether vitriolique.

C'eſt l'acide vitriolique dulcifié avec l'huile de vin.

Odeur, agréable, très-pénétrante.

Saveur, pénétrante, vaporante, accompagnée de certaine fraîcheur.

---

(1) On peut très-bien ſe paſſer de ce médicament. L.

Vertu, cordiale (1), anti-feptique.

Ufage : dans les cas de gangrène & de fphacèle (2).

Dofe : *demi-dragme* dans *quatre onces* d'eau & *une once* de firop , pour prendre par cuillerées.

Ether acéteux.

C'eft l'acide du vinaigre dulcifié avec l'huile de vin.

Odeur , celle du vin du Rhin.

Saveur , acide , très-vaporante.

Vertu , pénétrante , anti-feptique , cordiale.

Ufage : pour les ulcères gangréneux.

Dofe : de *dix* à *vingt* gouttes & plus avec du fucre , ou dans une boiffon.

ALKALIS VOLATILS.

Efprit de fel ammoniac fluor.

C'eft l'alkali volatil tiré du fel ammoniac , par le moyen de la chaux éteinte.

Odeur , urineufe , très-pénétrante.

Saveur , alkaline.

Vertu , fudorifique , réfolutive , cordiale ,

---

(1) Ayant un jour mangé une bouchée d'un pâté d'Amiens, je tombai prefque en défaillance; on me donna de l'éther fur un morceau de fucre; je revins auffitôt, & je déjeûnai de très-bon appétit. L.

(2) Ce remède n'eft que palliatif dans ce cas-ci. Il n'a pas guéri le célèbre chimifte Buquet, de l'ulcère qu'il avoit aux inteftins , quoiqu'il en ait pris à des dofes exceffives. L.

& bonne contre la morſure de la vipère (1).

Uſage : dans les cas de morſure de la vipère, de chien enragé (2), dans les aſphyxies.

Doſe : dix gouttes dans de l'eau.

Sel volatil de corne de Cerf.

C'eſt l'alkali volatil tiré de la corne de cerf, & concret.

Odeur, urineuſe pénétrante.

Saveur, alkaline.

Vertu, celle du précédent.

Uſage : pour le tetanos qui réſulte du refroidiſſement dans un homme bleſſé ; on donne alors cet alkali avec l'opium : la gangrène sèche qui ne s'étend qu'avec lenteur dans les ſujets épuiſés ou dans les vieillards, ou qui ne ſe ſépare pas par l'uſage du quinquina, commence ſouvent au bout de 24 heures à ſe ſéparer par l'uſage du quinquina & de l'alkali volatil.

Doſe : de *deux* à *ſix grains.*

ALKALIS FIXES.

Sel de Tartre.

C'eſt le ſel alkali fixe végétal, obtenu par la calcination du tartre.

Odeur, aucune.

Saveur, lixivielle, âcre.

Vertu, réſolutive, anti-acide, diurétique.

---

(1) Pour plus grande ſûreté joignez-y extérieurement l'huile d'olive. **L.**

(2) Ne vous y fiez pas pour la rage. **L.**

Usage : pour l'endurciffement des mamelles ;
les ulcères & le fpina-ventofa provenant du rachitis.

Dofe : On fait diffoudre *demi-dragme* de fel de
tartre dans *huit onces* de décoction de quinquina ,
pour en prendre *quatre onces* par jour.

Sel de Soude.

C'eft l'alkali fixe minétal , obtenu par l'inci-
nération de plufieurs plantes voifines de la mer ,
dénommées par Linnée , *Salfola* , *Salicornia* ,
Mefembryanthemum.

Le *natrum* de Hongrie eft de même nature
que ce fel.

Odeur , aucune.

Saveur , lixivielle.

Vertu , celle du fel de l'article précédent.

Ufage : le même.

Dofe : de *demi dragme* à *une dragme* pat jour.

Leffive des Savonniers.

C'eft l'alkali fixe végétal , imprégné du principe
cauftique de la chaux.

Odeur , aucune.

Saveur , lixivielle, cauftique.

Vertu , lithontriptique.

Ufage : dans les cas de calcul des reins (1)
ou de la veffie.

Dofe : de *dix* à *vingt* gouttes dans du lait ou
du bouillon.

---

(1) Ce remède eft encore fort douteux ; mais on peut l'effayer. L.

SELS NEUTRES.

Nitre ou *Salpêtre.*

Sel neutre composé de l'acide du nitre & de l'alkali fixe végétal.

Odeur, aucune.

Saveur, amère, rafraîchissante.

Vertu, atténuante, fondante, anti-phlogistique, diurétique, un peu relâchante. C'est le plus doux de tous les sels neutres.

Usage : dans les cas de fièvres inflammatoires qui accompagnent les fractures, & les tumeurs inflammatoires ; pour les ulcères chroniques des jambes (1).

Dose : dans les cas d'inflammation, on le donne à la dose d'une *demi-dragme* à *une dragme*, avec une livre d'émulsion.

Sel culinaire.

C'est le sel neutre composé de l'acide marin & de l'alkali fixe minéral.

Odeur, aucune.

Saveur, saline, particulière.

Vertu, incisive, résolutive, produisant le scorbut ; septique, si deux onces d'eau ne contiennent pas trente grains de sel.

---

(1) *Voyez* Rowley, *Essai* sur la cure des jambes ulcérées, sans rester en repos ; en anglois, Londres 1771. Pour moi j'ai guéri beaucoup d'ulcères anciens des jambes, par le moyen du nitre dissous dans le sirop de fumeterre. = J'ajouterai que dans les maladies, comme fièvre, &c., où l'on soupçonne de la putridité, il faut s'abstenir du nitre. L.

Usage : dans les différens cas d'écrouelles. Le sel résout ces tumeurs par sa vertu putréfiante.

Dose : demi-once dans une livre d'eau ; mais on ne doit pas continuer long-temps cette boisson , à cause de sa vertu septique.

Sel ammoniac.

C'est un sel neutre composé de l'acide du sel marin & de l'alkali.

Odeur, aucune.

Saveur ; il imprime certaine fraîcheur sur la langue.

Vertu, digestive, résolutive, diurétique, anti-pituiteuse.

Usage : pour les tumeurs froides, l'angine & autres maladies pituiteuses inflammatoires , la gangrène.

Dose : d'un à deux scrupules ; & à la dose de *trois dragmes* avec du quinquina pour la gangrène.

Tartre tartarisé ou Tartre soluble ordinaire.

C'est un sel neutre composé de l'acide du tartre & de l'alkali fixe végétal.

Odeur, aucune.

Saveur, amère.

Vertu, résolutive, digestive, diurétique.

Usage : pour les tumeurs froides , les ulcères des jambes.

Dose : d'un à deux scrupules , deux ou trois fois par jour.

Terre foliée de Tartre.

C'est un sel neutre composé de l'acide du vinaigre & de l'alkali fixe végétal.

Odeur,

Odeur, aucune.

Saveur, amère.

Vertu, fondante, diurétique (1).

Usage : dans les cas d'endurcissement des testicules, & d'autres tumeurs froides.

Dose : d'*un* à *deux scrupules* dans une décoction convenable, ou dans un syrop.

Sel de Glauber.

C'est un sel moyen composé de l'acide vitriolique & de l'alkali fixe minéral,

Odeur, aucune.

Saveur, amère.

Vertu, incisive, résolutive, diurétique, laxative à certaine dose.

Usage : dans les maladies résultantes d'obstructions ou d'une saburre tenace des premières voies.

Dose : d'*une* à *trois dragmes* dans l'intention de résoudre ; d'*une* à *une once* & *demie*, dans l'intention de purger, en le donnant seul dans de l'eau.

Sel de duobus, *Arcanum duplicatum*, Tartre vitriolé.

Ce sont différens noms d'un même sel neutre, composé de l'acide vitriolique & de l'alkali fixe végétal.

---

(1) Boerhaave regardoit avec raison la terre foliée, comme n des meilleurs apéritifs. Le meilleur excipient pour l'administrer généralement, est le suc de cerfeuil tiède. L.

X

Odeur, aucune.

Saveur, amère.

Vertu, incifive, réfolutive, diurétique.

Ufage : dans les maladies réfultantes d'obftruc-tions, de faburre tenace, pour les tumeurs lai-teufes. C'eft pourquoi quelques-uns l'appellent fel *lactifuge*.

Dofe : d'*une dragme* à *deux* par jour.

Tartre foluble de Neuman.

C'eft un fel neutre compofé de l'acide du tar-tre & de l'alkali volatil.

Odeur, aucune.

Saveur, amère.

Vertu, incifive, plus active que celle du tartre vitriolé.

Ufage : dans les maladies caufées par des obf-tructions, pour les écrouelles.

Dofe : une *demi-dragme*, quatre fois par jour.

TERREUX.

Pierres d'Ecreviffes.

Ce font les concrétions calcaires qu'on trouve dans la poitrine des écreviffes.

Odeur, aucune.

Saveur, terreufe & cretacée.

Vertu, abforbante. L'acide des premières voies ainfi abforbé, fe change en un fel qui pouffe les urines ; mais s'il n'y a pas d'acide dans les premiè-res voies, ces *pierres* ou *yeux* occafionnent de la putridité dans les inteftins.

Ufage : pour la faburre acide, les maladies rachitiques, l'amaurofe occafionnée par une humeur acide.

Dose : d'*un* à *deux scrupules*, deux fois par jour. Ces pierres saturées de l'acide du vin, résolvent puissamment l'endurcissement des testicules.

Coquilles d'Œufs.

Odeur, aucune.

Saveur, terreuse.

Vertu, absorbante, anti-acide ; les coquilles rôties sont résolutives.

Usage : les premières se donnent pour les humeurs acides ; les secondes, dans les différentes affections scrophuleuses.

Dose : *deux scrupules* soir & matin dans trois cuillerées de vin rouge.

Ecailles d'Huitres.

Odeur, aucune.

Saveur, terreuse.

Vertu, absorbante, bonne pour les acides. Leur efficacité contre la rage est encore douteuse.

Usage : dans les maladies causées par les acides.

Dose : demi-dragme.

Ostéocolle.

Tophus *osteocolla* Lin.

Odeur, aucune.

Saveur, terreuse & sablonneuse.

Vertu, absorbante. Quant à sa qualité d'agglutiner les os cassés ; c'est une pure chimère (1).

____

(1) On l'a aussi appelée *ossifraga* de sa prétendue vertu d'agglutiner *ossa fracta*, les os fracturés ; ce sont quelquefois des espèces de tubes pierreux d'un doigt de long & d'épais, &

Usage : dans les maladies provenantes d'une saburre acide , & pour les fleurs blanches.

Os de Sèche.

Os *dorsale sepiæ officinalis* Lin.
Odeur, aucune.
Saveur, terreuse.
Vertu, absorbante, anti-scrophuleuse (1).
Usage : dans les maladies provenantes d'un acide , pour les écrouelles ; d'autres recommandent cette substance pour la gonorrhée ; mais l'expérience ne confirme pas cette opinion.

Dose : d'une à *deux dragmes* , deux fois par jour.

SUBSTANCES MÉTALLIQUES.

Antimoine.

Stibium *striatum* Lin.
C'est un demi-métal composé d'un régule particulier uni au soufre.

---

même de la grosseur du bras. On peut les regarder comme des stalactites, ou des branches de bois cassées & pétrifiées : quelquefois on y voit intérieurement un noyau sablonneux, très-astringent. On en trouve en nombre d'endroits de l'Allemagne. Ces incrustations calcaires ou crétacées , peuvent cependant servir comme absorbantes. A l'égard des fleurs blanches pour lesquelles l'auteur les indique , gardez-vous de vous en servir ; les toniques , les bains, l'exercice proportionné , le régime convenable seront toujours plus avantageux. L.

(1) L'os de sèche n'a qu'une vertu astringente ; en quoi peut-il donc être utile pour les écrouelles ? L'auteur ne cite ici aucun exemple. L.

Odeur & *Saveur* , aucune.

Vertu , diaphorétique , dépurative , pour le sang sur-tout , & résolutive.

Usage : dans les maladies résultantes des vices de la lymphe , comme la gale , les écrouelles , les tumeurs rhumatisantes, les ulcères chroniques, les maladies vénériennes invétérées.

Dose. L'antimoine crud se donne en poudre à là dose de dix grains jusqu'à un scrupule , soit avec des yeux d'écrevisses , soit avec du sucre.

On recommande l'*Ethiops antimonial* pour les maladies vénériennes des sujets scorbutiques.

Soufre doré d'Antimoine.

C'est le régule d'antimoine auquel le soufre adhère foiblement.

Le kermès minéral est de même nature , & a la même vertu.

Odeur & *Saveur*, aucune.

Vertu , résolutive , diaphorétique , émétique à certaine dose, purgative.

Usage : dans les maladies scrophuleuses , vé-nériennes ; dans les vices chroniques de la lymphe, les engorgemens ou endurcissemens des glandes. On administre très-souvent avec succès *le soufre doré* d'antimoine sous forme *liquide* ou *savon-neuse* (1). On le donne de *cinq à huit grains* , deux fois par jour.

Dans les maladies vénériennes , les tumeurs humatisantes , scrophuleuses , la teigne , les dartres & diverses maladies cutanées , on recom-

____

(1) Voyez *Acta. Acad. Elect. Magunt.* t. 1.

mande auſſi la *poudre altérante* de Plumier ; dont voici la compoſition.

♃. Soufre doré d'antimoine, *une dragme.*
Mercure doux, *deux dragmes.*
Gomme de gayac, *une dragme & demie.*

Mêlez bien le tout.

Doſe : de *quatre* à *huit* grains (1).

Teinture d'Antimoine de Theden.

C'eſt une ſolution d'antimoine, faite ſelon la méthode de M. Theden (2).

Elle contient du ſoufre d'antimoine uni à l'huile de vin & à la terre foliée de tartre, au moyen de certaine manipulation.

Odeur & *Saveur* , âcres.

Vertu, extrêmement fondante, diaphorétique, diurétique , anti-cancéreuſe , anti-arthritique & très-purgative.

Uſage : pour les diverſes eſpèces d'écrouelles, le cancer occulte (3), ouvert ; les ulcères & les

---

(1) Baldinger, dans ſon Hiſtoire du Mercure & des Mercuriaux , dit que cette poudre a été ſingulièrement utile avec l'extrait de ciguë, pour la teigne à la tête. **L.**

(2) Cette préparation nous eſt encore inconnue.

(3) L'auteur (Theden) dit que cette teinture a fait réſoudre trois cancers occultes. Il m'écrivoit auſſi le 13 août 1782 , qu'une femme d'illuſtre naiſſance , affectée d'amaurose aux deux yeux depuis deux ans, & de cataracte à l'œil gauche, ayant pris trois fois par jour, ſur un peu de ſucre, quinze gouttes de ſa teinture, (digérée pendant ſept mois), pouvoit déja au bout de cinq jours diſcerner divers objets. Il ajoute qu'il avoit trouvé ſa teinture également efficace pour les écrouelles.

tumeurs arthritiques, la difficulté d'avaler, l'a-
maurofe.

Dofe : de *dix* à *vingt gouttes*.

Cuivre.

C'eſt un métal rouge, très-dur & fort ſonore.

Odeur, particulière, ſi on le frotte avec la
main.

Saveur, métallique, très-nauſéabonde.

Vertu ; violent émétique.

Uſage : pour la morſure d'un chien enragé (1).

Dofe; la limaille donnée à la doſe de dix grains,
guérit l'hydrophobie.

Etain.

C'eſt un métal blanc, mol, léger, faiſant entendre *un cri* lorſqu'on le plie.

Le plus pur eſt celui de Cornouaille.

Odeur, particulière, lorſqu'on le frotte dans
les mains.

Saveur, métallique.

Vertu, irritante; mais par une action mécha-
nique (2).

Uſage : dans les cas de morſure de chien enragé, de teigne.

Dofe. On donne la limaille depuis *une demi-*

---

(1). Notre auteur parle ici d'après Loeſeke, *Mat. médic.*
p. 359, n. 5. = On peut dire ici *extremis malis extrema
remedia*. L.

(2) Il eſt plus ſûr de dire que nous ignorons réellement
comment ce métal agit dans les circonſtances où il eſt
employé. L.

dragme jufqu'à *une once*, avec une dragme de corail rouge dans un firop, ou dans un mélange approprié.

Fer.

C'eft un métal d'un gris noirâtre, très-dur, adhérent à l'aimant.

Odeur, particulière.

Saveur, métallique.

Vertu, fortifiante, emménagogue, fanguifiante.

Ufage : dans les maladies externes, caufées par le relâchement des parties ou par la fuppreffion des règles.

Dofe : la limaille de fer fe donne *d'un demi-fcrupule* à *un fcrupule*, en poudre, en pilules ou en électuaire.

On fait auffi infufer *fix dragmes* de limaille dans *une livre* de vin, pour en boire la teinture.

Mercure gommeux.

C'eft le mercure crud trituré & incorporé à un mucilage de gomme arabique.

Odeur, aucune.

Saveur, métallico-gommeufe.

Vertu, fondante, fialagogue, anti-vermineufe ; remède très-certain & unique dans les cas d'affections vénériennes.

Ufage : dans tous les cas vénériens, pour le tétanos à la fuite de la léfion d'un nerf, la morfure d'un chien enragé (1), le fpina-ventofa,

____

(1) De l'aveu du célèbre médecin Moreau, aucun de ceux en qui l'on avoit apperçu des foubrefauts aux tendons,

la teigne de la tête , la difficulté d'avaler à la
fuite de l'endurciffement des glandes de l'œfophage , la morfure de la vipère d'Italie.

Dofe. Prenez *une partie* de mercure crud ,
trois parties de gomme arabique , firop de chicorée (1) compofé de rhubarbe , quantité fuffifante ; triturez le tout dans un mortier de marbre
pour en faire une maffe muqueufe , dont vous
ferez des pilules en y ajoutant *demi-once* de mie
de pain blanc. On en prendra *dix* foir & matin ,
& l'on augmentera peu à peu cette dofe , felon
les circonftances.

Sirop mercuriel pour les enfans. Prenez mercure
crud très-pur , *un fcrupule* ; gomme arabique en
poudre , *trois fcrupules* ; firop de chicorée compofé de rhubarbe , quantité fuffifante.

Mêlez en triturant dans un mortier de verre :
ajoutez enfuite du même firop , *une once & demie* ;
mêlez bien pour en donner une très-petite cuillerée à l'enfant , en augmentant peu à peu la dofe ,
felon les circonftances.

Mercure doux.

C'eft le mercure fublimé & dulcifié avec du
mercure crud.

Odeur, aucune.

Saveur, prefque terreufe.

---

n'a échappé à la rage par les mercuriaux ; & l'auteur a
raifon de dire, en note, qu'on ne doit pas s'y fier : il devoit
cependant diftinguer les périodes. L.

(1) L'extrait de piffenlit rend ces pilules beaucoup plus
efficaces. L.

Vertu, réfolutive, anti-vénérienne.

Ufage : dans tous les cas de maladies vénériennes, de fiftules invétérées de la poitrine, du
bas-ventre, des lombes, du périnée & du vagin,
avec fortie de l'urine (1) ; pour les anciens ulcères des jambes, le flux fétide de l'oreille (2), le
fpina-ventofa, l'éryfipèle chronique, l'angine
gangréneufe & membraneufe (3), l'hydrocéphale
interne (4).

---

(1) J'ai eu occafion d'obferver cet accident à la fuite d'un
traitement bien méthodique, fait par un des Chirurgiens de
Paris les plus connus. La femme du malade me vint trouver
fur ce que lui avoit dit un homme qui la connoiffoit, & qui
s'étoit tiré d'une vérole complette par mes foins. Elle m'ex-
pofa l'état de fon mari, me faifant les plus grandes offres.
Allez, lui dis-je, il ne faut rien : laiffez faire la nature ; baf-
finez trois ou quatre fois par jour le trou du périnée avec
une décoction de quinquina, & ne faites rien de plus. Trois
mois après, elle vint me dire que la plaie étoit fermée. Il
faut quelquefois favoir ne rien faire ; mais les carabins veulent
en favoir plus que la nature. L.

(2) Geisler, dit avoir guéri les maux fufdits, avec des
pilules, dont voici la recette :

Calomel,	*trois dragmes.*
Camphre & fafran, de chaque,	*une dragme.*
Thériaque d'Andromaque,	*demi-once.*

Mêlez, faites des pilules de *deux grains*, pour en prendre
deux foir & matin, augmentant la dofe d'une pilule chaque
femaine.

(3) Mais on doit le donner jufqu'à faire faliver. Ceux qui
dans le cas d'angine gangréneufe commencent à faliver, dit
Richter, *Biblioth. chirurg.*, échappant au danger. Il recommande le mercure doux dans l'angine membraneufe.

(4) Dobfon a guéri un hydrocéphale interne, par l'ufage
du mercure ; mais Wilmer a inutilement fait prendre à un
enfant hydrocéphalique, un grain d'aquila alba toutes les trois
heures, en y joignant même une onction mercurielle.

Dose : soir & matin deux grains en pilule , ou toutes les trois heures un grain dans une solution aqueuse. Deux onces d'eau suffisent pour dissoudre un grain de mercure doux. — Dans l'intention de purger , on donne dix grains de mercure doux.

Préparations mercurielles.

Calomel ; c'est le mercure doux sublimé sept fois.

Panacée de Lemery ; c'est le mercure doux sublimé quinze fois.

Usage : le même que celui du mercure doux.

Dose : un peu plus forte que celle du mercure doux , si l'on veut , parce qu'il y a moins d'activité dans ces préparations.

Sublimé corrosif.

C'est un sel métallique composé de mercure avec excès d'acide marin.

Odeur, aucune.

Saveur, métallique , très-mauvaise , nauséabonde.

Vertu, anti-vénérienne, fondante : poison terrible à forte dose (1) ; mais médicament très-efficace à moindre dose.

Usage : dans les maladies vénériennes , sur-tout des os , des petits vaisseaux ; pour les taches de la cornée , les dartres , les ulcères chroniques des jambes & des autres parties ; pour la teigne.

---

(1) Mais dont le contre-poison est un alkali , & ensuite une substance grasse , huileuse, mucilagineuse , &c. L.

Exceptions : ce médicament deviendra nuisible à ceux qui ont la poitrine sèche, qui font tourmentés de toux, qui ont le genre nerveux très-irritable, qui font fujets aux hémorrhoïdes. Les décoctions émollientes ne les garantiront même pas du danger.

Dofe : un *demi-grain* de fublimé (1) deux fois par jour dans *deux onces* de quelque décoction.

Solution aqueufe : *fix grains* de fublimé, *une livre* d'eau diftillée, *une once* de firop d'amendes ou d'orgeat. On en prend tous les jours une cuillerée dans une décoction de falfepareille.

Solution fpiritueufe : *fix grains* de fublimé, efprit de froment *une livre* ; *une once* de l'un ou l'autre firop convenable : même ufage que de la précédente.

Pilules de fublimé.

℞. Sublimé *quinze grains* ; diffolvez dans *fix dragmes* d'eau diftillée ; décantez la liqueur, & ajoutez-y mie de pain très-blanc, *deux dragmes. & demie.* Faites-en *cent vingt* pilules, pour en prendre *deux pilules* foir & matin.

Mais le fublimé fe donne avec plus de fureté en folution (2) qu'en pilules, fur-tout dans une fo-

---

(1) Ne croyez pas toujours guérir avec le fublimé ; & lorfqu'il a manqué fon effet n'y revenez plus. Je voudrois qu'on profcrivît ce remède, qui, en fuppofant même qu'il guériffe, attaque le foie dans la plupart des fujets qui en ont pris, & l'on ne s'en apperçoit que trop trad. J'ai déja dit mon fentiment il y a onze ans, à la fin de mon difcours, joint au Traité de l'Expérience. L.

(2) Le meilleur excipient eft une décoction de falfepareille, avec un firop. L.

lution aqueufe, mêlée d'un peu de firop d'orgeat & de canelle.

Précipité blanc.

C'eft une chaux mercurielle précipitée de l'eau forte, par l'intermède de l'acide marin.

Odeur, aucune.

Saveur, aucune.

Vertu, anti-vénérienne.

Ufage : on le recommande dans les maladies vénériennes, fur-tout des os (1).

Dofe : broyez long-temps dans un mortier de verre *un grain* de précipité blanc avec *dix grains* de fucre fin, pour prendre cette même dofe toutes les trois heures.

Précipité rouge.

C'eft une chaux mercurielle, extraite de l'acide nitreux.

Odeur & *Saveur*, aucune.

Vertu, anti-vénérienne, cauftique.

Ufage : dans les maladies vénériennes, fur-tout pour les froncles vénériens.

---

[1] Quand les os ou la gorge font attaqués, il eft rare qu'on en guériffe. Un marbrier de Paris me vint trouver il y à huit mois, en pareil cas; il avoit la gorge toute rongée; je lui dis que la nature le guériroit fous quinzaine, & qu'il mît ordre à fes affaires; il mourut onze jours après, promettant toute fa fortune à qui voudroit le guérir. Peu de temps après, une femme du fauxbourg Saint-Antoine eft périe de même : aucun remède ne guérit à ce degré là, ni même peut-être jamais radicalement au premier degré. J'ai tenu des os de gens morts de la vérole; ils étoient les uns rouges & caffans comme de la brique, les autres noirs ou livides. L.

Dofe : tous les jours *deux grains* diffous dans *quatre livres* de décoction de bardane.

Mercure calciné.

C'eft du mercure crud un peu changé par l'action du feu , ou chargé d'un air déphlogiftiqué ; autrement mercure *précipité per fe.*

Odeur & *Saveur ,* aucune.

Vertu , anti-vénérienne. On dit qu'il guérit la vérole portée au dernier degré (1).

Dofe. On le donne depuis *un grain* jufqu'à *deux* & *trois* en augmentant peu à peu.

La formule fuivante eft très-ufitée.

℞. Mercure calciné ,   *deux grains.*
    Soufre doré d'antimoine , *trois grains.*
    Extrait thébaïque ,   *demi-grain.*
    Conferve de gratte-cul , *quantité fuffifante.*

Faites du tout un bol , pour le prendre ainfi tous les jours en allant au lit.

Mercure acéteux.

C'eft du mercure précipité *per fe ,* diffous dans l'acide du vinaigre (2).

---

(1) C'eft ce qu'affure Levifons , *Pratique de Londres.* Cette méthode, dit-il, ne manque jamais , fi l'on y joint les bains chauds, de guérir la vérole au plus haut degré , & il faut perfifter jufqu'à ce que tous les fymptômes difparoiffent ; mais il y ajoute la décoction de falfepareille & de garou. *Voyez* note, article *Garou.* L.

(2) Cette préparation mercurielle eft une des meilleures, & je ne puis affez la confeiller, d'après les effets que j'en ai vus. L.

Odeur, acide.

Saveur, aucune.

Vertu, anti-vénérienne, fondante, purgative, diurétique.

Usage : pour les maux vénériens.

Dose : un grain par jour. C'est avec ce mercure combiné avec de la manne ou de la gomme arabique, que sont faites les pilules anti-vénériennes de Keyser.

Mercure nitreux.

C'est du mercure dissous dans l'acide du nitre.

Odeur, particulière, désagréable.

Saveur, très-acide, caustique.

Vertu, anti-vénérienne, diurétique, purgative.

Usage : dans les maladies vénériennes invétérées.

Dose : de *trois* à *cinq gouttes* dans de l'eau.

Mercure tartarisé.

C'est une partie de mercure crud, triturée avec *deux* parties de crême de tartre.

Odeur, aucune.

Saveur, acide.

Vertu, anti-vénérienne & anti-scorbutique.

Dose : de *cinq* à *dix grains*.

Ethiops minéral.

C'est le mercure cru uni au soufre.

Odeur, aucune.

Saveur, douce, fulphureufe.

Vertu, atténuante, anti-vénérienne, anti-vermineufe.

Ufage; pour la gale, les écrouelles, les maux vénériens, fur-tout pour la phthifie vénérienne.

Dofe: *un fcrupule* tous les jours, (en commençant par quelques grains. L.)

Cinabre factice.

C'eft le mercure crud intimement combiné avec le foufre.

Odeur & *Saveur*, aucune.

Vertu: on penfe qu'il ne porte fon action que dans les premières voies (1); parce qu'il eft indiffoluble dans l'eau; & qu'on l'a fouvent vu fortir avec les felles.

Ufage: on l'a employé dans les cas de morfure d'un chien enragé (2).

Dofe: un fcrupule par jour.

Arfenic blanc.

C'eft un *demi-métal* compofé de phlogiftique & d'un acide d'une nature particulière.

Odeur, aucune; mais analogue à celle de l'ail lorfqu'on le brûle.

Saveur, aucune.

----

(1) *Voyez* les réflexions que fait à ce fujet Lewis, dans fon Difpenfaire. Part. 2, chap. 3. *Edit. angl.*

(2) Ne vous y fiez pas trop; les frictions font plus fûres, en commençant dès l'inftant de la morfure, s'il eft poffible. L.

Vertu

Vertu, poison mortel à certaine dose, anti-cancéreuse à très-petite dose (1).

Usage : pour le cancer.

Dose : arsenic blanc, deux grains dans une livre d'eau avec du sirop de chicorée composé de rhubarbe, demi-once. On en donne soir & matin *une cuillerée* avec *demi-dragme* de *sirop diacode*, & une once de lait. Au bout de huit jours on en prend deux cuillerées ; au bout de quinze, trois cuillerées soir & matin.

Extérieurement on nettoie le cancer avec une solution d'arsenic, & on en applique dessus ; (mais le malade soufre des douleurs atroces. L.)

A Q U E U X.

Eaux de Seltz.

Ce sont des eaux minérales de l'Evêché de Trèves.

Odeur, aucune.

Saveur, piquante, acidule, un peu salée & alkaline.

Elles contiennent de l'alkali minéral, du sel commun, de la magnésie & beaucoup d'air fixe.

Vertu, détersive, fondante, diurétique.

Usage : dans les cas d'ulcères chroniques, on les donne avec du lait ; dans les cas de tumeurs

______

(1) Notre auteur a raison de rejeter, dans sa note, les témoignages de ceux qui ont préconisé l'arsenic intérieu-rement.

endurcies, froides ; d'hémorrhoïdes, de calcul des reins & de la veſſie.

Doſe : depuis *une livre* juſqu'à *quatre*.

Eaux de Pirmont.

Ce ſont des eaux acidules, de la principauté de Waldeck.

Odeur, aucune.

Saveur, très-agréable, un peu acide, piquante comme le vin de Champagne ; mais en même-temps ferrugineuſe & amère.

Elles contiennent beaucoup d'air fixe, du fer, un ſel amer, de la chaux & de la magnéſie.

Vertu, fortifiante, diurétique, fondante.

Uſage : pour les tumeurs arthritiques, les hémorrhoïdes, les chûtes de l'utérus, du rectum.

Doſe : depuis *deux livres* juſqu'à *quatre*.

Eaux de Spa.

Ce ſont des eaux acidules de l'Evêché de Liége.

Odeur, aucune.

Saveur, ferrugineuſe, un peu alkaline & un peu piquante.

Elles contiennent moins d'air fixe que celles de *Spa* (1), du fer, de la magnéſie & de l'alkali minéral.

____

(1) Il s'agit dans cet article des Eaux de *Spa*. L'auteur n'a donc pas dit que les Eaux de *Spa contiennent plus d'air fixe que les Eaux de Spa ;* il a certainement écrit ici *Selterana*, & non *Spadana ;* c'eſt-à-dire que les eaux de *Seltz*. Du reſte

Vertu, fortifiante, tonique, refferrant le ventre.

Ufage : dans les cas de chûte de l'utérus, du rectum, de gonorrhée muqueufe.

Ces eaux font nuifibles aux fujets pléthoriques, à ceux qui ont un skirre ou des hémorrhoïdes (1).

Eau de Chaux.

C'eft de l'eau chargée d'une terre calcaire, moyennant une matière cauftique.

Odeur, aucune.

Saveur, aftringente.

Une once d'eau de chaux contient en général un *grain & un quart* de chaux vive.

Vertu, déterfive, fortifiante, lithonthriptique, anti-feptique, anti-vermineufe : elle atténue le mucus.

Ufage : pour les calculs des reins & de la veffie, les ulcères que'conques, le cancer (2), la carie, le ramolliffement des os.

Dofe : d'une livre à deux par jour avec du lait.

Eau de Mer.

Odeur, aucune.

Saveur, nauféeufe, falée & amère ; mais cette

---

voyez l'excellent ouvrage de M. Macquart *fur les Propriétés de l'Eau*, &c. 1783. Je ne faurois trop recommander cet chirurgiens. L.

(1) Elles ne font pas également utiles à tout le monde ; fi elles ne font pas de bien, elles font fouvent beaucoup de mal. On ne doit jamais les prendre fans l'avis d'un mé‑decin éclairé. L.

(2) Je ne le crois pas. L.

eau prife à la profondeur de foixante braffes, n'a plus cette faveur nauféeufe.

Vertu, fondante, diurétique, purgative, émétique pour ceux qui n'y font pas accoutumés, putréfiante par un long ufage, produifant le fcorbut.

Elle contient de la magnéfie falée, du fel marin & un principe nauféabond.

Ufage : pour les différens cas de maladies fcrophuleufes.

Dofe : on peut en boire jufqu'à *une livre* (1) par jour.

SUBSTANCES ANIMALES.

Eponge marine.

C'eft une efpèce de ruche où fe logent des infectes marins.

Odeur & *Saveur*, aucune.

L'éponge rend à la diftillation beaucoup de fel alkalin.

Vertu, l'éponge brûlée eft fondante, defficative.

Ufage : pour les écrouelles.

Dofe : jufqu'à deux fcrupules par jour. Les gens fenfés s'inquiètent fort peu d'en prefcrire l'ufage en fe réglant fur les phafes de la lune.

Cloportes.

Infecte qu'on trouve par-tout dans les caves & dans les endroits humides.

---

(1) Je ne le confeillerois à perfonne à cette dofe continuée. **L.**

Odeur, aucune.

Saveur, molle, un peu âcre.

Vertu, atténuante, diurétique, alkaline.

Usage : pour l'amaurose & la cataracte commençante, les ulcères cacoéthiques, les tumeurs des mamelles, les écrouelles.

Dose. On exprime le suc de *cent cloportes*, & on le prend dans *une livre* de bouillon. La poudre se donne à la dose de *demi-dragme* ; mais elle est moins efficace.

Musc.

Substance grasse qu'on tire d'une petite bourse qui est près du nombril d'un animal (1).

Odeur, extrêmement vaporante.

Vertu, anti-spasmodique, nervine.

Usage : pour le tetanos (2) à la suite d'une blessure, pour la rage (3), la difficulté d'avaler causée par une affection paralytique & spasmodique.

Dose : *un scrupule* dans un bol.

---

(1) Le meilleur musc vient de Tunquin ; celui du Bengale est d'une qualité inférieure. Le meilleur est celui de Russie. L.

(2) Quelques Anglois ont remarqué que l'opium joint au musc, guérit plus efficacement & plus tôt le tetanos, que l'opium seul. L.

(3) Les épreuves qu'on en a faites à Paris, n'ont pas répondu aux assertions de plusieurs médecins Anglois. J'en ai cependant remarqué l'utilité, en le soutenant avec du sirop de safran en lavemens, dans des affections nerveuses, & même convulsives. L.

Cantharides.

Odeur & Saveur, très-mauvaise, analogue à celle de la poix.

Vertu, diurétique à petite dose, diaphorétique, fondant le mucus, aphrodisiaque, stimulante.

Usage : pour la rage (1), l'ischurie froide ou paralytique, l'incontinence d'urine, l'hydropisie, la gonorrhée (2) chronique, les maladies cutanées chroniques (3).

Dose : un grain dans un bol. On en administre avec sûreté la teinture ; selon cette formule.

℞. Cantharides ,   *deux dragmes.*
        Cochenille ,   *demi-dragme.*

Faites infuser dans une demi-livre d'esprit-de-vin ordinaire.

On peut donner cette teinture depuis *dix gouttes* jusqu'à trente, deux fois par jour dans une décoction d'orge, ou dans du syrop d'althea, ou dans du mucilage de gomme arabique. On peut

---

(1) Je ne crois pas qu'un remède puisse être regardé comme spécifique pour la rage, tant qu'il n'a pas été administré avec succès, dans les accès mêmes de la maladie ; il peut tout au plus passer pour préservatif. L. —— Stocker donnoit les cantharides avec le camphre & le mercure doux. Aucuns de ceux qui ont pris ce mélange, dit-il, n'est devenu hydrophobe. Avicenne dit que ceux qui pissent le sang peuvent être sûrs de ne point devenir hydrophobes.

(2) Mead & Werlhof ont souvent employé les cantharides avec succès, pour la gonorrhée opiniâtre. = Il faut cependant convenir que cela ne réussit pas indistinctement. L.

(3) Mead dit que la teinture de cantharides, est un très-bon remède pour la lèpre, & même l'éléphantiase. Brisbane la recommande aussi pour les autres maladies cutanées.

augmenter la dose de quelques gouttes chaque
jour, jusqu'à ce que le malade éprouve un peu
de difficulté d'uriner ; alors on diminue un peu la
dose. Une émulsion camphrée, préparée avec
la gomme arabique, fait bientôt cesser cette strangurie.

Proscarabée ou *Ver de mai.*

Scarabée onctueux des maréchaux.

Cet insecte se prend au mois de mai, avec de
petites pinces. Il faut le manier prudemment de
peur de perdre son mucilage en le pressant trop.
On le met aussitôt dans un pot de grès ou de verre
où il y a du miel, & on le bouche bien.

Odeur, aucune.

Saveur, âcre.

Vertu, anti-hydrophobique, diurétique ; mais
caustique à forte dose.

Usage : pour se garantir de la rage après la
morsure d'un chien enragé.

Dose. On donne chaque heure (1) un grain
de cet insecte trituré avec quelques grains de
nitre. On continue ce médicament jusqu'à ce
que l'on sente de la difficulté à uriner, ou que
l'urine vienne ensanglantée, quoiqu'on boive

---

(1) Je ne saurois trop engager les gens de l'art à se procurer l'ouvrage publié en allemand, à Berlin, 1777, sous
ce titre : » Découverte & publication d'un moyen spécifique
» contre la Morsure d'un Chien enragé « ; & un autre sous ce
titre : » Quelque chose sur & contre la Morsure d'un Chien
» enragé, Hambourg 1782 «. Dehne (l'auteur) dit que six
hommes mordus par un chien enragé, ont été guéris par ce
seul remède.

par deſſus le médicament une décoction mucilagineuſe.

Il faut ſcarifier la plaie, la ſaupoudrer de cantharides, & la maintenir long-temps ouverte.

ÉMÉTIQUES.

Ipécacuanha.

Viola *Ipecacuanha* Lin. *La racine.*
Odeur, un peu forte, foiblement nauſéeuſe.
*Saveu*r amère, nauſéeuſe.
Vertu, emétique à certaine doſe, altérante à
foible doſe, ſudorifique, anti-ſpaſmodique, anti-
vermineuſe.
Uſage : les vomitifs font ſouvent réſoudre, par
les évacuations, les tumeurs réſultantes de la
ſaburre des premières voies & les tumeurs chroniques, en augmentant l'action des vaiſſeaux
abſorbans ; c'eſt pourquoi les vomitifs ont été
utiles dans les cas ſuivans ; ſavoir, le phlegmon,
l'éryſipèle, l'abſcès des oreilles, la douleur d'o-
reille cauſée par la pituite, les parotides bilieuſes, la tumeur inflammatoire de la langue.

Les abſcès de la gorge, l'angine pituiteuſe,
ſcarlatine, membraneuſe, gangréneuſe, maligne,
varioleuſe, ulcéroſo-putride, ſpaſmodique, les
tumeurs produites par les métaſtaſes, l'œdème
des jambes.

L'œdème vague, les tumeurs blanches des
articulations, les écrouelles, les tumeurs rhumatiſantes.

Les plaies & les ulcères qui exigent les vomitifs ſont : les plaies & les ulcères qui empirent

par l'effet d'une faburre bilieufe ; les aphthes, les ulcères de la bouche, de l'utérus, des jambes ; les plaies de tête qui, après une commotion violente du cerveau (1), font fuivies d'infenfibilité ; le tetanos réfultant d'une bleffure au doigt (2).

Les vomitifs conviennent encore dans les cas de hernies incarcérées, de chûte de l'utérus, d'ifchurie (3) ; pour diverfes maladies des yeux, la nyctalopie, l'héméralopie, l'épiphore, la mydriafe, la taie, l'ophthalmie, l'amaurofe.

Pour les maladies des oreilles, la furdité, la douleur de dents, l'hémorrhagie faburreufe des narines.

Pour les maladies fujettes à des retours périodiques, comme l'ophthalmie périodique, la douleur périodique des oreilles, l'odontalgie périodique.

Dofe. L'Ipécacuanha fe donne en poudre aux adultes à la dofe d'*un fcrupule* (4), comme vomitif. Sa vertu émétique réfide plutôt dans l'écorce de la racine que dans la racine même ; c'eft pourquoi *trois* ou *quatre grains* de l'écorce fuffifent pour faire vomir ; tandis qu'il faut quel-

---

[1] *Voyez* les Mémoires de Chirurgie, t. 1, p. 119.

[2] Trempez votre doigt dans du vinaigre & du fel, quelque bleffure que vous ayez au doigt, & j'affure d'après de nombreufes expériences, qu'il n'en réfultera rien de mal. L.

[3] *Voyez* Lieutaud, Abrégé de Médec. part. 1, p. 219.

[4] L'ipécacuanha fait plus facilement vomir, à la dofe de douze à quatorze grains, en prenant de l'eau tiéde chaque fois que l'on vomit. Six grains fuffifent aux enfans ; mais comme ftomachique j'en ai vu les plus grands avantages, à la dofe d'un demi-grain à un grain tous les jours. L.

quefois un scrupule de la racine & même une dragme pour produire cet effet : comme altérant on en donne un *demi-grain* avec un *scrupule* de sucre toutes les trois heures.

Tartre émétique.

C'est un sel métallique composé de régule d'antimoine & d'acide du tartre.

Odeur, aucune.

Saveur, métallique.

Vertu, émético-purgative à certaine dose ; mais à moindre dose, altérante, diaphorétique, fondante, & purgeant en même-temps plus sûrement que l'ipecacuanha.

Usage : dans les cas d'amaurose (1) & de toutes les maladies pour lesquelles j'ai recommandé l'ipécacuanha.

Dose : deux grains (2) pour un adulte dans l'intention de faire vomir ; mais comme altérant on en jette quatre grains dans une livre d'eau

----

[1] Schmuker, *Observat. Chirurg.*, en Allemand, & Richter, *Observat Chirurg.*, disent que le tartre stibié, à très-petite dose, est un remède très-efficace pour l'amaurose.

[2] De jeunes chirurgiens & même de vieux routiniers, sont souvent étonnés de voir quatre ou cinq grains d'émétique sans effet. Il est bon de leur dire que cette dose met souvent l'estomac dans un état convulsif ; état dans lequel il ne peut plus rien rejeter. Un coup de lancette dans ce moment fera vomir immanquablement, comme je l'ai fait pratiquer ; on ferme peu après la piqûre : en général commencez toujours par une très-foible dose. Un seul grain d'émétique me tueroit. L.

diſtillée quelconque, & l'on en prend une cuillerée toutes les deux ou trois heures.

Vitriol blanc.

C'eſt un ſel métallique compoſé du zinc & de
l'acide vitriolique.

Odeur, aucune.

Saveur, auſtère.

Vertu, vomitive, & même très-promptement.

Uſage : on l'ordonne par cette raiſon lorſque
quelque corps hétérogène eſt arrêté dans l'œſophage.

Doſe : *un ſcrupule* (1), (*pour un Allemand*).

Turbith minéral.

C'eſt un ſel jaune métallique, compoſé de la
chaux du mercure & de l'acide du vitriol.

Odeur, aucune.

Saveur, nauſéeuſe.

Vertu, émétique & anti-vénérienne.

Uſage : on peut le donner dans tous les cas
de maladies vénériennes pour leſquels on a be-
ſoin d'émétique, comme la vérole, la gonorrhée virulente, bénigne, le phymoſis, le bubon,
l'inflammation vénérienne des teſticules, l'hydrophobie.

Doſe : de *trois* à *quatre* grains (2).

---

[1] Paſſez-vous de ce médicament, s'il eſt poſſible ; cela
n'eſt bon que pour des mangeurs de beurre & de fromage,
ou pour un Allemand. L.

[2] Il eſt peu de cas où ce médicament ſoit requis ; il
en eſt d'autres plus ſûrs, ſur-tout pour les ſujets foibles. L.

ECCOPROTIQUES.

Manne de Calabre.

Fraxinus *ornus* Lin.

C'eſt le ſuc deſſéché qu'on prend ſur cet arbre.

Odeur, aucune.

Saveur, mielleuſe, douce, foiblement acide.

Vertu, purgative, fondante.

Uſage : dans les maladies cauſées par une ſaburre bilieuſe.

Doſe : *trois onces* fondues dans du petit-lait.

Tamarind.

Tamarindus *indica* Lin. *La pulpe.*

Odeur, un peu vineuſe.

Saveur, très-acide & agréable.

Vertu, purgative, anti-bilieuſe, rafraîchiſſante.

Uſage : dans les maladies cauſées par une ſaburre bilieuſe, dans les inteſtins, comme l'éryſipèle ; enfin dans les cas de tumeur de la véſicule du fiel, cauſée par une concrétion bilieuſe.

Doſe : *deux onces* avec *deux dragmes* de crême de tartre en forme d'électuaire. Quant au fruit même on en fait bouillir *quatre onces* dans une livre d'eau ou de petit-lait.

Caſſe.

Caſſia *fiſtula* Lin. *La pulpe.*

Odeur, aucune.

Saveur, acidule & douce.

Vertu, purgative, diurétique, rafraîchissante.

Usage : dans les maladies causées par une saburre bilieuse.

Dose : *deux onces* en forme d'électuaire ; ou faites bouillir *quatre onces* du fruit même dans *une livre* d'eau, pour boire cette décoction ; ou faites fondre *deux onces* de la pulpe dans *six onces* d'eau.

Prunes.

Prunus *domestica* Lin. *La pulpe.*

Odeur, aucune.

Saveur, acidule & douce.

Vertu, fondante, anti-bilieuse, rafraîchissante, purgative.

Usage : dans les maladies bilieuses.

Dose, *trois onces* avec *trois dragmes* de crême de tartre en forme d'électuaire.

En y ajoutant du séné en poudre à la dose *d'un scrupule*, elle supplée à la pulpe de tamarind ; ou l'on fait bouillir *trois onces* de pulpe dans *une livre* d'eau.

Rhubarbe.

Rheum *palmatum* Lin. *La racine.*

Odeur de la racine, vaporante, nauséeuse.

Saveur, amère.

Vertu, purgative, fortifiante, tonique.

Usage : pour la saburre des intestins, la foiblesse de l'estomac & l'odontalgie (1).

---

[1] Un morceau mâché & avalé peu-à-peu, fortifie les gencives, la gorge, l'œsophage, &, appliqué sur la dent, guérit souvent l'odontalgie.

Dose : *une dragme* en poudre , ou *trois dragmes* infusées dans six onces d'eau.

Eaux amères de Seidschutz & de Sedlitz (1).

Odeur ; ces eaux de Bohème n'ont aucune odeur.

Saveur, très-amère & très-désagréable.

Elles contiennent très-peu d'air fixe, beaucoup de sel amer.

Vertu, incisive, digestive, purgative.

Usage : dans les cas de hernie durcie par des excrémens, & incarcérée.

Dose : de *deux* à *trois onces* par heure ; dans d'autres maladies à la dose d'*une livre*, comme purgatives.

Sel amer.

C'est un sel neutre composé de magnésie & d'acide vitriolique.

Odeur, aucune.

Saveur, amère.

Vertu, purgative, fondante.

Usage : dans les maladies causées par la saburre des premières voies : dans les cas de hernies incarcérées par des excrémens.

Dose : de *demi-once* à *deux onces* dans *une livre* & *demie* d'eau comme purgatif.

Dans le cas d'hernie on le donne par cuillerée tous les quarts-d'heure.

---

[2] Le sel de Sedlitz, de Seidschutz, des Alpes , qui se trouve çà & là dans un schiste, & le sel d'Epsom , sont de même nature. *Voyez* M. Macquart , & la Pharmacopée de Spielmann. L.

Sel de Seignette.

Sel neutre composé de l'alkali minéral, de l'alkali fixe végétal & de l'acide du tartre.

Odeur, aucune.

Saveur, amère, plus agréable que celle du sel de Glauber.

Vertu, incisive, résolutive, diurétique ; laxatif à certaine dose.

Usage : le même que du précédent.

Dose : d'*une dragme* à *trois*, pour résoudre ; à la dose d'*une demi-once* pour purger.

Crême de Tartre.

Sel neutre composé de beaucoup d'acide du tartre & d'un peu d'alkali fixe végétal.

Odeur & *Saveur*, acide & saline.

Vertu, anti-bilieuse, anti-phlogistique, diurétique, fondante, purgative à certaine dose.

Usage : dans les maladies causées par la saburre des premières voies, comme l'érysipèle bilieux, le charbon, la mauvaise suppuration d'une plaie, d'un ulcère ; pour l'angine & l'ophthalmie causée par un vice de l'estomac, les tumeurs hydropiques, les hémorrhoïdes aveugles, les concrétions bilieuses de la vésicule du fiel, & l'intumescence qui en résulte à cette vésicule.

Dose : de *demi-once* à *une once* avec de la pulpe de tamarins, comme *purgatif* ; mais à la dose de *demi-dragme*, trois fois par jour, comme *altérant*.

Préparations. Electuaire purgatif.

Cet électuaire se fait en prenant *demi-once*

de crême de tartre, *deux onces* de pulpe de prunes, *demi-dragme* de féné ; pour en prendre la groſſeur d'une noix chaque heure.

Limonade tartariſée.

℞. Crême de tartre,   *demi-once.*
  Sirop de pavot blanc,   *une once.*
  Eau de fontaine,   *48 onces.*

Mêlez. *Un verre* à la fois.

Huile de Ricin ou *de Palme de Chriſt.*

Ricinus *communis* Lin.
C'eſt l'huile exprimée des ſemences.
Odeur de l'huile récente, aucune.
Saveur, douce.
Vertu, purgative, anti-vermineuſe, modérée.
Uſage : on la donne avec ſûreté dans les maladies inflammatoires, comme la hernie incarcérée, l'angine, la gonorrhée ; pour le tænia.

Doſe : de *demi-once* à *une once* pour les adultes ; d'une dragme à deux pour les enfans. Souvent une cuillerée lâche le ventre (1).

Magnéſie.

C'eſt une terre extraite du ſel amer.
Odeur, aucune.
Saveur, terreuſe.
Vertu, purgative (2), abſorbant l'acide, & enveloppant les acrimonies.

---

[1] *Voyez* Spielmann, *Pharmacopée*, part. 1, p. 68, au mot *Catapucia*. L.

[2] S'il y a des acides dans les premières voies ; autrement elle peut devenir nuiſible par le long uſage. L.

Uſage :

Usage : purgatif, utile à ceux qui sont inquié-
tés par des acides, comme aux enfans & à ceux
qui ont des hémorrhoïdes.

Dose : d'une dragme à demi-once pour les adultes, dans une émulsion ou de l'eau, *pour purger ;*
mais de cinq à dix grains dans le lait pour les
enfans.

PURGATIFS PLUS ACTIFS.

Scammonnée.

Convolvulus *scammonia* Lin.
C'est le suc épaissi qui découle de cette racine.
Odeur de ce suc, un peu fétide.
Saveur, nauséabonde, analogue en quelque
sorte à celle du vitriol.
Vertu, diurétique, rendant même les excré-
mens très-fétides.
Usage : pour les tumeurs froides & les mala-
dies analogues.
Dose : de *cinq* à *dix*, & même à *quinze grains.*
Cette résine s'administre triturée avec des aman-
des douces ou un jaune d'œuf ; ou dissoute dans
l'esprit de vin, en y ajoutant un sirop, ou en
pilules.

Aloès.

Aloès *perfoliata* Lin.
C'est le suc épaissi des feuilles.
Odeur, forte, rebutante, nauséeuse, tirant sur
le safran.
Saveur, très-amère, long-temps adhérente à
la gorge.
Vertu, purgative, & en même-tems stimu-

Z

lante, échauffant le fang, vermifuge, ftomachique, pouffant les règles & les hémorrhoïdes ;
c'eft pourquoi l'aloès ne convient ni aux femmes
groffes, ni à ceux qui ont des hémorrhoïdes.

Dofe : *trente grains* mêlés avec autant de favon de Venife, en pilules, comme purgatif.

Jalap.

Convolvulus *jalapa* **Lin.** *La racine.*
Odeur, très-foible.
Saveur, un peu âcre, défagréable.
Vertu, purgative, hydragogue, vermifuge.
Ufage : dans les maladies caufées par la faburre
des inteftins ou par des vers.

Dofe : la racine en poudre à la dofe d'*une
demi-dragme* avec autant de crême de tartre. La
réfine fe donne à *dix grains*, triturée avec des
amandes douces ; ou dans l'efprit-de-vin, en y
ajoutant un firop convenable.

Senné.

Caffia *Senna* **Lin.** *Les feuilles.*
Odeur, un peu aromatique.
Saveur, amère, nauféeufe.
Vertu, purgative, & caufant fouvent des
tranchées. Les tiges ne caufent pas plus de tran-
chées que les feuilles.

Ufage : dans les maladies caufées par la faburre des inteftins.

Dofe : *demi-dragme* des feuilles en poudre,
ou dans un électuaire, *trois dragmes* avec *fix
onces* d'eau, en infufion.

Les follicules de féné fe donnent en infufion à même dofe.

On fait auffi avec *une once & demie* des feuilles, *trois onces & demie* de manne choifie, une infufion à laquelle on donne une faveur moins défagréable avec le jus de citron cu le firop de framboife ; & l'on en prend *deux onces* toutes les deux heures.

Gratiole.

Gratiola *officinalis* Lin.

Odeur, aucune.

Saveur, très-amère, défagréable.

Vertu, purgative, hydragogue, quelquefois émétique, & en même-temps vermifuge. L'extrait eft un excellent fondant.

Ufage : dans les maladies caufées par la faburre, & pour l'hydropifie.

L'extrait de gratiole fe donne comme altérant, de quatre à cinq grains foir & matin pour les écrouelles, les tumeurs œdémateufes, arthritiques, l'amaurofe, les ulcères vénériens & carieux invétérés, les tophus, les affections vénériennes des tefticules, les bubons, les *fleurs blanches* vénériennes.

Dofe : la poudre des feuilles fe donne comme purgative à la dofe d'*un fcrupule* ; *deux fcrupules* lâchent quelquefois doucement le ventre jufqu'au lendemain.

L'extrait fe donne auffi comme purgatif, à la dofe d'*un demi-fcrupule* en pilules.

L'herbe fe donne en infufion, à la dofe d'*une dragme* dans *quatre onces* d'eau (1).

---

[1] Quoique la gratiole puiffe devenir un excellent remède en nombre de circonftances, il faut la prefcrire avec

Seneka.

Polygala *seneka* Lin. *La racine.*
Odeur, particulière, désagréable.
Saveur, un peu chaude & âcre.
Vertu, purgative, un peu émétique, diaphorétique, diurétique, expectorative, & très-bonne contre les effets de la morsure du serpent à sonnettes (1).
Usage : particulièrement dans le cas de cette morsure, extérieurement en forme de cataplasme, & intérieurement en décoction ; elle est pareillement utile pour les tumeurs hydropiques.
Dose. On fait bouillir *demi-once* de cette racine dans *une livre & demie* d'eau, & l'on en prend *trois onces* deux fois par jour. Cette décoction procure neuf à dix selles, & pousse beaucoup les urines.

Coloquinte.

Cucumis *colocynthis* Lin. *La pulpe.*
Odeur, foible, désagréable.
Saveur, très-amère, nauséeuse, un peu âcre.
Vertu : violent purgatif, qui cause des tranchées très-vives, & peut faire avorter.

---

beaucoup de prudence. Spielmann observe qu'elle a aussi été recommandée pour l'usage externe, comme résolutive. L.

[1] L'Anglois Tennent, dit avoir eu occasion d'observer pendant long-temps les cures que les habitans de Pensylvanie, mordus par le serpent à sonnettes, font avec le seneka. Ce remède a même eu du succès lorsque le sang sortoit déja par les poumons, que les lèvres de la plaie étoient livides, & le corps tout tuméfié.

Usage. On recommande la teinture de coloquinte dans les cas de douleurs de dents, la gonorrhée & les maladies vénériennes (1).

Dose : *la teinture* purge à *quinze* gouttes.

L'extrait aqueux se donne à la dose de *deux grains*, lorsque les autres purgatifs ne réussissent pas.

L'extrait catholic à un demi-scrupule.

L'extrait panchymagogue de Crolius, à douze ou quinze grains.

---

[1] Selon Wedel, dans ses Aménités de matière Médicale, p. 250, un chirurgien a guéri plusieurs sujets de maux vénériens, avec une infusion des semences faite dans de la bière. = L'accident que j'ai vu arriver par une dose même assez legère de pulpe de coloquinte, m'engage à avertir les jeunes chirurgiens de n'avoir recours à ce remède que dans des cas extrêmes. Voici un grand maître qui se fera mieux entendre. » Ce remède appartient aux plus forts drastiques. » Nous apprenons qu'il en est résulté les tranchées les plus » atroces, & que le sang est sorti des intestins. Les anciens » pensoient corriger sa violence avec de la gomme adra- » gant, & en ont formé, avec le mucilage, les trochisques » *alhandals*, mais ce correctif ayant été illusoire, ce nom a » été réservé pour la pulpe réduite en poudre très-fine. Cette » pulpe ainsi préparée, se joint comme stimulante, à la dose » de peu de grains, dans les pilules. Je lis que les semences » bien lavées dans l'eau, fournissent une émulsion qui n'est » ni amère, ni purgative. La pulpe s'applique sur le nombril » comme vermifuge. On la joint aux lavemens irritans, à » la dose de trois dragmes, (contentez-vous d'une dans nos » climats. L.) On assure que l'extrait aqueux est beaucoup » moins actif que la pulpe, & qu'on en peut porter la dose » à six grains ; mais que l'extrait résineux cause beaucoup » de tranchées «. Spielm. *Pharmacop.* part. 1, p. 87. L.

Z iij

Elaterium.

Momordica *Elaterium* Lin. *Le suc.*
C'est le suc épaissi du concombre sauvage.
Odeur, aucune.
Saveur, âcre, un peu amère, mordicante.
Vertu, drastique & violente, hydragogue, capable de faire avorter.
Usage : dans les cas ou les autres purgatifs n'ont pas de succès.
Dose : il faut commencer par un grain (*au plus. L.*)

Lobelia ou *Cardinale bleue.*

Lobelia *Siphilitica* Lin. *La racine.*
Odeur, forte.
Saveur, âcre, analogue à celle du tabac, adhérente à la langue.
Vertu, émétique, drastique, anti-vénérienne.
Usage : les sauvages de l'Amérique septentrionale emploient depuis long-temps cette racine pour les maux vénériens, & les guérissent, par ce moyen, aussi heureusement que les Européens avec le mercure. Si le mal est opiniâtre, ils y mêlent la racine de *renoncule abortive*, & détergent les ulcères avec la décoction ; ou bien ils saupoudrent les ulcères putrides avec l'écorce intérieure du *Ceanothus americanus* de Lin. (1).

---

[1] Voici ce que dit Adanson, sur un remède qui mérite d'être plus connu. » On sait que l'espèce de paliurus que Linnæus appelle *Ceanothus*, passe pour le spécifique, non-

Dose. On fait cuire une poignée de la racine dans 36 onces d'eau, pour en boire une livre trois fois par jour.

Digitale pourprée.

Digitalis *purpurea* Lin. *L'herbe.*
Odeur, aucune.
Saveur, amère, désagréable, causant des ulcérations à la bouche, à la gorge, & à l'œsophage.
Vertu, émético-drastique, résolutive, sujette à produire des tranchées, & poison réel à certaine dose.
Usage: dans les cas d'écrouelles, d'ulcères scro-

» seulement des gonorrhées, qu'elle arrête en deux ou trois » jours sans aucune suite fâcheuse, mais même des maladies » vénériennes les plus invétérées, qu'elle guérit, à ce qu'on » prétend, en moins de quinze jours. Dans la Virginie & » le Canada, où croît cette plante, on fait bouillir une dragme » de sa racine dans trois demi-septiers d'eau, jusqu'à la réduction de deux demi-septiers, qu'on prend en deux fois » tous les jours. Il faut se servir d'un grand vase pour cette » décoction, parce que cette plante jette pendant l'ébullition » une grande quantité d'écume qu'il ne faut pas perdre. On » joint quelquefois à cette boisson l'usage de celle d'une » espèce de *Dortmanna*, citée à la famille des campanules, » p. 134. Il paroît, par ces détails, que presque toutes les » plantes de cette famille pourroient être employées dans les » maladies vénériennes ; & j'ai fait, avec assez de succès, » l'essai des racines & des branches du *Paliurus* & du *Zizyphus* » de ce pays-ci, au défaut de l'espèce d'Amérique, qui est » trop rare. T. 2, p. 302. » L.

phuleux (1), de tumeurs dures des mamelles (2)
& des parotides.

Dofe : une demi-cuillerée du fuc exprimé ; ou
une cuillerée , fi le malade eft robufte , délayé
dans une pinte d'eau tous les jours. On prend cela
peu à peu.

---

[1] Percival, dans fes *Effais pratiques*, &c. en anglois, fait
les obfervations fuivantes. » Un homme attaqué d'ulcères
» fcrophuleux en différens endroits du corps, & fur-tout à
» la jambe droite , au point même qu'on fongeoit à l'ampu-
» tation, ayant pris deux cuillerées de fuc de digitale pendant
» 14 jours, avec un demi-feptier de bière chaude , au milieu
» des fymptômes les plus affligeans, s'eft bien rétabli. On
» appliquoit auffi fur la partie, ce qui reftoit de l'herbe après
» l'expreffion. Un autre fcrophuleux ayant fouffert les dou-
» leurs les plus cruelles , pendant trois ans , par une tumeur
» livide du coude droit, fut prefque entièrement guéri en un
» mois, en prenant quatre potions de ce fuc ; une cuillerée
» prife dans de la bière, a auffi beaucoup foulagé une femme
» qui avoit une tumeur fcrophuleufe à l'œil, des fentes à la
» lèvre fupérieure, qui étoit très-enflée, des tumeurs aux arti-
» culations des doigts, & qui fouffroit des douleurs prefque con-
» tinuelles aux membres ; mais la violence du remède l'empê-
» cha de le continuer. *Voyez* auffi Haller, *Plant. Helvet.* , n°.
» 330 ; & l'ouvrage anglois, *Influences aériennes* , p. 49 , 50 ,
» où l'on dit que des écrouelles héréditaires ont été guéries. »

[2] Richter, dans fa *Biblioth. Chirurgic.* t. 1 , p. 474 , dit
que le fuc de digitale pris intérieurement, fit beaucoup dimi-
nuer des mamelles skirrheufes. Mayer, dans le même ouvrage,
rapporte l'hiftoire d'une mamelle & de parotides endurcies,
qui ont été guéries par le fuc de digitale, à la dofe d'une cuillerée dans quatre livres d'eau, en 18 jours.

Fin de la feconde Partie.

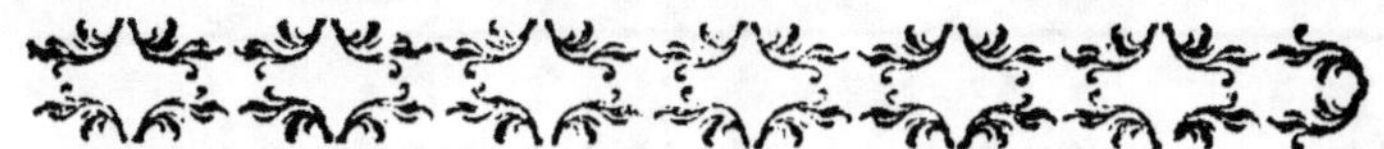

TROISIEME PARTIE

O U

PHARMACIE CHIRURGICALE.

LA Pharmacie chirurgicale eſt l'art de *préparer* ou de *compoſer* les médicamens.

Comme nous avons parlé d'une manière aſſez étendue des médicamens ſimples, tant externes qu'internes, nous nous occuperons actuellement des *préparations* & des *compoſitions*.

Les *préparations* ſont des médicamens, ou changés par l'art pharmaceutique, ou des extraits de ſubſtances quelconques.

Les compoſitions ſont des mélanges formés de médicamens *ſimples* ou *préparés*.

Celui qui veut bien entendre la pharmacie, doit auparavant ſavoir la matière chirurgicale, un peu de chimie, & l'art pharmaceutique.

Je vais me borner, dans cette troiſième partie, à donner une idée ſuccincte, mais ſuffiſante, de la pharmacie chirurgicale.

LES MÉDICAMENS PHARMACEUTIQUES, OU PRÉPARÉS, OU COMPOSÉS, SONT EN GÉNÉRAL LES SUIVANS.

I. *Les eaux distillées*. On distille les plantes aromatiques ou autres , avec de l'eau de fontaine , pour en extraire les principes que l'on cherche.

N. Voyez Lewis, part. 3, chap. 5, f. 2.

II. *Les vinaigres*. On fait infuser les plantes ou autres substances , dans de fort vinaigre , à froid , ou en exposant le vaisseau fermé au soleil pendant quelque temps.

N. Voyez Lewis, part. 3, chap. 3, f. 3.

III. *Les esprits vineux*. On distille les plantes fur du vin quelconque , ou de l'esprit de vin.

N. Voyez Lewis, part. 3, chap. 5 , f. 3.

IV. *Les esprits acides*. On les tire du *vitriol* , du *nitre* ou du *sel marin* , par le moyen de la distillation.

N. Ces esprits s'achètent tout faits ; mais voyez Lewis , part. 3 , c. 8. f. 4.

V. *Les esprits alkalins*. On les extrait en grande partie du sel ammoniac par la distillation.

N. Voyez Lewis , part. 3 , chap. 8, f. 2.

VI. *Les esprits salés*. Ils font composés par une combinaison d'esprit & d'acide.

VII. *Les esprits dulcifiés*. Ils se font en combinant une partie d'acide minéral , avec six parties ou plus, d'alkohol de vin, par la diftillation.

N. Voyez Lewis, part. 3, chap. 8, f. 5.

VIII. *Les Teintures.* On les fait en verfant de l'eau tiède ou de l'efprit de vin fur les *efpèces* sèches. On tient enfuite le vaiffeau bien fermé. La teinture *aqueufe* en prend la couleur & la faveur. La teinture *fpiritueufe* en prend, outre cela, l'odeur.

N. Voyez Lewis, chap. 3, f. 1.

IX. *Les effences.* Ce font des teintures plus chargées que les précédentes des principes fpiritueux des fubftances.

N. Voyez Lewis, chap. 3, feĉt. 6, vers la fin.

X. *Les elixirs.* Ce font des teintures chargées des principes quelconques, au point d'en acquérir même de la denfité.

N. Voyez Lewis, part. 3, chap. 3, art. *Teintures.*

XI. *Les extraits.* Ce font les réfidus des teintures aqueufes que l'on a fait évaporer à feu doux.

N. Voyez Lewis, part. 3, chap. 6, f. 2.

XII. *Les huiles exprimées.* Ce font celles que l'on tire des graines écrafées. On fait légérement chauffer ces graines dans une poêle, en remuant fans ceffe, afin qu'elles ne brûlent pas. On les met dans un fac de toile, & enfuite entre deux plaques de fer chaudes fous un preffoir, pour les exprimer.

N. Il faut obferver que les huiles tirées de cette manière, font fujettes à s'altérer promptement. Voyez Lewis, part. 3, chap. 2, feĉt. 2.

XIII. *Les huiles effentielles.* On fait macérer

dans l'eau , pendant trois jours , les plantes un peu sèches , en y jetant un peu de sel , & l'on distille. L'huile passe avec l'eau , & on l'en sépare.

N. Voyez Lewis , chap. 5 , s. 1.

XIV. *Les huiles cuites.* On fait macérer ces plantes dans l'huile d'olive ; ensuite on fait cuire le mélange jusqu'à ce que toute la partie aqueuse soit dissipée. On exprime & l'on filtre.

N. Voyez Lewis , part. 3 , chap. 3 , s. 7.

XV. *Les infusions huileuses.* On fait infuser , sans coction , les plantes dans une huile exprimée.

N. Voyez Lewis , *ibid.*

XVI. *Les huiles empyreumatiques.* On les tire des plantes résineuses en les distillant dans une retorte , ou *per descensum.*

XVII. *Les huiles par déliquescence.* Cette dénomination impropre , est celle que l'on donne aux sels qui se font fondus spontanément , & qui ont alors une consistance huileuse.

N. Telle est l'huile de tartre & autres. Voyez Lewis ; part. 3 , chap. 8 , s. 1.

XVIII. *Les décoctions.* On fait bouillir les *espèces* quelconques dans l'eau ou dans tout autre liquide, pour en extraire les propriétés.

N. Voyez Lewis , part. 3 , chap. 3 , s. 1, art. 3.

XIX. *Les infusions.* On les fait en versant de l'eau bouillante , ou du vin bouillant sur les *espèces*, pour en extraire les principes sans coction.

N. Voyez Lewis , part. 3 , sect. 1 , art. 2 ; & chap. 3 ; sect. 4.

X X. *Les miels.* On fait cuire le miel avec l'un ou l'autre fuc de plante.

N. Voyez Lewis, part. 3, chap. 4, f. 5.

X X I. *Les liqueurs.* On comprend fous cette dénomination plufieurs préparations liquides officinales, dont il fera parlé.

X X I I. *Les mucilages.* On fait diffoudre de la gomme dans l'eau ; ou on les extrait des femences mucilagineufes par infufion ou décoction.

X X I I I. *Les favons.* Ce font des mixtes compofés d'huile quelconque & de fel alkalin.

V. Lewis, part. 3, chap. 8, f. 3.

X X I V. *Les fucs exprimés.* On pile les plantes fraîches, & on en exprime le fuc.

Voyez Lewis, part. 3, chap. 2, f. 1.

X X V. *Les pulpes.* On fait cuire dans l'eau la chair des plantes, & on les paffe dans un filtre de crin.

N. Lewis, part. 3, chap. 1.

X X V I. *Les réfines.* On les extrait des fubftances réfineufes par le moyen de l'efprit de vin, & on les en fépare en y verfant de l'eau.

N. Voyez Lewis, part. 3, chap. 3, f. 3.

X X V I I. *Les alkalis fixes.* On brûle lentement dans une poêle de fer, couverte d'une plaque de fer, les plantes nouvelles ou fraîches, jufqu'à ce qu'elles foient entièrement réduites en cendres : on verfe de l'eau fur les cendres, qu'on laiffe un peu repofer. Enfuite on décante l'eau pour la filtrer & faire évaporer jufqu'à ficcité. On calcine le réfidu, que l'on jette dans l'eau,

& l'on fait évaporer jusqu'à ce qu'il se forme une pellicule à la superficie. On laisse alors cristalliser.

N. Voyez Lewis, part. 3, chap. 8, f. 1.

XXVIII. *Sels acides fixes* ou *essentiels.* On filtre le suc des plantes fraîches & écrasées ; on le fait évaporer jusqu'à un tiers de résidu, que l'on met dans un vaisseau de verre, ou bien vernissé. On couvre la superficie d'un peu d'huile exprimée, pour le laisser pendant huit mois dans cet état : le sel s'y forme en cristaux. On prend ce sel, qu'on lave aussi-tôt dans l'eau, & on le fait sécher à une douce chaleur.

N. C'est le procédé de Lewis ou d'Edimbourg. Lewis, part. 3, chap. 8, f. 7.

XXIX. *Les sels neutres.* Ce sont des mixtes composés de sels acides unis à des alkalis par la voie de la solution, jusqu'à parfaite saturation.

N. Voyez Lewis, part. 3, chap. 8, f. 6.

XXX. *Les alkalis volatils.* Ce sont des sels extraits des parties animales, par la distillation & la sublimation.

N. Voyez Lewis, part. 3, chap. 8, f. 2.

XXXI. *Les axonges & les suifs.* Ce sont les parties grasses & fondues des animaux. Les axonges sont des graisses plus molles : les suifs ont une consistance plus solide.

N. Voyez Lewis, part. 3, chap. 1.

XXXII. *Les substances calcinées.* Ce sont des préparations faites par le moyen du feu, qui a réduit ces corps compactes en matières friables.

XXXIII. *Les préparations métalliques.* Ce

font des métaux différemment préparés pour l'u-
fage de la médecine & de la chirurgie, foit par
la calcination, foit par la folution dans des acides
minéraux, foit par toute autre opération.

N. Ces explications fuccintes n'étant faites que dans le
deffein de donner une idée des procédés qu'on fuit dans la
Chimie & la Pharmacie, pour préparer & compofer les
médicamens tant internes qu'externes, ceux qui voudront
de plus amples inftructions, & connoître à fond toutes les
théories & les manipulations de l'art, confulteront le Difpenfaire de Lewis. *Edit.* 1786, que j'ai cité aux articles de l'auteur,
ou la Pharmacie de Baumé. Celle de Spielmann ne feroit
pas moins utile fi elle étoit traduite en françois. Cet habile
homme a rejeté, avec raifon, nombre de médicamens
fimples ou compofés, dont les vertus n'étoient que trop
précaires.

Signes des quantités ou dofes.

℔.	une livre (de douze onces dans tout cet ouvrage.)
℥.	once.
℥ fs.	demi-once.
ʒ.	dragme ou gros.
℈.	fcrupule.
gr.	grain.
ʒ viij.	une once.
℈ iij.	dragme.
gr. xx.	fcrupule (de vingt grains dans tout cet ouvrage.)
ß.	demie ou moitié d'une quantité quelconque.
aa.	partie égale de chaque dofe.

M.   une poignée *ou* iv Pug.
Pug.   une pincée.
fafc. ou fafcicule comprenant XII poignées.
N°.   tel nombre, pair ou impair.

Les Chirurgiens étant quelquefois obligés, dans les campagnes, de faire exécuter les ordonnances des médecins, il eft bon qu'ils connoiffent ces abréviations.

fl.   fleurs.
hb.   herbe.
q. f.   quantité fuffifante.
q. v.   ⎫
q. pl.   ⎬   autant que vous voudrez.
q. l.   ⎭
m. f.   mêlez, faites.
l. a.   ⎫
         ⎬   felon l'art, ou la loi de l'art.
f. a.   ⎭
B. A.   Bain de fable.
B. M.   Bain-marie.
coq.   faites bouillir.
inf.   faites infufer.
colat.   la colature ou ce qui a paffé au filtre.
add.   ajoutez.
d. d.   donne à telle quantité.
Cyath. ou *Cyathus*. mefure de $\mathfrak{Z}$ ij.
Gtt.   Goutte, d'eau ou de tout autre liquide.
menf. ou *menfura*. Mefure dont le poids eft fup-
           pofé connu. Dans notre auteur elle
           eft de quatre livres ou quarante-huit
           onces.
P. æq.   parties égales.
MP. ou M. P. maffe pilulaires.

ol. p. d. huile par déliquefcence.
PPtt.   préparation.
lapid. ⚍ pierres d'écreviffes.
C. C.   corne de cerf.
S. V.   efprit de vin.

J'omets ici les fignes par lefquels les chimiftes défignent les différentes fubftances , foit dans leur état naturel, foit préparées.

On les trouvera dans leurs ouvrages , fi on veut les connoître.

PHARMACIE CHIRURGICALE.

PREMIÈRE PARTIE.

DES PRÉPARATIONS.

EAUX.

Eau de Roses.

℞. DE fleurs de roses, ℔ vi.
D'eau de fontaine, ℔ xxiv.
Distillez très-doucement, jusqu'à la quantité
de *six livres.*
Usage. On emploie cette eau pour les collyres.

Eau de Fleurs de Sureau.

On la prépare comme la précédente, & pour
les mêmes usages.

Eau de Rhue.

℞. De rhue, (l'herbe) ℔ ij.
D'eau de fontaine, ℔ xx.
Distillez à feu doux, jusqu'à la quantité de
douze livres.

Usage. Elle entre dans les collutoires anti-septiques & dans les eaux de même nature.

N. C'est ainsi qu'on prépare les eaux de *sauge*, *de fenouil*,
d'hyssope, *de ciguë*.

Eau de chaux vive.

℞. De chaux vive, ℔ j.
  D'eau de fontaine, ℔ viij.

Faites dissoudre la chaux dans l'eau, en agitant
de temps en temps le mélange : laissez ensuite
reposer & clarifier l'eau, pour la décanter.

Usage. Cette eau est utile sur-tout pour dessécher & guérir les ulcères scorbutiques.

Eau forte.

℞. De vitriol calciné, jusqu'à ce qu'il soit
    devenu jaune ;
  De nitre purifié, de chaque ℔ iv.

Mêlez bien ces deux sels, jetez-les dans une
retorte d'une assez grande capacité, appliquez-y
un feu de réverbère bien gradué, & recevez la
liqueur dans un vaisseau où vous aurez mis deux
livres d'eau de fontaine, & que vous y aurez
bien adapté.

Usage. Cette eau s'emploie dans diverses préparations pharmaceutiques, destinées à détruire la
carie.

V I N A I G R E S.

Vinaigre rosat.

℞. De roses rouges sèches, ℥ j.
  De bon vinaigre de vin, ℥ viij.

Mêlez & laiſſez infuſer pendant deux ou trois ſemaines au ſoleil , dans un vaiſſeau de verre bien bouché.

Paſſez & exprimez fortement.

Ce vinaigre entre dans les gargariſmes & les fomentations répercuſſives.

Vinaigre de Rhue.

On le prépare avec les feuilles ſèches , comme le précédent.

Uſage. Il eſt très-anti-ſeptique.

Vinaigre camphré.

♃. De camphre , ʒ j.

Triturez-le avec quelques gouttes d'eſprit de vin , & jettez-y peu à peu , en triturant encore , juſqu'à *dix onces* de bon vinaigre de vin.

Uſage. Sa vertu anti-ſeptique le rend utile pour la gangrène & les emphyſèmes putrides.

Vinaigre de raifort.

♃. De raifort , la racine fraîche , ℥ j.
De vinaigre de vin , ℔ j.

Mêlez , faites digérer ſous terre pendant quatorze jours.

Uſage. On s'en lave le viſage tous les ſoirs pour effacer les taches de rouſſeur.

N. Ceci n'eſt qu'un palliatif. L.

Vinaigre de ſureau.

On prépare un vinaigre avec des fleurs de ſureau , de la même manière qu'avec les feuilles de roſes ſèches. *Voyez ci-devant.*

Usage. On s'en sert pour les gargarismes résolutifs.

Vinaigre de Vin concentré.

Exposez au grand froid , pendant la gelée,
dans un vase de terre ou de bois , de bon vinaigre ; de sorte qu'il s'en gèle le tiers ou le quart.
Prenez ce qui reste de fluide , & distillez-le dans
une cornue de verre.

Usage. Pour arrêter les hémorrhagies qui surviennent à l'extirpation d'une dent , ou de la gorge
dans les sujets scorbutiques.

Vinaigre distillé.

℞. De vinaigre de vin , le meilleur , ℔ xv.
Distillez dans une cornue de verre , à feu très-
doux. Jettez le phlegme qui sort d'abord. Ce qui
vient ensuite est le vinaigre, qu'il faut garder. Continuez la distillation jusqu'à ce qu'il reste environ
une livre & demie de liqueur dans la cornue ,
afin d'éviter que le vinaigre ait une saveur empyreumatique ou de brûlé , en poussant l'opération
jusqu'à siccité.

Usage. On se sert de ces vinaigres distillés ,
comme des concentrés , pour ranimer les malades
dans les opérations chirurgicales.

Vinaigre de Litharge concentré ou *Extrait de Saturne.*

℞. De litharge finement pulvérisée, ℔ j.
De vinaigre (le meilleur), ℔ iij.
Mêlez , faites bouillir le tout dans un vaisseau
de terre bien vernissé , jusqu'à diminution de

A a iij

moitié , en agitant continuellement avec une spatule de bois. Filtrez ensuite au papier gris.

Usage. Pour desfécher les ulcères fongueux ,
ou accompagnés d'excroisfances. On l'emploie
aussi dans les cas de léfion à quelque vaisfeau lymphatique , & pour préparer l'eau végéto-minérale.

ESPRIT DE VIN.

Esprit de Vin rectifié.

♃. D'efprit de vin , ce que vous voudrez.

Diftil'ez dans une vesfie de cuivre , & moyennant un alambic d'étain, jufqu'à ce qu'il paroisfe
un phlegme comme laiteux. On peut recommen-
cer la diftillation avec un tiers d'eau.

Usage. Pour fortifier les parties affoiblies. Il
réfifte à la pourriture & à la carie.

Alcohol de Vin.

Poussez à un feu doux l'efprit de vin rectifié ,
jufqu'à extraction de moitié.

Usage. Il resferre puisfamment les vaisfeaux ,
coagule le fang , & s'emploie dans les cas d'hémorrhagies.

Esprit de Vin camphré.

♃. D'efprit-de-vin rectifié , ℔ ij.
De camphre , ℥ ij.
Disfolvez-y le camphre.

Usage. Pour fortifier les parties & les articulations
relâchées. On l'emploie aussi dans les cas de chûte
de la luette & d'ulcères gangréneux avec laxité.

Esprit de Romarin.

℞. De fleurs récentes de romarin, ℥ vj.
  Faites-les macérer doucement dans
    Esprit de vin rectifié, ℔ ij.
  Distillez ensuite.
  Usage. Pour fortifier les parties relâchées, & dissiper les tumeurs œdémateuses.

Esprit de Serpolet.

℞. De serpolet récent (l'herbe), ℔ j.
  De très-bon vin, ℔ v.
  D'esprit de vin rectifié, ℔ j.
  Distillez dans une cucurbite jusqu'à moitié, rejetez l'eau spiritueuse sur de nouvelles fleurs, & poussez jusqu'à extraction du tiers.
  Usage. On l'emploie dans les cas de paralysie à la langue, & d'angine.

Esprit de Cochléaria.

℞. De cochléaria récent, broyé, ℔ x.
  D'esprit de vin rectifié, ℔ v.
  Faites macérer pendant douze heures, & distillez au bain-marie jusqu'à la quantité de cinq livres.
  Usage : dans les cas d'affections scorbutiques à la bouche & à d'autres parties.

Esprit de Lavande.

℞. De fleurs récentes de lavandes, ℔ j.
  D'esprit de vin, ℔ ij.
  Faites digérer pendant trois jours, & distillez à moitié.
  Usage. Mêlé avec l'oxycrat, il devient très-utile pour les contusions, sur-tout de la tête.

A a iv

Esprit de Fourmis.

2/. De fourmis prises en juin ou juillet, ℔ j.
　　D'esprit de vin rectifié, ℔ ij.
Mêlez, distillez au bain-marie.

Usage. Étendu avec l'oxycrat, on peut l'employer pour les contusions, les luxations. Il est aussi utile étendu d'eau ; mais on le prescrit seul mal-à-propos pour calmer les douleurs rhumatisantes ou arthritiques.

Esprit de Vers de Terre.

2/. De vers de terre vivans, ℔ ij.
　　D'esprit de vin, ℔ v. ß.
Faites digérer pendant deux jours, & distillez à moitié sur un feu doux.

Usage. Le même que celui des fourmis.

ESPRITS ACIDES.

Esprit de Vitriol.

2/. D'huile de vitriol glacial, ℔ j.
　　D'eau simple, ℔ vj.
Mêlez.

Usage. Employé pur, il arrête le sang : on le mêle aux collutoires & aux gargarismes anti-phlogistiques ou anti-septiques.

Esprit de Nitre fumant.

2/ De nitre très-sec bien trituré, ℔ iij.
Jetez-les dans une cornue de verre bien sèche, & chaude. Versez-y par gouttes :

D'huile de vitriol concentrée, ℔ ij.

Fermez bien les vaisseaux, & distillez à un doux feu de sable. Gardez dans un vaisseau de verre fermé avec un bouchon de verre, l'esprit qui vient sous l'apparence de fumées rougeâtres.

Usage. On emploie ce caustique pour résoudre les concrétions terreuses & les callosités les plus dures.

N. Soyez prudent avec cet acide. L.

Esprit de Sel concentré.

♃. De sel commun pulvérisé, ℔ ij.
   Jettez-le dans une cornue de verre tubulée.
   Versez-y peu à peu,
      Huile de vitriol , ℔ j.
   Adaptez - y un récipient humecté auparavant dans son intérieur avec de l'esprit de sel. Distillez à un doux feu de sable. L'esprit vient sous la forme de fumée. On peut le rectifier par une seconde distillation.

Usage. Pour enlever les verrues calleuses, en y appliquant deux fois par jour de cet esprit.

ESPRITS ALKALINS.

Esprit de Sel ammoniac simple.

♃. De sel ammoniac pulvérisé, ℔ j.
   De cendres gravelées, ℔ ij.
Mêlez & jetez-les dans une cornue de verre. Jetez-y ensuite :
   D'eau de fontaine, ℔ iij.

Diſtillez à feu doux, juſqu'à l'extraction de *quatre livres.*

Uſage. Il arrête l'effet du poiſon de la vipère. Etendu d'eau, il guérit la carie, le ſpina-ventoſa, les affections rachitiques & les tumeurs laiteuſes.

Eſprit de ſel ammoniac préparé avec la chaux.

♃. De ſel ammoniac purifié, ℔ ij.
De chaux vive, nouvelle, ℔ ij. ß.
Broyez-les ſéparement, enſuite mêlez-les, pour les jeter dans une cornue de verre aſſez large garnie d'un enduit. Verſez-y :
D'eau de fontaine, ℔ xv.
Agitez le vaiſſeau en fermant l'embouchure avec la main. Adaptez-y un récipient convenable, & diſtillez à feu doux, juſqu'à l'extraction de *ſix* ou *ſept livres* d'eſprit, que vous garderez dans un flacon bien bouché.

On l'appelle auſſi *eſprit de ſel amoniac cauſtique.*

Uſage. Il fait tomber les parties animales en putréfaction, & les conſume ainſi. Il réſout les concrétions terreuſes.

Eſprit de Sel ammoniac ſucciné.

♃. D'huile rectifiée de ſuccin, 60 (LX) gouttes.
D'eſprit de vin rectifié, ℥ j.
D'eſprit de ſel ammoniac vineux, ℥ xij.
Diſtillez à un feu doux dans une cornue de verre.

Cet eſprit s'appelle vulgairement *Eau de Luce.*

Uſage. On le regarde comme ſpécifique contre l'effet de la morſure de nos vipères, & du ſerpent

à fonnettes. On l'emploie tant à l'extérieur qu'intérieurement. Tous les fels volatils alkalins , font
utiles contre le poifon de cette vipère.

Efprit de Sel ammoniac vineux.

♃. De fel ammoniac pulvérifé , ℔ ß.
　　-De fel de tartre (*l'alkali du tartre*), ℔ j.
　Mêlez , verfez-les dans une cucurbite de verre.
Jetez-y ,
　　D'efprit de vin non rectifié , ℔ iv.
　Diftillez à un doux feu de fable , jufqu'à l'ex-
traction de *deux livres.*
　Ufage. C'eft un excellent réfolutif , qui peut
être employé dans les tumeurs enkyftées , fcro-
phuleufes , laiteufes.

E S P R I T   N E U T R E.

Efprit de Minderer.

♃. De fel ammoniac volatil, ce que vous voudrez.
　Verfez-y peu-à-peu , en agitant doucement ,
quantité fuffifante de vinaigre diftillé , jufqu'à ce
que l'effervefcence n'ait plus lieu.
　Ufage. On recommande cet excellent réfolutif
pour diffiper des tumeurs de différente nature.

E S P R I T S   A C I D E S   D U L C I F I É S.

Efprit de Vitriol dulcifié.

Voyez *Liqueur anodyne minérale.*

Esprit de Nitre dulcifié.

♃. D'esprit de vin très-rectifié , ℔ ij.

Versez-y , dans une cucurbite de verre, peu-à-peu :

D'esprit de nitre fumant , ℥ ij.

Laissez digérer pendant quelques jours ; distillez jusqu'à deux fois.

Usage. Il détruit la carie ou l'arrête.

Esprit de Sel dulcifié.

♃. D'esprit de vin très-rectifié , ℔ j.

Jettez-y , dans un vaisseau de verre convenable , & peu-à-peu :

D'esprit de sel concentré , ℥ j.

Laissez digérer pendant quelques jours dans un vaisseau bien bouché. Distillez au feu de sable jusqu'à cinq fois.

Usage. Mêlé avec du miel rosat , il guérit le cancer séreux de la bouche. Appliqué prudemment avec du papier brouillard sur les cheveux ou sur les poils , il les détruit.

Ether vitriolique.

♃. D'huile de vitriol glaciale.⎫
D'esprit de vin très-rectifié,⎭ de chaque ℔ iij.

Versez peu-à-peu & bien prudemment l'huile sur l'esprit de vin. Laissez digérer pendant deux jours. Distillez à petit feu dans une cornue, jusqu'à ce que vous ayez environ six onces dans le récipient. Otez cela ; remettez bien le récipient, & continuez la distillation avec prudence & à feu doux (de peur que les matières ne montent) jusqu'à ce qu'il paroiſſe des ſtries ou raies dans le récipient, & des bulles dans la cornue.

Mêlez la liqueur, diſtillez avec double quantité d'eau. Alors l'éther paroît à la ſurface. Gardez dans un vaiſſeau bien bouché, cet éther dégagé de l'acide & répandu ſur l'eau.

Uſage. J'ai calmé les douleurs de dents les plus violentes, en appliquant ſur la dent cariée du coton trempé dans cet éther. La perſonne me dit avoir éprouvé alors un froid glacial.

TEINTURES.

Teinture d'Aloès.

℞. D'aloès ſuccotrin, ℥ ij.
    D'eſprit de vin rectifié, ℥ x.
Laiſſez digérer doucement juſqu'à ce que l'eſprit ſoit aſſez chargé. Filtrez.

Uſage. On le recommande pour déterger les ulcères vermineux ſur-tout, & pour les conſolider ; mais l'uſage continué quelque-temps, quoique externe, occaſionne enfin un cours de ventre.

Teinture de Benjoin.

℞. Benjoin trituré, ℥ ij.
    Eſprit de vin rectifié, ℔ j.
Faites digérer à feu de ſable dans un vaiſſeau de verre pendant quelques jours. Agitez de tems en tems, & filtrez la teinture.

Uſage. On en jette quelques gouttes dans de l'eau, & on l'emploie comme coſmétique.

Teinture de Cachou.

℞. De cachou, ℥ ij.
D'efprit de vin rectifié, ℥ x.
Faites digérer pendant deux jours, & filtrez.
Ufage. Elle guérit le fcorbut de la bouche &
des gencives.

Teinture de Succin.

℞. De fuccin cittin, ℥ ij.
De liqueur anodyne minérale, ℔ j.
Faites digérer à douce chaleur fur un bain de
fable, pendant trois jours.
Ufage. Elle arrête la carie & la guérit.

Teinture de Serpentaire.

℞. De ferpentaire de Virginie (*racine*), ℥ iij.
D'efprit de vin non rectifié, ℔ ij.
Faites digérer fans chaleur : filtrez.
Ufage. Elle réfifte fortement à la putréfaction ;
ainfi elle eft très-utile dans les cas d'ulcères pu-
trides.

Teinture de Tartre.

℞. D'alkali du tartre pur, ℔ j.
Faites-le fondre à grand feu dans un creufet,
jufqu'à ce qu'il ait acquis une couleur rouge : jetez-
le alors dans un mortier chaud ; triturez promptement ; mettez-le dans un vaiffeau de verre, &
verfez-y,
D'efprit de vin très-rectifié, ℔ ij.
Faites-le digérer au bain de fable pendant quelques jours, en agitant de tems en tems, & fil-
trez-en la teinture rouge.

Usage. Elle guérit les affections rachitiques, les ulcères qui en résultent, les fistules, la carie, le spina-ventosa & les tumeurs.

Teinture de Cantharides.

℞. De cantharides pulvérisées, ℨ ij.
   D'esprit de vin rectifié, ℔ j.
Faites digérer pendant deux jours, & filtrez.
Usage. C'est un remède efficace pour les tumeurs blanches des articulations & les douleurs rhumatisantes.

Teinture d'Opium ou *Laudanum liquide.*

℞. D'extrait d'opium, ℨ ij.
   De safran, ℨ ß.
   De vin d'Espagne, ℔ j.
Laissez infuser pendant trois jours. Filtrez & exprimez.
Usage. Mêlez-la avec un peu d'huile de mille-pertuis, & appliquez-la sur une plaie à laquelle survient un tetanos.

ESSENCES.

Essence d'Aristoloche ronde.

℞. D'aristoloche ronde, ℨ ij.
   D'esprit de vin rectifié, ℨ x.
Faites digérer pendant quatre jours ; filtrez & exprimez.
Usage. On la recommande pour les cas de carie.

Essence de Beaume du Pérou.

℞. De baume du Pérou , ℥ j.
    D'esprit de vin rectifié , ℔ j.
Faites digérer pendant trois jours , & filtrez.
Usage. On l'emploie pour guérir les plaies &
les ulcères.

Essence de Pin.

℞. D'extrait aqueux de sommités de pin , ℥ ij.
    D'esprit de cochléaria , ℥ x.
Faites digérer à une douce chaleur , de sorte
que l'extrait soit entièrement diffous ; filtrez.
Usage. On l'ordonne à propos pour guérir les
maladies scorbutiques & les affections analogues
de la bouche.

Essence de Mastic.

℞. De mastic en larmes , ℥ j.
    Esprit de vin non rectifié , ℔ j.
Faites digérer pendant trois jours , & filtrez.
Usage. C'est un excellent vulnéraire dans les
cas où les os font à découvert , ou offensés. Il
résiste à la carie & guérit les os. Il est très-utile
pour les lésions des membranes , des tendons &
des ligamens , lorsque l'inflammation est calmée.

Essence de Quinquina.

℞. De quinquina , ℥ ij.
    D'esprit de vin rectifié , ℥ x.
Faites digérer pendant quatre jours ; exprimez ,
filtrez.
Usage. Elle résiste puissamment à la gangrène
humide & à la putréfaction ; ainsi elle devient
d'une

d'une très-grande utilité dans les ulcères & les plaies putrides.

Effence de Myrrhe.

℞. De myrrhe choifie & triturée , ℥ ij.
    D'efprit de vin rectifié , ℔ j.

Faites digérer pendant trois jours ; exprimez, filtrez.

Ufage. Sa qualité anti-feptique , déterfive , vulnéraire , la rend fort utile dans les cas d'ul-cères putrides & de carie.

Effence d'Euphorbe.

℞. D'euphorbe (gomme) , ℥ j. ſs.
    D'efprit de vin rectifié , ℔ j.

Faites digérer pendant trois jours ; filtrez.

Ufage. Sa vertu corrofive la rend utile pour détruire la carie.

EXTRAITS.

Extraits de Ciguë.

℞. De ciguë récente (l'herbe) , ce que vous
    voudrez.

Exprimez-en le fuc. Faites-le cuire à feu doux dans un vaiffeau de terre verniffé en remuant continuellement jufqu'à confiftance d'extrait.

Ufage. Cet extrait délayé dans de l'eau de chaux , eft un remède efficace dans le cas d'ul-cère cancéreux.

Extrait de Myrrhe.

℞. De myrrhe rouge broyée en poudre grof-
    fière , ℔ ſs.

Arrosez-la avec

Liqueur de nitre fixé, ℥ j.

Laissez cela dans un endroit frais ou à la cave, pendant quatorze jours, après l'avoir bien remué avec une spatule de bois, jusqu'à ce que la myrrhe soit bien fondue. Alors versez-y de l'eau chaude en agitant le tout. Laissez un peu reposer jusqu'à ce que la partie la plus grossière se soit précipitée. Séparez-en la partie aqueuse surnageante, & réitérez cela jusqu'à ce que l'eau n'en soit plus teinte. Mêlez ces différentes eaux; faites évaporer à feu très-doux, jusqu'à consistance d'extrait.

Usage. Il résiste à la putridité & à la carie, ce qui en fait un très-bon remède dans les cas d'ulcères qui proviennent de ces causes.

Extrait d'Opium.

♃. D'opium, le meilleur, ℥ iv.

D'eau de pluie, ℔ iv.

Faites dissoudre dans une cucurbite de verre. Filtrez au papier gris, & faites évaporer à feu très-doux jusqu'à consistance d'extrait.

Usage. On en insinue un grain dans une dent cariée pour calmer la douleur de dent.

Extrait de Saturne.

Voyez *Vinaigre* de lytharge concentré.

Extrait de fiel de Bœuf.

♃. De fiel de bœuf, ce qu'on veut.

Faites évaporer à feu doux jusqu'à consistance d'extrait.

Ufage. Délayé dans l'eau , il efface les taches & le pterygium de la cornée tranfparente.

HUILES EXPRIMÉES.

Huile d'Amandes douces.

♃. D'amandes douces , récentes , fèches ; ce que vous voudrez.

Ecrafez-les dans un mortier; mettez-les enfuite dans un fac de toile de chanvre , & exprimez-en l'huile au preffoir , fans feu.

Ufage. On la fait entrer dans les onguens & les linimens émolliens. Elle eft quelquefois utile pour certaines taches de la cornée , & de la peau.

N. On en fait un favon préférable intérieurement à celui qui eft fait avec l'huile d'olive.

On extrait de même les huiles d'amandes amères , de lin , de femences de julquiame , d'o-live , de noix , de fefamum.

Huile d'Œufs.

Faites durcir des œufs frais , autant que vous voudrez. Prenez les jaunes , écrafez-les , tenez les fur le feu dans une poële , jufqu'à ce qu'ils rouffiffent ; jetez-les alors dans un fac de toile de lin , & exprimez-en l'huile fous un preffoir chaud.

Ufage. On la recommande pour guérir les crevaffes & les gerçures du fein , des lèvres , les brûlures & les hémorrhoïdes douloureufes.

N. Cette huile fe corrompt promptement.

B b ij

Huile de Muscade.

℞. De muscades , autant que vous voudrez. Broyez-les , pénétrez les de la vapeur de l'eau chaude ; & tandis qu'elles sont encore chaudes , exprimez-en l'huile.

Usage. Elle sert à incorporer les baumes & les linimens.

HUILES DISTILLÉES OU ESSENTIELLES.

Huile d'Anis.

℞. De semences d'anis triturées , ℔ ij.
   Faites-les macérer , pendant trois jours , dans
      D'eau de rivière , ℔ viij.
   En y ajoutant
      De sel commun , ℔ ss.
   Distillez & séparez-en l'huile.

Usage. Pour détruire les insectes de la tête.

C'est presque de la même manière qu'on prépare les huiles essentielles de lavande , de camomille , de genièvre , de canelle , de gérofle , d'écorce d'orange , &c.

Huile ou Esprit de Térébenthine.

℞. De térébenthine claire , ℔ xij.
   Jetez-la dans une cucurbite de cuivre , & versez-y ,
      D'eau de fontaine , ℔ xlviij , (48).
   Distillez & séparez de l'eau l'huile éthérée qui a passé dans le récipient.

Usage. On recommande cette huile pour les

plaies du cerveau & des nerfs ; mais elle est trop âcre & inflammatoire. Ainsi l'on ne peut risquer dans ces cas-là, de s'en servir, que quand l'inflammation est calmée. Elle s'oppose à la carie, à la putridité : ce qui la rend utile dans ces cas-ci. Elle tue les vers, & convient ainsi dans les cas d'ulcères vermineux. On l'applique chaude comme un styptique assez sûr dans les cas de lésion aux artères. Elle résout les tumeurs froides, défend les parties contre le froid, ce qui la rend utile pour les engelûres.

Huile de Vitriol.

℞. De vitriol, ce que vous voudrez.

Calcinez-le à feu modéré jusqu'à ce qu'il devienne jaune. Jetez-le dans une cornue de terre, & distillez pendant environ huit jours au feu de réverbère. Recevez séparément le phlegme & l'esprit. Garantissez soigneusement du contact de l'air, l'huile qui vient enfin sous forme de glace.

Usage. C'est un acide caustique, qu'on emploie pour détruire les chairs fongueuses & la carie. Il entre dans l'eau styptique.

HUILES CUITES ou DÉCOCTIONS HUILEUSES.

Huile d'Absynthe.

℞. De feuilles d'absynthes, les plus jeunes & les plus nouvelles, ℔ j.
Coupez-les & broyez les. Jetez-les dans
D'huile d'olive, ℔ ij,
Faites digérer à feu doux pendant trois jours,

& enfuite cuire en remuant continuellement avec une fpatule de bois, jufqu'à ce que toute l'humidité ait difparu. On connoît ce point de coction en jetant un peu du mélange fur les charbons ardens. S'il prend feu fubitement fans aucun fifflement, on eft au vrai point. Jetez cela auffitôt dans un fac, & exprimez-en au preffoir toute l'huile, que vous féparerez des fucs lorfqu'elle fera refroidie.

Ufage. Cette huile introduite dans le rectum tue les afcarides.

C'eft ainfi qu'on prépare l'huile de mille-pertuis fimple, de laurier, de rofes, de vers de terre.

HUILES PRÉPARÉES PAR INFUSION.

Huile de Lys blancs.

℞. De fleurs de lys blanc fans les anthères.

L'huile d'olive, partie égale de chaque, à volonté.

Faites digérer pendant quelques jours à la chaleur du foleil.

Ufage. La vertu en eft anodyne, émolliente. On l'emploie pour les brûlures.

Huile de Scorpions.

℞. De fcorpions vivans, LX. (60).

D'huile d'olive, ℔ j.

Faites macérer le tout enfemble dans un lieu chaud pendant quatorze jours, & cuire enfuite dans un bain très-chaud : exprimez, filtrez.

Usage. Cette huile s'emploie en onction sur la région du pubis & des reins, pour solliciter l'urine, & faire sortir les graviers. On l'indique aussi contre la morsure des animaux venimeux.

HUILES EMPYREUMATIQUES.

Huile de Corne de Cerf.

♃. De corne de cerf rapée ou hachée, à volonté.

Jetez-là dans une cornue que vous luterez, ou dans une cucurbite de fer munie d'un alambic de terre vernissée. Distillez à feu nud & bien gradué, jusqu'à ce que la cornue ou la cucurbite rougisse ; & faites-en sortir le phlegme, le sel volatil, l'huile & les esprits, ayant soin de séparer ces différentes substances. Gardez-les ainsi séparément.

Usage. Cette huile est pénétrante, résolutive.

C'est pourquoi on peut la mêler aux emplâtres, aux onguens résolutifs.

Huile de Succin.

♃. De succin broyé ou gratté, à volonté.

Mêlez-le avec du sable bien pur, & distillez à feu bien gradué. Rectifiez l'huile extraite, dans une cucurbite de verre, en y mêlant de la saumure de sel marin.

Usage. Elle sert à la préparation de l'eau *de Luce.*

Huile de Tartre fétide.

♃. De tartre rouge purifié, autant qu'il en faut pour remplir une cornue de terre aux deux tiers.

Adaptez-y un ample récipient. Diftillez & tirez-en le phlegme à feu modéré. Dès qu'il s'élève des nuages blanchâtres, arrêtez, changez de récipient. Joignez bien les vaiffeaux, & pouffez le feu pour en obtenir l'efprit & l'huile, qu'il faut recevoir à part, au moyen du verre féparatoire. On doit rectifier l'huile avec de l'eau. Le réfidu de la diftillation doit enfuite être calciné, & il préfente alors un fel de tartre (*ou alkali*).

Ufage. Ce remède eft extrêmement pénétrant. On l'emploie ordinairement pour réfoudre les concrétions, les tumeurs enkiftées & dures. On dit qu'il guérit les contractions des ligamens & des tendons.

Huile des Philofophes.

♃. D'huile d'olive, *à volonté.*

Imbibez-en de la tuile ou de la brique en poudre, ou des cendres, ou de la chaux vive; ou ce qui vaut mieux, de la poudre de charbon de terre le plus dur. Diftillez dans une cornue & rectifiez.

Ufage. C'eft un remède réfolutif, dans lequel l'huile eft un peu imprégnée de la matière cauftique du feu.

N. Selon l'opinion de quelques chymiftes Suédois.

Huile de Cire.

♃. De cire jaune, la plus pure, *à volonté.*

Faites-la fondre , jetez-la dans une cornue avec le double de poids de fable , & diftillez. Après une liqueur acide , on obtient une huile épaiffe qui s'attache au col du vaiffeau , fi on ne la chauffe pas en y approchant des charbons ardens. En la rectifiant plufieurs fois avec du fable , on la réduit en huile déliée.

Ufage. Elle eft épaiffe comme le beurre , & offre par-là un liniment très-mol & très-émollient , qui guérit les contractions des membres, les gerçures de la peau , & les brûlures caufées ou par le froid exceffif, ou par la chaleur.

HUILES PAR DÉLIQUESCENCE.

Huile de Tartre.

℞. De fel de Tartre (alkali du T.) *à volonté.*
  Jetez-le dans un fac de lin , que vous fufpendrez à la cave , & pofez un vaiffeau deffous pour recevoir ce qui en dégouttera.
  Ufage. C'eft une liqueur cauftique alkaline , qui délayée dans l'eau , devient déterfive , antiacide , ce qui la rend propre à guérir les affections rachitiques & fcrophuleufes.

Huile cauftique de Camphre.

℞. De camphre trituré , ℥ iij.
  Efprit de nitre fumant, ℥ vj.
  Faites digérer dans un vaiffeau bien bouché. Lorfque la diffolution eft faite , féparez-en l'huile qui furnage.

Usage. Cette liqueur est caustique, & s'emploie pour détruire les sarcômes fongueux & les bords calleux des ulcères. Il faut bien distinguer cette huile de l'huile camphrée, qui se voit à la suite parmi *les compositions.*

Huile de Myrrhe.

♃. De myrrhe choisie, *à volonté.*

Dissolvez-la dans quantité suffisante d'hydromel.

Usage. Elle est détersive, s'oppose à la putridité, & devient un vulnéraire utile pour les ulcères putrides & la carie.

M I E L S.

Miel despumé.

♃. De miel commun, *à volonté.*

D'eau très-pure, *le quart.*

Faites bouillir le tout & écumez bien ; passez à la chausse, & faites cuire jusqu'à consistance de syrop.

Le miel est de cette manière bien dégagé des matières hétérogènes.

Miel Rosat.

♃. De miel despumé, *à volonté.*

Faites-le bouillir avec le quart écumez, passez à la chausse & faites cuire à consistance de syrop.

Usage. On le recommande pour déterger les ulcères de la bouche. Il entre dans les gargarismes & les collutoires.

Miel de Chélidoine.

℞. De miel defpumé , ℔ j.
    De fuc de chélidoine , ℥ iij.
Faites cuire à confiftance de fyrop.
    Ufage. Il eft plus déterfif que le miel rofat.
C'eft pourquoi on le mêle aux injections vulnéraires.
    C'eft ainfi qu'on prépare le miel mercurial , &
de romarin.

Oxymel fimple.

℞. De miel defpumé , ℔ ij.
    Vinaigre blanc , ℔ j.
Faites cuire à confiftance de fyrop.
    Ufage. Délayé dans l'eau , c'eft un très bon
gargarifme & un collutoire anti-phlogiftique.

L I Q U E U R S.

Liqueur de Nitre fixé.

℞. De nitre purifié , *à volonté.*
Faites-le fondre dans un creufet un peu ample.
Alors jetez-y , par cuillerées , du charbon en poudre , en attendant un peu chaque fois. Lorfque la
déflagration eft achevée , laiffez-le refroidir. Suf-
pendez-le alors dans un fac à la cave , & recevez
ce qui dégouttera dans un vaiffeau placé deffous.
    Ufage. Délayé dans beaucoup d'eau & injecté
dans la veffie , il réfout , dit-on , la pierre qui y
réfideroit.

Liqueur anodyne minérale.

℞. D'esprit de vin très-rectifié , ℔ iv.
Jettez·y par gouttes.

D'huile de vitriol glaciale , ℥ viij.
Faites digérer le tout au bain de sable pendant 48 heures : distillez ensuite à feu très-doux , jusqu'à ce qu'on voie des bulles dans la cornue.

Si l'on pousse plus loin la distillation , cette liqueur qui a une odeur agréable très-vaporante , en contractera une sulfureuse & désagréable.

On prépare aussi cette liqueur par une voie plus courte , en mêlant ensemble *une partie* d'éther vitriolique , avec *neuf parties* d'esprit de vin très-rectifié.

Usage. On la recommande pour la carie des os. En la mêlant avec du miel & de l'eau , on en fait un excellent vulnéraire.

Liqueur de Myrrhe.

Voyez *Huile de Myrrhe.*

M U C I L A G E S.

On les extrait par la macération , la décoction, ou par la contusion , au moyen de menstrues aqueux.

Mucilage de Semences de Coing.

℞. De semences de coing , ℥ ij.
Eau rose , *à volonté.*
Faites-en une émulsion mucilagineuse , selon 'art.

Usage. Il enveloppe les acrimonies, adoucit. C'est pourquoi on le recommande pour les excoriations des yeux, des paupières & des mamelons.

C'est ainsi qu'on prépare les mucilages de graine de psyllium, de gomme arabique, de racine d'althæa.

SAVONS.

Savon de Venise.

♃. De lessive des Savonniers, ℔ iij.
D'huile d'olive nouvelle, ℔ j.
Faites-en un savon, selon l'art.
Usage. Il est résolutif. C'est pourquoi délayé dans l'eau ou le lait, il a beaucoup d'efficacité pour résoudre les tumeurs dures & scrophuleuses.

N. Il est inutile de vouloir préparer ce savon qu'on trouve par-tout.

Savon de Starkey.

♃. D'alkali du tartre, calciné & encore chaud, ℥ j.
D'huile de térébenthine, ℥ iij.
Broyez-le promptement avec cette huile, & long-temps, dans un mortier chaud, jusqu'à ce qu'il en résulte une masse savonneuse.
Usage. Il résout efficacement les tumeurs enkistées & articulaires.

A X O N G E S ou G R A I S S E S.

Axonge de porc.

℞. D'axonge de porc, *à volonté.*
Faites-la fondre, & passez par un linge.
Usage. On l'emploie aujourd'hui presque partout pour base des onguens & des linimens.

Graisse de Vipère.

℞. De graisse de vipère, séparée des intestins,
　à volonté.
Faites fondre & passez par un linge.
Usage. On l'emploie le plus souvent pour base des onguens ophthalmiques dont elle fait la plus grande partie. On la regarde comme spécifique pour effacer les taches de la cornée.

Moëlle des Os.

℞. Moëlle, *à volonté.*
Faites fondre & passez par un linge.
Usage. C'est une graisse déliée, pénétrante & très-émolliente. Elle guérit bien les anchyloses occasionnées par la roideur des ligamens & des tendons.

S U I F S.

On les prépare comme les axonges ou graisses. Ils diffèrent seulement par la consistance.

Suif de Mouton.

♃. De suif de mouton, *à volonté.*
Faites fondre & passez dans un linge.
Usage. Il entre dans les emplâtres & les on-
guens, guérit les engelures, les écorchures causées
par le siège & les gerçures des cuisses.
C'est ainsi qu'on prépare le suif de cerf.

Beurre de Cacao.

♃ De fruits de cacao, ℔ j.
Après les avoir torréfiés légèrement dans une
poële, & mondés de leur écorce ; triturez-les
dans un mortier chaud. Faites-les bouillir alors
dans

D'eau pure , ℔ vij.
Jusqu'à ce qu'il surnage une huile que vous
ôterez de dessus l'eau lorsqu'elle sera refroidie,
& vous la garderez.
Usage. Ce beurre ne rancit pas facilement ;
c'est pourquoi il peut suppléer à d'autres graisses
pour les onguens. C'est un bon remède pour les
gerçures des lèvres & des mamelons.

PULPES.

Pulpes de Pommes.

♃. De pommes douces, *à volonté.*
Faites cuire dans l'eau , passez au filtre.
Usage. On l'emploie ainsi comme cataplasme
pour les yeux.

Roob de Noix.

♃. De suc extrait de noix vertes, à la fin de
juin.

De miel despumé, de chaque ℔ j.

Faites cuire à consistance convenable, & ajoutez
à la fin de la coction :

De canelle, ℥ ij.

Usage. C'est un remède fortifiant, résolutif.
Pour cette raison, délayé dans l'eau, il devient
un gargarisme agréable.

Roob de Mûres.

♃. De mûres récentes, au point de maturité,
à volonté.

Ecrasez-les avec un pilon de bois dans un
vaisseau de terre, & exprimez.

Ajoutez au jus moitié du poids de sucre, & faites
cuire à consistance de miel dans un vaisseau de
terre.

Usage. On l'ajoute aux gargarismes & aux collutoires anti-scorbutiques.

C'est ainsi qu'on prépare le roob de cassis,
de sureau.

R É S I N E S.

Résine de Pin.

C'est un suc qui transude du pin sauvage, &
qu'on fait cuire dans l'eau pour lui donner cette
consistance friable.

Usage. Préparée de cette manière, on la fait
servir

servir dans les emplâtres : elle a une vertu légèrement irritante.

Colophane.

Le résidu de la distillation de l'esprit (ou huile)
de térébenthine, présente une térébenthine dure,
qui, cuite à petit feu & sans eau, s'appelle colophane.

Usage. Cette substance pulvérisée s'appelle chez
les Chirurgiens *digestif sec*. On en saupoudre les
plaies & les os cariés pour susciter une légère
suppuration.

SUCS EXPRIMÉS.

On hache les plantes fraîches, on les met
dans un sac de toile pour en exprimer le suc au
pressoir ; c'est ainsi qu'on tire le suc ou jus de
l'oseille, du cresson, du cochléaria.

On mêle ces sucs aux eaux vulnéraires, pour
guérir les ulcères scorbutiques.

SELS ALKALIS FIXES.

Sel de Soude.

♃. De soude d'Alicante, *à volonté.*
Faites dissoudre dans de l'eau de fontaine.
Filtrez la solution & faites évaporer. Laissez cristalliser ; retirez les cristaux, & faites encore évaporer jusqu'à siccité.

Usage. Ce sel sert à préparer les solutions alkalines, ou les leſſives qu'on emploie en diverſes maladies réſultantes d'un acide, du rachitis, ou d'un vice ſcrophuleux.

Alkali du Tartre.

Le réſidu de la diſtillation de l'eſprit & de l'huile de tartre, étant calciné, donne ce ſel de tartre.

Uſage. Le même que celui de la ſoude.

Nitre fixé.

Voyez *liqueur* de nitre fixé.

SELS ACIDES.

Tartre.

C'eſt un produit de la fermentation vineuſe.

Criſtaux & Créme de Tartre.

℞. De tartre blanc lavé pluſieurs fois & broyé, ℔ ij.

D'eau de fontaine, ℔ xxiv.

Faites bouillir le tout dans un vaiſſeau de terre, & paſſez-le encore très-chaud par la chauſſe, dans un autre vaiſſeau de terre. Dès que cela eſt refroidi il en réſulte des criſtaux, &, à la ſuperficie de l'eau, une croûte appelée *créme.* Lavez-la dans l'eau froide avec les criſtaux. Laiſſez enſuite ſécher, & broyez en poudre très-fine ſur le porphyre.

Uſage. La crême de tartre bouillie dans beaucoup d'eau, & édulcorée avec du miel, fournit un collutoire anti-phlogiftique, utile pour les aphthes putrides, & les affections fcorbutiques de la bouche.

SELS NEUTRES.

On n'emploie prefque jamais extérieurement les fels neutres artificiels.

Nitre purifié.

Faites fondre du nitre dans l'eau à une douce chaleur, & évaporer la folution jufqu'à ce qu'il fe forme une pellicule. Filtrez & laiffez crif- tallifer.

Ufage. Le nitre purifié s'ordonne en gargarifme, & en lavement anti-phlogiftique.

SELS VOLATILS CONCRETS ou SECS.

Sel volatil concret de fel ammoniac.

♃. De fel ammoniac, ℔ j.
De craie très-pure, ℔ ij.
Faites fublimer à grand feu dans une cornue.
Ufage. On peut l'employer fous le nez dans les fyncopes, en général ; mais dans l'ufage ex- terne, il fert comme le fel de corne de cerf.

Sel volatil de Vipère.

♃. De vipères defféchées, à volonté.
Diftillez comme la corne de cerf.
Ufage. C'eft un très-prompt remède contre

l'effet de la morfure de la vipère, & du ferpent à fonnettes.

Sel volatil de Corne de Cerf.

℞. De corne de cerf réduite en morceaux,
    à volonté.

Diftillez en pouffant le feu par degrés, de forte que vous faffiez monter l'efprit, le fel & l'huile. Après avoir féparé l'huile, diftillez encore plufieurs fois l'efprit & le fel mêlés enfemble ; mais avec prudence & à petit feu, afin que l'un & l'autre deviennent très-puts. Alors l'efptit fera limpide comme l'eau, & le fel très-blanc.

Ufage. Il eft utile comme tous les alkalins pour les maux produits par un vice fcrophuleux, ou par une acrimonie acide.

EPONGES PRÉPARÉES.

On prépare, comme il fuit, les éponges pour l'ufage de la chirurgie.

Eponge préparée.

℞. Eponge fine defféchée, bien nettoyée. Plongez-la dans de la cire jaune fondue, & exprimez-la enfuite très-fort.

Coupez-la en morceaux felon l'orifice de la plaie que vous voulez dilater & tenir ouverte.

Agaric préparé.

℞. Agaric pris fur la fouche du chêne. Otez-en l'écorce externe blanche & dure, & la partie rayonnée. Battez-le au marteau, de manière qu'il soit assez mol pour être déchiré en petits morceaux, à volonté.

Usage. C'est un topique astringent. On l'applique par petites lames sur la piqûre ou la lésion d'une artère.

N. L'auteur devoit avertir ici que ce topique ne réussit pas toujours pour arrêter le sang.

Vesse de Loup préparée.

℞. Prenez & conservez le parenchyme mol & spongieux & pulvérulent qui est sous la peau externe de ce champignon.

Usage. On s'en sert dans les mêmes cas que de l'agaric.

POUDRES PRÉPARÉES PAR TRITURATION.

Coraux blancs & rouges préparés.

Broyez ces matières dans un mortier de fer, & ensuite sur le porphyre, en jetant de tems en temps quelques gouttes d'eau, jusqu'à ce qu'elles soient réduites en poudre très-fine, & qui ne fasse aucun bruit entre les dents. Laissez sécher.

Usage. Cette poudre entre dans les compositions dentifriques.

Pierres d'écrevisse préparées.

℞. Lavez ces pierres dans de l'eau de fontaine à plusieurs reprises, faites-les sécher chaque fois. Réduisez-les en poudre farineuse, & passez au tamis.

Usage. Cette poudre entre dans celles qu'on

faupoudre fur les plaies, dans l'intention de deſſécher.

Pierre calaminaire préparée.

♃. De pierre calaminaire choiſie, *à volonté.*

Faites-la rougir à blanc pluſieurs fois dans un
creuſet, & éteignez-la chaque fois dans l'eau
froide. Broyez enſuite ſur le porphyre en jetant
quelques gouttes d'eau.

Uſage. Elle deſſèche, reſſerre; c'eſt pourquoi
on la mêle dans les collyres, les onguens, les
emplâtres.

Succin préparé.

♃. Succin lavé & deſſéché pluſieurs fois, broyé
en y verſant un peu d'eau. Triturez-le enſuite ſur
le porphyre, en poudre très-fine, & laiſſez-le
ſécher.

Uſage. On en ſaupoudre les plaies des tendons
& des ligamens.

Galbanum purifié.

Broyez du galbanum lorſqu'il fait froid, &
paſſez-le au tamis.

Uſage. On l'emploie ainſi dans les emplâtres.

Gomme ammoniac pulvériſée.

♃. De gomme ammoniac, ℔ ſs.

D'eau bien pure, ℔ j.

Faites bouillir le tout dans un vaiſſeau de terre;
quand la gomme eſt bien diſſoute, paſſez & exprimez : faites enſuite ſécher à une douce chaleur.

N. Si au lieu d'eau on emploie le vinaigre ſimple ou
ſcillitique, alors cette préparation s'appelle *gomme ammoniaque* préparée au vinaigre ſimple ou ſcillitique.

Usage. Préparée ainsi, cette gomme s'emploie dans les emplâtres, & très-avantageusement.

Scille préparée.

♃. Racines de scille fraîche, & mondées de leur écorce.

Enveloppez-les chacune dans une pâte de farine, & faites-les cuire au four. Lorsqu'elles sont attendries, séparez les squammes l'une de l'autre avec un couteau de bois ; laissez-les sécher à l'ombre.

Usage. La scille ainsi préparée peut facilement se réduire en poudre. Une dragme jetée dans un lavement devient un moyen curatif, irritant, d'une grande utilité dans les cas de commotion au cerveau, & d'hernies incarcérées.

Tuthie préparée.

Faites rougir à blanc plusieurs fois de la tuthie dans un creuset, éteignez-la chaque fois dans l'eau froide, & broyez-la en poudre très-fine sur le porphyre.

Usage. On l'emploie ainsi dans les collyres. Sans cette finesse, la poudre offenseroit la superficie de l'œil par sa dureté.

PRÉPARATIONS PAR CALCINATION.

Alun brûlé.

♃. D'alun, *à volonté.*

Faites calciner dans un vaisseau de terre neuf,

jufqu'à ce que la maffe ne forme plus d'écume ; mais devienne légère & poreufe.

Ufage. La vertu en eft aftringente & corro-five. On l'emploie en poudre pour ronger les excroiffances charnues. Quelquefois on en mêle très-peu dans les poudres dentifriques , déterfi-ves ; ou on l'applique fur les gencives qui de-viennent trop charnues.

N. J'ai employé plufieurs fois cette poudre de l'auteur, mais avec égale quantité de fucre bien pulvérifé. J'ai entre autres guéri un ulcère confidérable à l'anus , en faifant laver la plaie deux fois par jour avec du quinquina. Après quoi on répandoit de cette poudre mixte, & on y appli-quoit de la charpie légèrement imbibée d'huile d'olive, & preffée entre les doigts afin qu'elle ne fût pas trop onc-tueufe. La malade s'étoit refufée avec raifon à une opération très-douloureufe qu'on vouloit lui faire.

Vitriol calciné.

℞. De vitriol ou couperofe verte , *à volonté.*
Calcinez jufqu'au blanc.

Ufage. C'eft un puiffant ftyptique ; c'eft pour-quoi on en fait fondre dans l'eau pour en porter dans les narines & arrêter l'hémorrhagie du nez.

N. Ne vous fervez de ce remède , confeillé par l'auteur & d'autres , que dans le plus grand befoin.

Colcothar.

C'eft une terre rouge métallique qui refte après la diftillation du vitriol.

Ufage. Elle eft aftringente , defficcative ; c'eft pourquoi elle entre dans les emplâtres & les on-guens fortifians. Bouillie avec de la myrrhe , de l'eau de chaux & du vin , elle forme une eau vulnéraire peu couteuse.

N. Le colcothar ou résidu de la distillation , a les mêmes propriétés que toutes les autres chaux ferrugineuses , lorsqu'il a été édulcoré comme il suit.

Terre douce de Vitriol.

♃. De colcothar , *à volonté.*
Faites-le bouillir dans l'eau pendant quelques heures , décantez lorsqu'il s'est fait un dépôt ; réitérez cette opération jusqu'à ce que l'eau n'en prenne plus aucune faveur. Faites sécher le résidu.
Usage. Dans les emplâtres desficatifs.

Corne de Cerf calcinée.

Hachez-la d'abord en morceaux , calcinez-la jusqu'au blanc à feu ouvert : broyez-la dans un mortier de fer , & ensuite sur le porphyre en y versant un peu d'eau , de sorte que la poudre en soit très-fine. Laissez sécher & pulvérisez encore.
Usage. C'est une poudre styptique excellente pour arrêter les hémorrhagies & desfécher les ulcères.

Chaux vive.

♃. De pierre calcaire , *à volonté.*
Faites-la cuire jusqu'à parfaite calcination.
Usage. Pour faire l'eau de chaux & la pâte destinée à extirper les signes de naissance.
Voyez dans *les compositions.*

PRÉPARATIONS MÉTALLIQUES.

Litharge d'argent.

C'eſt le plomb à demi-vitrifié dans la purifica-
tion de l'argent.

Uſage. On s'en ſert pour préparer l'extrait de
Saturne.

Minium.

C'eſt la céruſe citrine calcinée juſqu'au rouge.
Uſage. Elle entre dans différens emplâtres.

Blanc de Plomb.

C'eſt le plomb réduit en chaux blanche par
la vapeur du vinaigre, ou diſſous dans les acides.

Uſage. Il deſſèche, reſſerre & entre dans les
emplâtres & les onguens deſſicatifs.

N. Le meilleur eſt en tablettes.

Sucre de Saturne.

℞. De minium, ℔ j.
De vinaigre diſtillé, ℔ viij.

Faites-le bouillir dans un vaiſſeau de plomb,
juſqu'à ce que le vinaigre devienne aſſez doux.
Paſſez & faites évaporer : laiſſez enſuite criſtal-
liſer.

Uſage. Il eſt très-aſtringent, répercuſſif : c'eſt
pourquoi il entre dans les collyres aſtringens.

Vert-de-gris ou Verdet.

Il ſe prépare avec des grappes de raiſin vert. On
nous l'apporte de Provence.

Usage Jamais il ne doit entrer dans le corps. C'est un poison terrible : extérieurement sa vertu est foiblement corrosive & astringente ; c'est pourquoi il entre dans les onguens & dans les eaux déterfives.

Mars soluble.

℞. De limaille de fer bien nette.

De cristaux de tartre, de chaque *parties égales.*

D'eau de pluie, *suffisamment.*

Faites-en une masse que vous laisserez sécher au bain de sable. Broyez-la ensuite en la mouillant, & faites encore sécher en réitérant cela plusieurs fois. Elle tombe enfin en poudre impalpable.

Usage. C'est un remède fortifiant qu'on ajoute aux matières des fomentations fortifiantes.

Boules de Mars ou de Nancy.

Voyez *les composés.*

Pierre infernale.

Voyez *les composés.*

Mercure gommeux.

℞. De mercure purifié, ℥ j.

De gomme arabique en poudre, ℥ iij.

De sirop de chicorée, composé de rhubarbe, ℥ ſs.

Triturez dans un mortier de marbre jusqu'à ce que le tout soit bien incorporé.

Usage. Diſſous dans l'eau ou le lait, on l'administre commodément, sous cette forme, en lavement , en gargarifme ou en liniment. On peut auffi s'en baffiner la région du pubis.

Sublimé corrofif.

℞. De mercure purifié , ℔ v.
D'huile de vitriol , ℔ iij.

Après avoir tiré la liqueur de la cornue jufqu'à ficcité , mêlez au réfidu blanc dans un mortier de verre ,

De fel marin décrépité , ℔ iv , fs.

Faites fublimer dans une cucurbite fuffifante , garnie d'un alambic.

Ufage. Ce fel eft extrêment cauftique. On ne doit même pas l'employer extérieurement pour en faupoudrer les plaies ; car il produiroit la gangrène , des fpafmes , des convulfions , & feroit infailliblement périr. On en diffout une petite quantité dans l'eau ou dans un autre véhicule , lorfqu'on veut s'en fervir fans rien craindre.

Précipité rouge.

℞. De mercure purifié , ℔ j.
D'efprit de nitre , ℔ ij.

Diftillez enfemble dans une cornue jufqu'à ficcité : pouffez enfuite le feu jufqu'à ce que le mercure ait teint également , en rouge brillant , le fond du vaiffeau.

Ufage. Ce mercure eft encore cauftique , mais il n'eft pas fi facilement abforbé que le fublimé ; c'eft pourquoi on peut l'employer pour faupoudrer , ou en forme d'onguent dans les maux vénériens , ou dans les cas de chairs fongueufes.

Précipité blanc.

♃. De sublimé corrosif,
De sel ammoniac, de chaque, *partie égale.*
Dissolvez-les ensemble dans l'eau, filtrez : versez-y une dissolution de l'un ou l'autre alkali fixe : laissez précipiter : lavez le dépot jusqu'à ce qu'il ait une saveur douce, & faites sécher.

Usage. On s'en sert pour laver les différentes éruptions de la peau, la gale, les dartres, &c. On le fait entrer dans les onguens destinés à résoudre les concrétions vénériennes.

Mercure doux.

♃. De sublimé corrosif,
De mercure purifié, *parties égales.*
Broyez-les long-tems ensemble pour les incorporer, de sorte qu'on n'apperçoive plus aucun globule de mercure, & que le mélange ait une couleur cendrée. Jetez cela dans une cucurbite, & que le fond en soit couvert à la hauteur de trois ou quatre doigts. Faites alors sublimer au bain de sable. Otez de la partie sublimée celle qui, en l'essayant, paroîtra très-dulcifiée & pure.

Usage. Ce remède corrode un peu & nettoie promptement les ulcères vénériens qui ont une apparence de lard ou de fromage, si on les en saupoudre légèrement. Délayé dans l'eau, il guérit aussi très-bien les ulcères vénériens.

N. Ces remèdes mercuriaux ne réussissent pas toujours aussi promptement ni aussi complètement que l'auteur semble l'insinuer ; mais il ne faut pas se décourager. On réussira plus promptement en y joignant les remèdes internes ; c'est même le plus sûr parti qu'on doive prendre dès l'abord.

Ethiops minéral.

℞. De mercure le plus pur, ⎫
De fleurs de soufre, ⎭ *parties égales.*

Mêlez-les intimement dans un mortier de verre ou de marbre, avec un pilon de même matière ou de bois, jusqu'à ce que le mercure ne se distingue plus.

Usage. On en saupoudre les ulcères vénériens sordides, & il les déterge bien. Cet éthiops mêlé avec du sucre, & avalé de tems en tems, guérit les ulcères & les plaies de la gorge.

Cinabre factice ou *artificiel.*

℞. De fleurs de soufre, ℔ j.

Faites-les fondre dans un vaisseau de fer à feu très-doux : ajoutez-y peu-à-peu,

De mercure purifié & chaud, ℔ iij, ſs.

Mêlez-les en remuant sans cesse avec une spatule de bois. Mettez-y aussitôt un couvercle de bois, de peur que la masse ne s'enflamme ; & sans attendre qu'elle soit refroidie, broyez-la en poudre, & faites sublimer plusieurs fois.

Usage. Ce cinabre employé en fumigation, guérit quelquefois les ulcères vénériens, & résout les concrétions de même nature.

Fleurs de Zinc.

℞. De zinc, *à volonté.*

Fondez-le dans un creuset à feu ouvert ; enlevez avec une cuiller de cuivre ou d'argent les fleurs qui nagent à la surface du métal, jusqu'à ce que tout le métal soit ainsi calciné.

Usage. Cette chaux métallique dissoute à la dose d'un scrupule dans une once d'eau rose, fait un collyre anti phlogistique.

Nihil album ou *Pompholyx.*

C'est la fleur de zinc , qui s'élève dans les fourneaux où l'on prépare le cuivre jaune. Ces fleurs se prennent dans les fentes des parois faites de briques. C'est une vraie chaux de zinc.

Usage. On l'emploie pour les collyres & les emplâtres desficatifs.

N. L'auteur devoit avertir que cette chaux est souvent sophistiquée avec de la marne ou du plâtre.

Tuthie ou *Zinc sublimé , gris.*

Cette chaux de zinc se trouve aux bas côtés de fourneaux où l'on prépare le cuivre jaune.

Usage. Elle a une vertu desficative , répercussive. On la recommande pour l'inflammation des yeux.

Foie d'Antimoine.

℞. D'antimoine crud , } *parties égales.*
    De nitre ,

Réduisez-les séparément en poudre , mêlez les bien , pour les jeter dans un grand vaisseau ou dans un mortier de fer ; faites-les détonner par le contact d'un charbon ardent. Lorsque la matière est refroidie , réduisez-la en poudre.

Usage. Pour les bains & les lotions destinées aux affections de la peau , que cela guérit très-bien.

Safran des métaux.

♃. D'antimoine crud ; }
De nitre purifié , } de chaque, ℔ j.

Broyez-les séparément, jetez-les ensemble bien mêlés dans un vaisseau de terre ou dans un creuset ; faites-les détonner avec un charbon ardent : édulcorez la matière rougeâtre qui en résulte, avec de l'eau chaude, & laissez-la sécher.

Usage. Plusieurs en recommandent l'infusion aqueuse dans les cas d'ophthalmie, & d'autres affections des yeux.

Beurre d'Antimoine.

♃. De sublimé corrosif, ℔ iij.
D'antimoine de Hongrie, bien choisi, ℔ j.

Pulvérisez-les séparément, mêlez-les bien en les triturant dans un mortier de marbre ou de verre, en vous garantissant des exhalaisons. Jetez-les dans une cornue de verre qui ait un col large & court, la laissant vide d'un tiers. Adaptez-y un récipient bien luté. Faites un feu doux d'abord, poussez-le ensuite par degrés jusqu'à ce que vous ayez fait sortir une liqueur qui adhère au col de la cornue en forme de glace. Si elle s'y amasse en trop grande quantité & menace de le boucher, faites-la fondre & retomber dans le récipient, en y appliquant du charbon ardent au col. Dès qu'il monte des vapeurs rougeâtres, cessez l'opération.

Usage. C'est un liquide caustique avec lequel on peut enlever les callosités des ulcères, des fistules ; les condylomes vénériens & le staphylome de la cornée.

Magister

Magister de Bismuth.

♃. de Bismuth broyé par morceaux, *à volonté.*
Eau forte, *quantité suffisante.*

Faites diffoudre le métal dans cette eau peu-
à-peu, & à froid. Prenez *une* partie de cette
diffolution, & délayez-la dans *seize* parties d'eau
bien claire, & tenez-la à part jufqu'à ce qu'il
fe dépofe fpontanément, ou moyennant l'addition de quelques gouttes d'efprit de vin, un précipité blanc & brillant ; lavez ce précipité plufieurs fois dans l'eau.

Ufage. C'eft un cofmétique renommé & excellent. On le mêle bien avec de la pommade
pour l'étendre fur la peau, & en cacher ainfi les
taches ou les défauts.

N. Le danger de ces chaux ou précipités métalliques,
employées comme cofmétiques, eft trop connu aujourd'hui,
pour ne pas ofer affirmer que l'avis de l'auteur eft au moins
infuffifant.

COMPOSITIONS
OU
MÉDICAMENS COMPOSÉS.

EAUX COMPOSÉES.

Eau d'Arquelusade.

Prenez de feuilles fraîches d'aigremoine,
de bétoine,
de sauge, ãã ℥ viij.
de tanaisie,
de fenouil,
d'hyssope,
de menthe, ãã ℥ vj.
de romarin,
de scordium,
de marjolaine,
Fleurs de lavande,
de millefeuille, ãã ℥ iv.

Hachez le tout ensemble ; jetez-le dans un vaisseau suffisant, & versez-y,
de Bon vin, ℔ xx.
Esprit de vin, ℔ vj.

Faites digérer pendant deux jours, & distillez à feu doux jusqu'à moitié.

Usage. Cette eau s'emploie pour consolider les ulcères & les plaies. Etendue avec de l'oxycrat, elle réfout très-bien les meurtriffures & les inflammations qui fuivent les contufions.

Eau vulnéraire minérale.

℞. de Sucre de Saturne, ℨ ß.
    Camphre, ℨ iij.
Diffolvez le camphre dans *une once* d'efprit de vin : ajoutez-y peu-à-peu, & en agitant le vaif-feau, le fucre de Saturne, & enfuire :
    d'Eau de fontaine, ℔ iv.
Ufage. Elle guérit les anciens ulcères, mitige le cancer ouvert, & le fixe dans certaines li-mites. Appliquée tiède avec du linge, elle ré-fout très-bien les inflammations.

Eau de Theden.

℞. d'Eau d'ofeille,
    Efprit de vin, aa ℔ iij
    Efprit de vitriol, ℨ x.
    Sucre blanc, ℔ j.
Mêlez, faites digérer pendant huit jours au bain-marie. Filtrez.
Ufage. Elle a une vertu aftringente, ftypti-que, vulnéraire ; c'eft pourquoi elle eft infini-ment préférable à toutes les eaux vulnéraires vantées jufqu'à ce jour, lorfqu'il s'agit d'arrêter une hémorrhagie, de modérer la trop grande fuppuration, & de confolider les plaies. C'eft pour moi un remède unique & très-efficace pour guérir les plaies & les ulcères des vaiffeaux & des tumeurs lymphatiques. Ainfi, nous avons beaucoup d'obligation à l'inventeur de ce remède.

Eau styptique.

℞. d'Alun de roche,
　　Vitriol bleu, ãã ℥ iij.
　　Eau de fontaine, ℔ ij.
Mêlez, faites dissoudre les sels en bouillant ;
filtrez, ajoutez,
　　d'Huile de vitriol, ℥ ij.
Usage. On l'emploie pour arrêter les hémor-
rhagies.

Eau Vulnéraire mercurielle.

℞. d'Eau rose, ℔ ß.
　　Solution de mercure doux, ℥ j.
　　Miel rosat, ℥ ß.
Mêlez.
Usage. On l'emploie pour guérir les ulcères
vénériens.

Eau Phagédénique.

℞. d'Eau de chaux, ℔ j.
　　Sublimé corrosif, ʒ ß.
Il faut d'abord faire fondre le sublimé dans
de l'eau distillée, & verser ce mêlange par gouttes
dans l'eau de chaux, en agitant toujours.
Usage. Elle déterge & guérit les ulcères sordides, sur-tout les vénériens. Elle n'est pas si
corrosive qu'on le croit. C'est avec cette eau
qu'on guérit toutes les plaies & les ulcères des
pauvres dans l'hôpital de Vienne, excepté les
cas de scorbut.

Eau caustique pour les condylomes.

℞. de Sublimé corrosif,
　　Alun cru, ãã ℥ ij.

Camphre,
Céruse, ãã ʒ ij.
Vinaigre distillé,
Esprit de vin rectifié, ãã ℔ ij.
Mêlez.

Usage. Humectez deux fois par jour, avec cette eau, moyennant un plumaceau, les ulcères vénériens ; & recouvrez-les d'un liniment mercuriel. Par ce moyen, on fait disparoître peu-à-peu les condylomes, & les rhagades de la peau. Mais la peau faine n'est pas attaquée par cette eau.

Eau forte mercurielle.

℞. de Mercure purifié,
Eau forte, ãã ℥ j.
Mêlez & placez cela dans un lieu chaud pour faire dissoudre le mercure.
Usage. Cette eau enlève la carie noire des os.

Eau contre la carie.

℞. d'Eau de chaux, ℥ ij.
Eau forte mercurielle, ʒ j.
Mêlez.
Usage. C'est un excellent remède dans les cas de carie & d'ulcères rongeans.

Eau vulnéraire de Ciguë.

℞. d'Eau distillée de ciguë, ℔ j.
Extrait de ciguë, ʒ j.
Extrait de myrrhe, ɘ j.
Miel de chélidoine, ℥ j.
Mêlez.

D d iij

Usage. J'ai trouvé cette eau très-utile pour les chancres, les ulcères scrophuleux, le spina-ventosa.

Eau végéto-minérale.

℞. d'Eau de fontaine, ℔ j.
     Extrait de saturne, ʒ j.
  Mêlez.

Usage. Cette eau fait un excellent antiphlogistique externe : c'est pourquoi on l'emploie tiède en fomentation pour toutes les tumeurs inflammatoires, les maux accompagnés d'inflammation, comme les plaies, les ulcères, les fractures, les luxations, les hernies enflammées ou incarcérées. Appliquée comme collyre, elle guérit l'ophthalmie ; & en forme de gargarisme, elle devient très-utile dans les cas d'angine inflammatoire.

Eau ophthalmique vitriolée.

℞. d'Eau rose, ℔ j.
     Vitriol blanc, ʒ j.
  Faites dissoudre & filtrez.

Usage. On l'emploie avec succès pour l'ophthalmie humide, le larmoiement, la vraie ou fausse fistule lacrymale, & pour les ulcères scorbutiques.

Eau ophthalmique blanche.

℞. d'Eau rose, ℔ j.
     Vitriol blanc, ʒ j.
     Sucre de Saturne, ʒ ß.
     Camphre dissous dans l'esprit de vin, ɘ j.
  Mêlez.

Usage. Elle a la même vertu que la précédente. Quelquefois elle guérit les ophthalmies invétérées avec plus d'efficacité.

Eau ophthalmique bleue.

♃. d'Eau de chaux, ℔ j.
  Sel ammoniac, ʒ j.
  Fleurs de vert-de-gris, *grains* v.
Faites dissoudre.

Usage. Cette eau est détersive : c'est pourquoi on l'emploie avec succès pour les taches & les ulcères de la cornée & du sac lacrymal.

TEINTURES COMPOSÉES.

Les teintures composées se préparent comme les simples. On les ordonne & on les emploie comme les eaux vulnéraires.

Mais les teintures qui sont destinées aux maux de la bouche, s'emploient ordinairement en collutoires.

Teinture balsamique pour les gencives.

♃. de Myrrhe choisie.
  Cachou, ãã ʒ j.
  Pulvérisez : jetez-y,
    de Baume du Pérou, ʒ j.
  Versez y ensuite,
    d'Esprit de cochléaria,
      de vin rectifié, ãã ʒ iij.
Laissez digérer & filtrez.
Usage. On la recommande pour le relâche-

ment & le saignement des gencives scorbutiques , avec ou sans miel rosat , dont les dents cariées ne s'accommodent pas toujours. Elle est encore utile pour le relâchement & l'ulcération des amygdales & de la luette , dont le mercure a été la cause.

Teinture de gomme lacque.

℞. de Gomme lacque adhérente aux bâtons, ℥ j.
    Alun crud , ℨ I ſs.
    Eau de sauge , ℥ iij.
    Eau rose , ℥ I ſs.
Faites cuire à feu doux , jusqu'à ce que la liqueur ait une teinte rouge. Passez.

Usage. Elle est utile pour le relâchement des gencives , de la gorge , & l'ébranlement des dents.

Teinture odontalgique.

℞. de Gayac rapé , ℥ iij.
    Saſſafras haché , ℥ j.
    Racine de pyrèthre , ℨ ij.
    Feuilles de tabac , ℨ iij.
    Serpolet , l'herbe ,
    Origan , l'herbe , ãã ℨ ij.
    Gérofle , ℨ j.
    Camphre , ℨ ſs.
    Opium , ℈ j.
Hachez , broyez-le tout , versez-y :
    d'Esprit de vin rectifié , ℔ ij.
Laiſſez digérer : filtrez.

Usage. On la donne pour un remède très-efficace dans le cas de douleur de dents. On l'applique avec du coton , ou on la tient dans la bouche après l'avoir fait tiédir. Elle est sur-tout utile, par la salivation qu'elle excite, dans les cas d'odontalgie séreuse, qui est souvent accompagnée de carie.

Teinture vulnéraire vulgaire.

℞. de Teinture de myrrhe, ℥ ss.
           de quinquina, ℥ j.
Mêlez.
Usage. Elle déterge & guérit les ulcères sordides & carieux.

Teinture ou *Essence vulnéraire de Stahl.*

℞. d'Essence de succin,
       de myrrhe, ãã ℥ j.
Esprit de térébenthine, ℥ ss.
Mêlez : laissez digérer dans un lieu chaud.
Usage. C'est un excellent vulnéraire & un très-bon anti-septique. On le recommande dans les cas où quelque os, ou le cerveau est à découvert.

LIQUEURS ou SOLUTIONS.

Sous le nom de liqueurs ou de solutions, on prépare les liquides médicamenteux suivans, dont l'application diffère, comme je vais l'indiquer pour chacun.

Liqueur pour les Méninges.

℞. d'Eau d'arquebusade, ℥ ij.
Baume du Commandeur, ʒ ij.

Miel rofat , ℥ fs.

Mêlez : appliquez avec un plumaceau.

Ufage. M. Schmucker préconife beaucoup cette liqueur pour les plaies , les dénudations de la dure-mère & du cerveau.

Solution de mercure doux.

℞. de Mercure doux , ℥ ij.
Eau de fontaine , ℔ iij.

Faites-les bouillir pendant 48 heures. Paffez.

Ufage. On nettoie avec cette liqueur les ulcères vénériens qui ont une apparence de lard.

Solution de mercure gommeux.

℞. de Mercure purifié , ʒ j.
Gomme arabique , ʒ iij.
Sirop diacode , ℥ fs.

Mêlez : triturez pour les bien incorporer. Ajoutez-y peu-à-peu ,
de Lait , ℔ j.

Faites bouillir.

Ufage. On emploie cette folution chaude pour en humeéter la verge dans le cas de phymofis , de paraphymofis , d'ulcères & de condylomes vénériens à cette partie. On s'en fert en gargarifme pour les ulcères vénériens de la gorge.

Solution fpiritueufe de fublimé.

℞. d'Efprit de froment , ℥ xij.
Sublimé corrofif , *grains* vj.

Mêlez : broyez le mercure dans un mortier de verre , & faites-en la folution dans un lieu chaud.

Ufage. C'eft un remède efficace pour traiter

les ulcères vénériens, en le mêlant avec du miel
rofat.

Solution aqueuse de Sublimé.

♃. d'Eau rofe, ℥ xv.
   Sublimé corrofif, *gr.* x.
Triturez le mercure dans un mortier de verre,
& laiffez-le diffoudre dans un lieu chaud.

Ufage. C'eft un fort bon déterfif : c'eft pourquoi on l'emploie en lotion, ou comme eau vulnéraire pour les ulcères vénériens & pour les affections cutanées qui font de même nature. On
le mêle à plufieurs cuillerées dans les gargarifmes
anti-vénériens. Il guérit ainfi très-bien les **ulcères
vénériens de la gorge.**

N. Les maux de gorge vénériens ne cèdent pas toujours
à ces gargarifmes, ni à aucun autre moyen curatif. Le malade
eft en général dans le plus grand danger, lorfque le virus
s'eft porté à la gorge ; ce qui n'arrive jamais que quand il
s'eft répandu dans toute la maffe des humeurs. Il faut cependant excepter fi le virus a été contracté par un baifer
lafcif fur la bouche ou fur le mamelon de la perfonne in-
fectée ; alors le virus qui fe manifefte par les ulcères de
la gorge y a fon premier fiège ; mais il faut y porter un
prompt remède, en fe foumettant à un traitement général.
Voilà ce que devoit ajouter l'auteur.

Solution alkaline de Tartre.

♃. d'Alkali du tartre, ℈ ij.
   Eau de fontaine, ℔ ij.
Faites la folution.

Ufage. Employé en fomentation, elle réfout
les tumeurs laiteufes, les duretés laiteufes des
mamelles. Elle déterge très-bien les ulcères rachitiques, fcrophuleux, & le fpina-ventofa.

Solution de la pierre divine.

♃. de Pierre divine , ʒ ij.
    Eau rofe , ℥ x.
Mêlez , faites la folution.
Ufage. On s'en fert très-utilement au lieu d'eau vulnéraire dans les ulcères & les plaies fongueufes.

Solution de Myrrhe.

♃. d'Extrait de myrrhe , ℥ ij.
    Eau de fontaine , ℔ ij.
Faites-les bouillir , & ajoutez
    de Miel rofat , ℥ ij.
Mêlez.
Ufage. On l'emploie au lieu d'eau vulnéraire pour les ulcères & les grandes plaies.

Solution vulnéraire.

♃. de Myrrhe pulvérifée , ℥ ij.
    Pierre divine , ℥ ſs.
Faites bouillir dans
    d'Eau , ℔ ij.
Paffez , ajoutez à la colature ,
    de Miel rofat ,
    Eau vulnéraire , ãã ℥ j.
Ufage. C'eft un excellent vulnéraire qu'on emploie pour confolider , après l'amputation d'un membre ou du fein.

Solution de baume de Vie.

♃. de Baume de vie externe , ℥ j.
    Eau de fontaine , ℔ j.
Faites diffoudre.

Usage. Employé en fomentation , c'est un excellent remède pour résoudre les tumeurs articulaires & les œdèmes.

BAUMES

Il y a des baumes natifs , artificiels , liquides ou solides , dissolubles dans des menstrues gras ou spiritueux.

On les emploie ou en liniment , ou dans les onguens , selon le but auquel on peut les approprier par la nature de leurs principes balsamiques & leur différente consistance. Ainsi , la portion des ingrédiens diffère , tant par rapport aux principes mêmes du baume , qu'à l'égard du menstrue , & selon qu'on les emploie ou solides , ou liquides.

Usage. Ils sont particulièrement destinés à guérir les ulcères & les plaies ; mais il faut prendre garde d'en employer de rances ou altérés de manière quelconque. On ne feroit qu'augmenter le mal , bien loin de le guérir.

Baume d'Arcæus.

♃. de Térébenthine de Venise ,
    Gomme élémi ,
    Suif de bouc , ãã ℥ vj.
    Huile de millepertuis , ℥ ij.
    Cire citrine , ʒ vj.
    Santal rouge en poudre , ℥ ß.
Mêlez : faites fondre le tout à feu doux , & passez.

Ufage. C'eft un liniment légèrement digeftif; c'eft pourquoi on l'emploie ordinairement pour faire fuppurer & confolider les plaies.

Baume de Locatelli.

℞. de Cire jaune, ℔ j.

Faites fondre à feu doux dans

d'Huile d'olive, la meilleure, ℔ j, ß.

Ajoutez enfuite,

de Térébenthine de Strasbourg, ℔ j, ß.

Otez cela du feu & ajoutez, en remuant jufqu'à ce que le tout foit refroidi,

de Baume du Pérou, ℥ ij.

Sang-dragon en poudre, ℥ j.

Ufage. On le recommande pour confolider les plaies & les ulcères.

Baume ophthalmique rouge.

℞. de Beurre très-fais, bien lavé & exprimé, ℥ iij.

Cire blanche, ʒ iij.

Lorfque la cire eft fondue dans un plat, ajoutez-y le beurre, laiffez-le fondre, & battez-les bien enfemble dans un mortier.

Ajoutez-y auffitôt,

de Mercure précipité rouge, finement pulvérifé, ℥ ij & gr. xv.

Broyez encore dans le mortier jufqu'à ce que tout foit refroidi.

Ufage. On l'emploie pour le pterygium & les taches de la cornée tranfparente. Pour cet effet, on en fait une décoction deux fois par jour fur la cornée, avec la quantité d'un grain de millet.

Baume ophthalmique de S. Yves.

℞. de Baume ophthalmique rouge , ℥ iv.
    Camphre , ℈ ij.
    Tuthie, ʒ j.
    Huile d'olive, ʒ ß.

Broyez & mêlez bien enfemble les trois derniers ingrédiens , & incorporez-les alors avec le
baume rouge précédent.

Ufage. On s'en fert comme du baume rouge
ophthalmique. Quelquefois il devient très-utile
dans les cas d'ophthalmies invétérées , & d'autres vices des yeux.

Baume ophthalmique vulnéraire.

℞. d'Axonge de porc , ℔ j.
    Bol d'Arménie préparé ,
    Tuthie préparée ,
    Pierre calaminaire préparée , ãã ℥ iij.
    Aloès, ʒ j.
    Extrait d'opium , ℈ j.
    Cérufe ,
    Camphre, ãã ʒ ß.
Mêlez & incorporez bien.

Ufage. On le recommande pour l'ophthalmie
invétérée & pour les ulcères & les plaies de l'albuginée ou de la cornée.

Baume de Soufre fimple.

℞. de Fleurs de foufre, ℥ j.
    Huile de lin, ℥ iv.
Faites cuire à très-petit feu jufqu'à confiftance
de baume épais.

Usage. Pour la gale & les ulcères scabieux.

N. L'auteur devoit avertir de ne jamais traiter la gale par des topiques, sans y joindre les moyens curatifs internes.

Baume de Soufre térébenthiné.

♃. de Baume de soufre simple, ℥ j.
　　Huile de térébenthine, ℥ viij.
Faites-les bien digérer, & incorporez-les exactement.

Usage. On l'emploie pour les plaies & les ulcères des tendons, & pour préparer l'emplâtre *diasulphuries.*

Mais il faut bien prendre garde qu'il ne s'enflamme, car il fait alors une très-forte explosion.

Baume du Commandeur.

♃. d'Oliban,
　　Styrax calamit. ãã ℥ ij.
　　Benjoin,
　　Aloès succotrin,
　　Myrrhe choisie,
　　Racine d'angélique, ãã ℥ ß.
　　Fleurs de millepertuis.
　　Baume du Pérou, ãã ℥ j.
　　Ambre gris, gr. vj.
　　Musc, gr. x.
　　Esprit de vin très rectifié, ℔ iij.
Laissez-le tout digérer ensemble plusieurs jours. Filtrez & gardez dans un vaisseau bien fermé.

Usage. On vante beaucoup ce baume pour guérir les plaies de tête, du cerveau, des parties nerveuses & tendineuses.

Baum.

Baume de Vie pour l'usage externe.

℞. de Savon de Venise sec & trituré, ℔ j.
  Huile de térébenthine, ℔ ij.
  Alkali du tartre, ℥ iij.
Mêlez.
Usage. C'est un excellent résolutif qui discute les tumeurs enkystées, les anchyloses & autres tumeurs froides. On en emploie *une once* délayée dans *une livre* d'eau, en fomentation, ou en le faisant tomber par gouttes.

Baume de Saturne.

℞. d'Huile de raves nouvellement exprimée,
  ℔ j ß.
  Huile citrine, ℔ j ß.
Faites-les fondre ensemble, laissez refroidir, & ajoutez en remuant sans cesse,
  d'Extrait de Saturne, ℥ iij.
  Camphre, ʒ iv.
Mêlez.
Usage. On s'en sert en liniment pour dessécher. On l'emploie donc pour consolider & dessécher les plaies, les ulcères fongueux & autres.

Baume odontalgique.

℞. d'Huile de gayac, ʒ ij.
    de gérofle, ʒ ij.
  Opium & camphre, ãã ℈ ij.
  Huile de muscade exprimée, ʒ vj.
Dissolvez l'opium & le camphre avec un peu d'esprit de vin, & mêlez-les avec tout le reste.
Usage. On en applique dans la cavité d'une dent cariée ; en détruisant les ramifications ner-

veufes, ce baume calme quelquefois les douleurs de dents les plus violentes.

Baume mercuriel.

℞. de Baume d'Arcæus, ℥ j.
  Onguent mercuriel, ʒ j.
  Mercure doux, ʒ ij.
Mêlez & incorporez bien.
Ufage. Il eft très-bon pour confolider les ulcères vénériens.

Baume favonneux.

℞. d'Efprit de vin rectifié, ℔ iv.
  Savon blanc d'Efpagne, ℥ x.
Mêlez : faites fondre à petit feu. Ajoutez alors
  de Camphre broyé, ℥ ij.
  Huile effentielle de romarin,
          d'origan, ãã ℥ ß.
Mêlez, en remuant.
Ufage. Il eft excellent pour réfoudre les tumeurs enkyftées.

HUILES COMPOSÉES.

Huile de Millepertuis, compofée.

℞. de Fleurs de millepertuis non encore épanouies, ℔ ij.
  Vin blanc, ℔ ß.
  Huile d'olive, ℔ iv.
Laiffez macérer le tout enfemble pendant trois jours : faites alors cuire à petit feu, jufqu'à ce qu'il ne refte plus d'humidité. Exprimez : ajoutez
  de Térebenthine, ℥ ij.
Incorporez bien.

Ufage. On en fait des injections pour folliciter la fuppuration, s'il eft besoin ; ainfi c'eft un digeftif liquide.

Huile camphrée.

♃. de Camphre, ℥ j.
 Huile d'amandes douces, ℥ iv.
Faites la diffolution en broyant.
Ufage. Elle amollit bien les croûtes & les fentes qui furviennent à la langue dans les fièvres ardentes : elle réfout les humeurs rhumatifantes, tue les infectes qui s'infinuent dans l'oreille, & calme quelquefois la douleur de dents.

COMPOSÉS MUCILAGINEUX.

Mucilage camphré.

♃. de Camphre, ℥ ij.
 Mucilage de gomme arabique, ℔ j.
Mêlez en broyant bien.
Ufage. Le docteur Collin recommande ce mucilage pour les ulcères putrides, gangréneux & calleux.

Mucilage ophthalmique.

♃. de Mucilage de femences de coing, ℥ vj.
 Fleurs de Zinc, ℨ ij.
Mêlez, incorporez bien.
Ufage. On l'emploie pour l'ophthalmie & les écorchures réfultantes du fiège.

Blanc d'Œuf alumineux.

♃. d'Alun, ℨ j.
Blanc d'œuf, } *quantité suffisante* de chaque.
Eau rose,
Incorporez bien.
Usage. C'est un répercussif recommandé pour
l'ophthalmie humide : on l'applique sur l'œil
entre deux linges.

Blanc d'Œuf spiritueux.

♃. de Blanc d'œuf, *à volonté.*
Alcohol de vin, *quantité suffisante.*
Mêlez, faites-les epaissir pour en faire un li-
niment.
Usage. Pour prévenir un dépôt.

ESPRITS COMPOSÉS.

Esprit de Mastic.

♃. d'Esprit de vin rectifié une fois, ℥ j.
Eau de roses distillée, ℥ ß.
Mastic pulvérisé, ℨ iij.
Faites cuire cela ensemble dans un vaisseau
élevé.
Usage. Il garantit de la carie les os dénudés
par les plaies, & guérit la carie commençante.

Esprit arthritique.

♃. de Sel commun, ℥ ij.
Huile de vitriol, ℥ ij.
de térébenthine, ℥ ij.
Mêlez, distillez pour en retirer l'esprit.

Usage. Il résout les tumeurs arthritiques commençantes , & amollit les athérômes invétérés.   .

Esprit anti-scorbutique.

♃. d'Esprit de tartre , le meilleur , ℔ j.
        de cochlearia , ℨ iv.
    Huile de vitriol concentrée , ℨ j.
    Mêlez , distillez jusqu'à siccité.
    Usage. Cet esprit délayé , dans l'eau , résout
les duretés & l'enflure des jambes des sujets scorbutiques. Etendu dans une bien plus grande quantité d'eau , il guérit le scorbut de la bouche.

Esprits pour les Hernies.

♃. d'Eau de Theden ,
    Esprit de vin rectifié , ãã ℨ j.
    Mêlez-les.
    Usage. Dans les cas d'hernies simples , on peut
en fomenter le local plusieurs fois par jour avec
cet esprit.

Esprit savonneux ou *Résolutif.*

♃. d'Esprit de romarin , ℔ ij.
    Camphre , ℨ ß.
    Sel ammoniac , ℨ j ß.
    Savon de Venise , ʒ vj.
    Mêlez , & faites bien incorporer.
    Usage. On le recommande pour résoudre les
ganglions & autres tumeurs pituiteuses.

ESPÈCES MÉDICAMENTEUSES.

Espèces émollientes.

♃. de Mauve , l'herbe,
Althæa , l'herbe.
Bouillon blanc , l'herbe, ãã *une poignée.*
Graine de lin ,
   de fenugrec , ãã *demi-poignée.*
Fleurs de sureau , *deux poignées.*
Hachez & mêlez le tout.
Usage. Elles s'emploient pour les cataplasmes
émolliens ou pour de semblables fomentations.

Espèces résolutives.

♃. de Marrube ,
 Pariétaire ,
 Mercuriale , ãã *une poignée.*
 Fleurs de sureau ,   l'herbe.
  de camomille ,
  d'arnique , ãã *demi-poignée.*
Hachez & mêlez.
Usage. Pour les fomentations & les cataplas-
mes résolutifs.

Espèces céphaliques.

♃. de Bétoine ,
 Menthe ,
 Melisse ,
 Marjolaine ,
 Serpollet ,
 Basilique ,
 Romarin ,
Sauge des jardins , ãã *une poignée.*

de Fleurs de roſes rouges ,
  de balauſtes (*grenades*).
  de lavande ,
  giroflée jaune , ãã *une poignée.*
  d'arnique , *deux poignées.*
Hachez & mêlez.
Uſage. Ces eſpèces réſolvent , fortifient. C'eſt pourquoi , infuſées dans du vin , elles s'emploient en fomentation pour les plaies de tête , les contuſions , les ébranlemens du cerveau.

Eſpèces aſtringentes.

♃. d'Alchimille ,
 Plantain ,
 Queue de cheval, ou prêle, ãã *deux poignées.*
 Racines de biſtorte ,
   de tormentille ,
 Fleurs de roſes ,
   de grenades , ãã *trois poignées.*
Hachez , mêlez.
Uſage. On en fait des fomentations & des cataplaſmes fortifians , le plus ſouvent en mêlant un peu d'alun.

Eſpèces amères.

♃. d'Abſinthe ,
 Scordium ,
 Aurone ,
 Alliaire , ãã *deux poignées.*
Uſage. Ces eſpèces réſolvent , s'oppoſent à la putridité ; ainſi l'on en fait des fomentations ou des cataplaſmes réſolutifs & anti-putrides.

E e iv

Espèces anodynes.

♃. de Feuilles de jusquiame,
   Fleurs de sureau, ãã ℥ ß.
   Safran, ʒ ij.
   Têtes de pavots blancs, ℥ ij.
Hachez, mêlez.
Usage. On en fait des fomentations anodynes.

Espèces anti-scabieuses.

♃. d'Espèces émollientes, *six poignées.*
   Sauge, rhue, ãã, *une poignée.*
   Racine d'Ellebore blanc, *deux poignées.*
   Sel ammoniac, ℥ j.
Hachez, mêlez.
Usage. On en fait des lotions pour la gale &
la teigne de la tête.

Espèces vulnéraires.

♃. d'Alchimille,
   Rhue,
   Fleurs de millepertuis, ãã *une poignée.*
Hachez, mêlez.
Usage. On en fait des décoctions vulnéraires,
pour en injecter dans les plaies, les ulcères,
& les déterger.

Espèces aromatiques.

♃. de Gérofle,
   Macis, ãã ℥ j.
Mêlez bien.
Usage. On les jette dans de bon vin rouge,
qu'on fait chauffer, pour en faire des fomenta-
tions fortifiantes.

Espèces fortifiantes.

℞. d'Espèces aftringentes,
        céphaliques , ãã *une poignée.*

Mêlez.

Ufage. Avec du vin rouge , on en peut faire des fomentations qui fortifient les parties relâchées. On y ajoute quelquefois de l'alun ou du fucre de Saturne.

Espèces pour un gargarifme.

℞. de Plantain ,
   Bonette , ãã ℥ j.
   Sauge , ℥ ij.
   Prêle , ℥ ß.
   Fleurs de grenade ,
        de rofes rouges , ãã ℥ j.

Hachez , mêlez.

Ufage. La décoction de ces efpèces, dans laquelle on jette un peu de miel rofat , difcute l'angine commençante.

N. J'ai employé plufieurs fois, avec grand fuccès , la recette fuivante pour l'efquinancie & des maux de gorge avec de petits ulcères.

℞. de Suc de grande joubarbe , ℥ j.
   Sirop de mûres , ℥ ß.
   Jus de cerfeuil , ℥ ß.
   Bon vinaigre blanc , *demi-cuillerée.*
   Eau bien pure , ℥ iv.

Mêlez , faites chauffer fuffifamment , pour un gargarifme, je crois cela au moins auffi bon que ce que prefcrit l'auteur. Mais il ne faut pas omettre la saignée, même réitérée plusieurs fois, ni les autres adminicules.

FOMENTATIONS HUMIDES.

Oxycrat simple.

♃. de Bon vinaigre de vin,
    Eau de fontaine, ãã ℔ j.
Mêlez.

Usage C'est une fomentation ordinaire qui résout très-bien les inflammations produites par une cause externe; comme par contusion, fracture, luxation, & qui discute les échymoses qui en résultent.

Oxycrat spiritueux.

♃. d'Oxycrat simple, chaud, ℔ j.
    Esprit de vin camphré, ℥ ij.
Mêlez.

Usage. Il résout plus efficacement les contusions, les meurtrissures, que l'oxycrat simple.

Vin étendu d'eau.

♃. de Bon vin blanc, ℔ j.
    Eau pure de fontaine, ℔ ß.
Mêlez.

Usage. On l'emploie chaud pour fomenter les plaies enflammées & les contusions sur lesquelles le vinaigre feroit trop d'impression.

Fomentation de Plantes résolutives.

♃. d'Espèces résolutives, *deux poignées.*
    Eau de fontaine, ℔ ij.
Mêlez, faites cuire.

Usage. Cette fomentation aura plus d'efficacité, si au lieu d'eau de fontaine on la prépare avec de l'oxycrat, ou du vin étendu, ou de l'eau végéto-minérale.

Fomentation rouge.

♃. de Poudre pour l'érysipèle, ʒ j.
    Vin rouge ou blanc, ℔ j.
Mêlez, faites bouillir.
Usage. On fait avec cela une excellente fomentation pour discuter toute inflammation qui provient de cause externe.

Fomentation de Lies de Vin.

♃. de Lies de vin récentes, ℔ j.
    Eau de fontaine, ℔ ij.
Mêlez, faites bouillir.
Usage. Cette fomentation fortifie, résout, & s'oppose à la putridité : ce qui la rend un remède très-efficace dans les cas de fractures avec forte contusion, & compliquées d'inflammation gangréneuse ; ce que j'ai expérimenté.

Fomentation de Plantes céphaliques.

♃. d'Espèces céphaliques, *deux poignées.*
Versez y,
    de Vin bien chaud, ℔ ij.
Laissez infuser, pendant demi-heure, dans un lieu chaud.
Usage. Pour les contusions de la tête, de la face, des yeux ; c'est un excellent résolutif.

Fomentation de Plantes amères.

℟. d'Eſpèces amères, *une poignée.*
Eau de fontaine, ℔ j.
Mêlez, faites bouillir.
Uſage. On l'emploie auſſi en fomentation, comme réſolutives. Mêlé avec de l'eſprit de térébenthine, il tue les vers dans les plaies & les ulcères vermineux, & les guérit.

Fomentation émolliente.

℟. d'Eſpèces émollientes, *une poignée.*
Lait, ℔ j.
Mêlez, faites bouillir.
Uſage. On l'emploie pour réſoudre les inflammations, les duretés, & pour guérir l'ophthalmie humide.

Fomentation aſtringente.

℟. d'Eau de chaux, ℔ ij.
Sucre de Saturne, ʒ ij.
Mêlez.
Uſage. On l'emploie lorſqu'il s'agit de reſſerrer & fortifier les parties relâchées, comme dans les cas de varices, de hernies, d'œdème, de chûte de quelques parties, de relâchement aux articulations.

Fomentation martiale.

℟. de Mars ſoluble, ʒ j.
Eau de fontaine, ℔ ij.
Mêlez, faites fondre.
Uſage. On l'emploie comme aſtringent pour

le relâchement des articulations, les œdèmes, les varices.

Fomentation froide.

℞. d'Eau commune, ℔ xx.
Bon vinaigre, ℔ ij.
Nitre purifié, ʒ viij.
Sel ammoniac cru, ℥ iv.
Mêlez, faites dissoudre.

Usage. M. Schmucker s'est servi de cette fomentation avec beaucoup de succès pour les grandes plaies & contusions à la tête, avec ébranlement du cerveau & épanchement d'humeurs. Il en a vu plus d'effet que des fomentations chaudes.

On peut aussi employer cette fomentation froide pour les hernies incarcérées.

FOMENTATIONS SÈCHES ou EPITHÈMES SECS.

Epithème sec pour l'érysipèle.

℞. de Farine de sèves, *une poignée.*
Fleurs de sureau,
de camomille, ãã *une poignée.*
Mêlez, faites une poudre.

Usage. Il discute l'érysipèle, en augmente & absorbe la transpiration acrimonieuse. Quelquefois on y ajoute du camphre pulvérisé avec l'esprit de vin très-rectifié.

Farines émollientes.

♃. de Farine de graine de lin, ╗ de chaque
        de fenugrec, ╝ *parties égales.*
Mêlez, faites une poudre.
Usage. Pour faire un cataplasme émollient.

Farines résolutives.

♃. de Farine de fèves, ╗
      d'orge, ╬ de chaque
      de froment, ╬ *parties égales.*
      de seigle, ╝
Mêlez.
Usage. On les emploie pour faire des cata-
plasmes résolutifs.

CATAPLASMES.

Cataplasme laiteux.

♃. de Mie de pain très-blanc, ℔ j.
    Lait, *quantité suffisante.*
Faites cuire ensemble.
Usage. Il est très-émollient. On le recommande
pour les mamelles enflammées par du lait coagulé.

Cataplasme émollient.

♃. de Mie de pain le plus blanc, macéré dans le
    lait, ℔ ß.
    Jaunes d'œufs, *trois.*
    Safran en poudre, ʒ ij.
    Farine de graine de lin, *quantité suffisante.*

Broyez ensemble pour faire un cataplasme qui doit être chaud.

Usage. Pour amollir les tumeurs inflammatoires & dures, ou pour y solliciter la suppuration.

Cataplasme maturatif.

♃. de Farine de graine de lin, ℥ iv.
Levain, ℥ ij.
Galbanum dissous avec un jaune d'œuf, ℥ j.
Oignons cuits sous la cendre, ℈ ij.
Onguent basilicum, ℥ j.
Huile de lis blancs, *quantité suffisante.*
Mêlez, broyez ensemble, & faites chauffer.

Usage. On l'emploie pour faire mûrir les abcès enflammés.

Cataplasme résolutif pour les skirrhes.

♃. de Farine de graine de lin, ⎱ de chaque
Feuilles de ciguë en poudre, ⎰ ℥ iij.
Lait, *quantité suffisante.*
Faites cuire pour un cataplasme.

Usage. Il résout les duretés des mamelles, ou les amène à une douce suppuration.

Cataplasme résolutif.

♃. d'Espèces résolutives en poudre, ℥ vj.
Eau végéto-minérale, *quantité suffisante.*
Faites cuire pour un cataplasme.

Usage. Il résout les tumeurs inflammatoires.

Cataplasme savonneux.

♃. de Mie de pain, ℥ viij.
Savon de Venise, ℥ j.
Lait, *quantité suffisante.*

Faites cuire pour un cataplasme.

Usage. Pour résoudre les tumeurs froides &
dures.

Cataplasme vésicatoire.

℞. de Cantharides en poudre fine , ⎱ de chaque
    Farine de froment,   ⎰   ʒj.
    Bon vinaigre, *quantité suffisante.*

Mêlez , faites un cataplasme.

Usage. C'est un épispastique qu'on peut employer avec beaucoup de succès pour guérir les
rhumatismes invétérés & les tumeurs blanches des
articulations.

Cataplasme de Bryone.

℞. de Racine de Bryone , ʒ iij.
    Fleurs de sureau , ʒ j.
    Gomme ammoniaque , ʒ ß.
    Sel ammoniac cru , ʒ ij.
    Ciguë , l'herbe , ʒ ij.
    Vinaigre , *quantité suffisante.*

Faites cuire pour un cataplasme.

Usage. C'est un excellent résolutif recommandé
pour les skirrhes , les écrouelles dures & rénitentes , & pour les tumeurs articulaires.

Cataplasme de Carottes jaunes.

℞. de Carottes , *à volonté.*
    Grattez-les entières , ajoutez-y :
        De décoction très-chargée de ciguë , *quan-*
        tité suffisante.

Mêlez.

Usage. Il corrige très-bien la fétidité & la
douleur du cancer fongueux.

Cataplasme

Cataplasme anti-septique.

℞. de Poudre anti-septique , ℥ iv.
   Esprit de vin camphré , ℥ ij.
   Bon vinaigre , *quantité suffisante.*
Mêlez , faites un cataplasme.
Usage. Pour la gangrène humide , & le pus
putride.

Cataplasme fortifiant.

℞. d'Espèces céphaliques , ⎱ de chaque
            astringentes , ⎰ *deux poignées.*
   Mars soluble , ℥ ß.
   Colcothar , ℥ j.
   Vin rouge , *quantité suffisante.*
Usage. On le recommande pour fortifier les
parties relâchées , & sur-tout aux articulations.

Cataplasme de Pommes.

℞. de Pulpe de pommes , ℔ j.
   Camphre , ⎱
   Safran , ⎰ de chaque , ℈ j.
Mêlez , faites un cataplasme.
Usage. On le recommande pour l'ophthalmie
sèche.

GARGARISMES.

Gargarisme ordinaire.

℞. d'Espèces résolutives , ℥ j.
 Faites cuire avec
   Eau de fontaine , ℔ j.

Paffez, ajoutez à la colature :
de Nitre purifié, ʒ j.
Miel rofat, ℥ j.
Mêlez.
Ufage. Il réfout l'angine inflammatoire.

Gargarifme acéteux.

P. de Vinaigre rofat, ʒ ij.
Eau de fontaine, ℔ j.
Miel rofat, ℥ j.
Mêlez.
Ufage. Il eft anti-phlogiftique, & convient dans l'angine inflammatoire.

Gargarifme émollient.

℞. de Racine de guimauve, ⎫
Figues graffes, ⎬ de chaque ℥ j.
Lait de vache, ℔ ij. ⎭
Réduifez en cuifant, à ℔ j ß.
Paffez.
Ufage. C'eft un gargarifme émollient, qu'on emploie lorfque l'angine aboutit à fuppuration.

Gargarifme avec efprit de fel ammoniac.

℞. de Gargarifme laiteux émollient, ℔ ij.
Efprit de fel ammoniac, ℥ j.
Mêlez.
Ufage. Le célèbre Pringle a remarqué que les gargarifmes acides empêchoient quelquefois la réfolution de l'angine, en refferrant les pores excrétoires des glandes de la gorge, où paroît réfider le ftimulus inflammatoire de l'angine. Dans un tel cas, le gargarifme émollient mêlé avec

l'esprit de sel ammoniac, relâche les pores, résout le mucus inflammatoire, & sollicite les glandes à l'excrétion, par une douce irritation. L'effet
en a été aussi avantageux que prompt.

Gargarisme adoucissant.

℞. d'Eau de fleurs de sureau, ℔ j.
 Empois, ou gelée d'amidon, ʒ j.
 Sirop de pavot blanc, ℥ j.
Faites cuire.
Usage. C'est un gargarisme ou un collutoire
excellent pour l'ardeur de la gorge causée par
des aphthes, ou dans les cas de salivation abon-
dante & acrimonieuse.

On y ajoute une dragme de mercure gommeux
pour l'ardeur causée par des ulcères vénériens.

Gargarisme vulnéraire.

℞. d'Espèces vulnéraires, ℥ j.
 Eau de fontaine, ℔ j.
Faites cuire, passez ; ajoutez à la colature.
 de Teinture de myrrhe, ʒ j.
 Miel rosat,   }
 Eau vulnéraire, } de chaque ℥ j.
Mêlez.
Usage. Il consolide les ulcères de la gorge &
de la bouche.

Gargarisme anti-septique.

℞. de Quinquina, ℥ ij.
 Rhue, *deux pincées.*
Faites cuire dans
 d'Eau de fontaine, ℔ ij.

Ajoutez à la colature :

　　de Camphre diffous dans le mucilage de
　　gomme arabique , ℥ ij.

Mêlez.

Ufage. On peut l'employer avec fuccès dans
l'angine maligne , putride , & où la gangrène
commence à fe manifefter.

Gargarifme aftringent.

♃. de Racine de tormentille , ⎫
　　Ecorce de grenade , 　　　⎬ de chaque ℥ ß.
　　　　　　　　　　　　　　⎭
Faites bouillir dans
　　d'Eau de fontaine , ℔ j.
Ajoutez à la colature :
　　d'Alun cru , ʒ j.
　　Miel rofat , ℥ ß.

Mêlez.

Ufage. On le recommande pour le relâchement de la gorge , de la luette & des amygdales.

Gargarifme mercuriel.

♃. de Mercure purifié , ʒ ß.
　　Gomme arabique , ʒ iij.
　　Sirop diacode , ℥ ß.
　　Mercure doux , gr. vj.
Broyez , réduifez en maffe muqueufe ; ajoutez :
　　de Décoction de clématite droite (*flammula
　　　jovis*) , ℔ ij.
　　Miel rofat , ʒ j.
　　Effence de myrrhe , ʒ j.

Mêlez.

Ufage. Il guérit les ulcères vénériens de la
gorge & du palais , qui ont une apparence de

lard, ou qui font d'un caractère malin. On l'injecte auffi avec beaucoup de fuccès dans les narines, dans le cas de fétidité vénérienne.

COLLUTOIRES ou LIQUIDES MÉDICAMENTEUX,

Deſtinés à laver la bouche, ou à y être tenus certain temps, pour les affections de la bouche, de la langue & des dents.

Collutoire anti-ſcorbutique.

♃. d'Eau de cochléaria, ℥ ij.
Efprit du même, ℥ j.
Teinture de lacque, ℥ ij.
Mêlez.
Uſage. On l'emploie pour guérir les affections fcorbutiques de la bouche, & les aphthes de même nature.

Collutoire de Rhue.

♃. de Feuille de rhue, *une pincée.*
de fauge, *trois pincées.*
Hachez, faites bouillir dans
d'Eau de fontaine, ℔ j, ß.
Paſſez, adminiſtrez la colature.
Uſage. On peut garder cette décoction huit jours. Elle eſt excellente pour la douleur de dents, nettoie bien les dents cariées & préferve les autres de la carie.

Collutoire odontalgique.

♃. de Racine de pirètre, ʒ ij.
Sel ammoniac, ʒ j.
Opium pur, gr. ij.
Bon vinaigre, }
Eau diſtillée de lavande, } de chaque ℥ ij.

Laiſſez digérer au bain marie, dans des vaiſſeaux clos, pendant une heure.

Uſage. Il eſt très-utile dans les cas d'odontalgie, cauſée par la carie, ou rhumatiſante. Il
faut en tenir pluſieurs fois par jour, dans la
bouche, une cuillerée.

INJECTIONS.

Injection déterſive auriculaire.

♃. de Décoction de rhue, ℥ j.
Teinture de myrrhe, goutt. xxx.
Miel roſat, ʒ iv.
Mêlez.

On en jette, deux fois par jour, dans l'oreille,
autant qu'il en peut tenir dans la cavité, & en
penchant la tête du côté oppoſé pour garder l'injection quelques minutes. Alors on ramène la
tête du même côté, pour faire ſortir la liqueur.

Uſage. Elle corrige & guérit les ulcères du
conduit auditif, l'écoulement fétide & ſanieux
des oreilles.

Injection détersive.

℞. d'Eau de chaux , ℔ j.
 Onguent Egyptiac, ℥ j.
Mêlez.
Usage. C'est une excellente injection déter-
sive & purifiante, qu'on injecte dans les sinus &
les fistules, pour les nettoyer.

Digestif liquéfié.

℞. de Térébenthine claire, ℥ ij.
 Jaunes d'œufs , ℥ j.
 Incorporez-les, & ajoutez :
 de Miel commun , ℥ ij.
 Esprit de vin , ℥ vj.
 Eau de fontaine, ℥ iv.
Mêlez bien , & faites chauffer pour injecter.
Usage. Il excite la suppuration & déterge ;
c'est pourquoi on l'injecte dans les plaies pro-
fondes, étroites, sinueuses, ou d'armes à feu.

Baume d'Arcæus liquéfié.

℞. de Baume d'Arcæus ,
 Jaunes d'œufs , ãã ℥ j.
 Mêlez & délayez-les ensuite dans :
 d'Eau de vie , ℥ viij.
Usage. On l'injecte pour guérir les plaies &
les ulcères sinueux.

Injection balsamique.

℞. de Baume de Copahu , ℥ ß.

Délayez-le avec un jaune d'œuf, & ajoutez au mélange :

d'Eau de chaux, ℥ vj.

Miel rofat, ℥ iij.

Mêlez.

Ufage. On peut l'employer pour les mêmes vues que le précédent.

Injection mercurielle.

P. de Sublimé corrofif, gr. j, ß.

Gomme arabique, ℨ j.

Eau de fontaine, ℔ j.

Broyez & mêlez exactement dans un mortier de verre ou de marbre.

Ufage. On s'en fert en injection pour les gonorrhées, les fleurs blanches & l'ophthalmie gonorrhoïque.

N. Les fleurs blanches pourroient être de nature à ne pas admettre le confeil de l'auteur.

Injection deſſicative.

♃. d'Eau de Theden,

de rofes, ãã ℥ ij.

Mêlez.

Ufage. Pour les ulcères finueux & les fiftules qu'il s'agit de confolider.

L A V E M E N S ou C L Y S T È R E S.

Lavement ordinaire.

♃. de Bouillon de viande,

Huile d'olive, ãã ℥ iv.

Mêlez.

Usage. Pour lâcher le ventre & nettoyer le rectum.

Lavement pour solliciter les Selles.

℞. de Bouillon de viande,
  Huile de lin, ãã ℥ iij.
  Sucre blanc, ℥ j.
Mêlez.
Usage. Ce lavement lâche plus effectivement le ventre, que le précédent.

Lavement purgatif.

℞. de Décoction des herbes émollientes, ℔ ß.
  Electuaire lénitif, ℥ j.
Mêlez.
Usage. Il procure quelques selles ; convient pour delayer les excrémens trop durs, & dans les maladies inflammatoires.

Lavement de Sel catarthique amer.

℞. d'Eau de fontaine, ℔ ß.
  Sel amer ou d'Epsom,
  Huile de lin, ãã ℥ j.
Mêlez.
Usage. Il irrite le rectum : c'est pourquoi on l'emploie pour les hernies incarcérées, les ébranlemens du cerveau, les ascarides du rectum.

Lavement émollient.

℞. de Lait de vache,
  Huile de lin, ãã ℥ iv.
Mêlez.
Usage. On l'emploie pour le tenesme, l'in-

flammation de la veſſie , de la matrice & du rectum.

Lavement lénitif.

♃. de Gelée d'amidon ou empois , ℥ iij.
  Huile de lin , ℥ j.
Mêlez l'huile après avoir fait chauffer l'empois.
Uſage. Il calme les douleurs des hémorrhoïdes & le teneſme.

Lavement aſtringent.

♃. d'Eau de chaux , ℥ vj.
  Terre du Japon , ℥ ß.
Mêlez.
Uſage. On le recommande dans les cas de chûte ou de relâchement du rectum.

Lavement térébenthiné.

♃. de Térébenthine , ℥ ß.
  Délayez-la avec un jaune d'œuf ; ajoutez :
    de Décoction émolliente , ℥ x.
    Huile de lin , ℥ j.
Mêlez.
Uſage. On le recommande pour le teneſme dyſſentérique , les aſcarides , les ulcères du rectum.

Lavement d'opium.

♃. d'Infuſion de graine de lin , ℥ vj.
    de Laudanum liquide , *gout.* xxx.
    Ou bien extrait d'opium , gr. ij.
Mêlez.
Uſage. Il convient pour le ſpaſme de la mâchoire , qui empêche la déglutition.

Lavement nutritif.

℞. de Bouillon de viande,
    Lait, ãã ℥ iij.
    Gelée de corne de cerf, ℥ j.
    Mêlez.
    Uſage. Il peut ſoutenir quelque-temps lorſ-
qu'on ne peut avaler.

Lavement âcre.

℞. de Décoction des eſpèces émollientes, ℥ x.
    Scille en poudre, ʒ j.
    Uſage. Il eſt irritant, lâche beaucoup le ventre,
& eſt indiqué pour les ébranlemens du cerveau
& les hernies incarcérées.

LOTIONS.

Ces lotions conviennent ſur-tout dans les cas
d'affections cutanées. On les applique en frottant
la peau.

Lotion ſavonneuſe.

℞. d'Eau de pluie, ℔ j.
    Baume de vie externe, ʒ j.
    Mêlez.
    Uſage. Elle diſcute bien les œdèmes, les
tumeurs froides, ſéreuſes & articulaires.

Lotion anti-ſcabieuſe.

℞. d'Eſpèces contre la gale, ℥ j.
    Faites bouillir dans
        d'Eau de fontaine, ℔ j.

Paſſez, employez la colature.

Uſage. Elle guérit la gale, les dartres, la teigne & autres vices de la peau.

N. Rarement cela réuſſit, quoiqu'en diſe l'auteur.

Lotion ſaline.

℞. d'Eau de fontaine, ℔ iij.
    Sel commun, ℨ iij.
Mêlez, faites fondre.
Uſage. Elle guérit bien les boutons du viſage.

Lait de Soufre.

℞. de Fleurs de ſoufre, ℔ ß.
    Sel de ſoude, ℔ j ß.
Faites bouillir avec de l'eau ſimple dans un vaiſſeau de terre verniſſé, juſqu'à ce que la plus grande partie du ſoufre ſoit fondue. Paſſez.
Uſage. On l'emploie pour les maladies de la peau.

Lait virginal minéral.

℞. d'Alun cru, ℨ ij.
    Eau de fontaine, ℔ j.
Faites diſſoudre, & ajoutez:
    de Vinaigre de litharge, ℔ ß.
Uſage. On s'en ſert pour coſmétique, lorſqu'il s'agit de faire paſſer le hâle de la peau, & d'effacer les taches de rouſſeur, les effloreſcences dartreuſes. Mais le long uſage en eſt très-préjudiciable. Il porte ſon effet ſur les poumons; & Boerhaave remarque que ſix ou ſept jeunes filles ſont mortes pour avoir abuſé de ce coſmétique.

Lotion pour la teigne.

♃. d'Ecailles d'huîtres nouvellement calcinées,
ʒ xij.
Goudron, ʒ viij.
Eau de pluie, ℔ vj.
Faites bouillir jusqu'à réduction de moitié.
Laissez déposer & passez à froid.
Usage. Fuller la recommande pour laver la
tête des teigneux. Après son usage on peut oin-
dre la tête d'onguent d'écailles d'huîtres.

B A I N S.

Bains pour la gale.

♃. d'Espèces émollientes,
contre la gale, ãã *six poignées.*
Sel ammoniac, ʒ iv.
Mêlez, faites cuire dans un grand pot avec
quantité suffisante d'eau. Jetez toute la décoction
dans le bain.
Usage. C'est un bain très-utile pour la gale
& plusieurs autres vices de la peau.

Bain sulfureux.

♃. de Chaux vive.
Soufre vif, ãã ℔ j.
Eau de rivière, ℔ xxx.
Après avoir fait bouillir le tout une fois, on
en ôte la lessive pendant la nuit suivante, & le
lendemain on en fait un plein bain avec de l'eau
de rivière.

Usage. On le recommande dans les maladies cutanées, les douleurs arthritiques, les nœuds des articulations & la paralysie.

Demi-bain émollient.

♃. d'Herbes émollientes,
   Orge entier, ãã *six poignées.*
Cousez-les en liberté dans un sac carré de lin, & adapté à la dimension des hanches.

Faites bouillir le sac pendant une demi-heure dans du lait étendu du double d'eau. Le malade se tiendra assis dans un bain chaud, jusqu'au nombril, en se mettant ce sac sous les lombes, matin & soir, pendant une heure.

Usage. Il est utile pour les graviers des reins, les maladies des parties génitales, ou des extrémités inférieures.

Lotion lixivielle pour les mains.

P. d'Alkali de sarmens de vigne, ℥ j.
   Extrait de myrrhe, ℥ ß.
   Eau de fontaine, ℔ iv.
Mêlez.
Usage. On peut le recommander pour le panaris sinueux, & toute la main ulcérée en différens endroits.

VAPORATIONS.

Vaporation résolutive.

♃. de Feuilles d'absynthe ,
         de romarin ,
Sommités de rhue , ãã *demi-poignée.*
Fleurs de lavande , ℥ ß.
Baies de laurier ,
Graine de cumis , ãã ℥ iij.
Hachez , cousez dans un sac , cuisez dans *quan-tité suffisante* de vin blanc ; appliquez , moyen-nant un entonnoir, la vapeur à la partie affectée, pendant un quart d'heure.
Usage. Pour l'amaurose , l'ouie dure , l'anchy-lose causée par l'épaississement de la synovie.

N. Ces ingrédiens réunis par l'auteur , peuvent aussi ser-vir à un excellent cataplasme , en y jetant une dragme ou deux de sel ammoniac , & une once d'eau-de-vie camphrée, & substituant la valériane à l'absynthe. Je l'ai conseillé avec succès pour une espèce de perclusion d'un bras, avec de grandes douleurs & enflure.

Vapeur émolliente.

♃. d'Herbes émollientes , *une poignée.*
    Lait , ℔ j.
Faites bouillir.
Usage. La vapeur en est très-émolliente & re-lâchante : ainsi elle convient pour le rhume de cerveau , l'angine , les maladies du vagin & de l'utérus qui proviennent de roideur & de siccité.

EMBROCATIONS.

Embrocation discussive.

℞. de Mucilage de guimauve ,
    Menthe ,
    Matricaire ,
    Sommités d'abfynthe ,
    Fleurs de centaurée ,
       de lavande ,
       de camomille , ãã *deux poignées.*
    Saffafras haché , ℥ ij.
    Baies de laurier ,
       de genièvre , ãã ℥ iv.

Faites bouillir dans un vaiffeau clos , avec *quantité fuffifante* d'eau pure pendant demi-heure. Paffez , ajoutez à vingt-quatre livres pefant de colature :

    de Sel ammoniac , ℥ iv.
    Efprit de genièvre , ℔ ij.

Ufage. Prenez cette liqueur chaude avec un fiphon , & laiffez-la tomber de haut fur la partie affectée & nue , pofée fur un baffin qui recevra la liqueur au-deffous. Après cette opération , qui doit durer demi-heure , que le malade entre dans un lit chaud , où l'on appliquera fur la partie affectée des veffies pleines du même fluide , pour procurer une fueur de quelques heures. Enfuite on frottera la partie avec de la flanelle chaude & à fec , pour l'envelopper après cela de la même flanelle. Cette opération doit fe répéter tous les jours pendant quelques femaines ; & l'on

fera

fera une nouvelle liqueur à chaque quatrième embrocation. La paralyſie , des tumeurs dures articulaires & des anchyloſes , ont cédé à ce moyen curatif. Voyez *le Dran*. obſerv. chir.

FUMIGATIONS.

Fumigation fortifiante.

♃. de Benjoin ,
  Oliban ,
  Sarcocolle ,
  Réſine de gayac , ãã ℥ ß.
  Maſtic , ʒ j.
  Sel ammoniac , ʒ vj.
  Camphre , ʒ ij.

Mêlez , faites une poudre , pour jeter ſur les charbons ardens.

Uſage. Cette fumigation diſcute , fortifie. Boërhaave la recommande pour guérir l'hydrocèle. On en reçoit la fumée ou vapeur ſur le ſcrotum à nud ; enſuite on y applique de la flanelle qui en a été pénétrée. On guérit par ce moyen des tumeurs ſéreuſes & œdémateuſes des jambes.

Fumigation anti-peſtilentielle.

♃. de Myrrhe ,
  Fleurs de ſoufre ,
  Nitre purifié , ãã ℥ j.

Mêlez , faites-en une poudre groſſière.

Uſage. On jette de tems en tems quelques

pincées de cette poudre fur des charbons ardens, qu'on porte çà & là dans les appartemens.

POUDRES.

Poudre fumigatoire ordinaire.

℞. de Baies de genièvre , ℔ j.
    Succin gratté, ℔ j , ß.
    Fleurs de rofes rouges,
        de lavande.
    Benjoin ,
    Maftic , ãã ℨ viij.
    Styrax calamite,
    Oliban ,
    Bois de rofe rapé , ãã ℨ vj.
    Labdanum (*gomme ou plutôt réfine*). ℨ iij.
Mêlez , faites-en une poudre groffière.

Ufage. On en brûle pour échauffer l'air & le parfumer lorfqu'on panfe les plaies & les ulcères.

Poudre dentifrique.

℞. de Poudre de tabac , ℨ j.
      de racine de patience,
      d'iris de Florence ,
      de myrrhe , ãã ʒ ij.
    Huile effentielle de gérofle , ʒ j , ß.
Mêlez , incorporez bien le tout.

Ufage. Pour nettoyer & faire blanchir les dents.

Poudre sternutatoire.

℞. de Feuilles sèches de cabaret,
          de marjolaine,   de chaque
          de marum ,   *part. égales.*
     Fleurs sèches de lavande ,

Broyez-les ensemble pour en faire une poudre.

Usage. On en prend de temps en temps une pincée comme du tabac, pour précipiter le mucus des narines, dans les affections ou dans l'engorgement des sinus pituitaires ; pour faire sortir par l'éternuement un corps étranger , ou du fond du nez , ou du larynx, ou de la trachée.

Poudre pour l'érysipèle.

℞. de Farine très-fine passée au tamis., ℥ vj.
     Camphre broyé avec un peu d'esprit de vin, ℨ j.
     Craie ,
     Bol rouge , ãã ℥ ij.
     Céruse , ℨ iij.
Mêlez , faites-en une poudre très-fine.

Usage. On en frotte bien un papier ou un linge safranné , & on l'applique.

Poudre balsamique.

℞. de Poudre de mastic ,
          de myrrhe ,
          de Sarcocolle, ãã ℥ j.
Mêlez.

Usage. On en saupoudre les os dénudés ou carieux , les tendons & les ligamens découverts ou affectés , pour les garantir de toute corruption.

Poudre ſtyptique.

♃. de Poudre de bol d'arménie, ℥ vj.
　　　　de veſſe de loup, ℥ iij.
Mêlez.
Uſage. On la recommande pour arrêter dans une plaie l'hémorrhagie des petits vaiſſeaux.

Poudre anti-ſeptique.

♃. de Poudre de quinquina,
　　　　de rhue, ãã ℥ ij.
　　　　　　de camphre trituré à l'eſprit de vin, ℥ iij.
Mêlez bien.
Uſage. On en ſaupoudre les parties, les ulcères & les plaies où il y a gangrène.

Poudre cauſtique.

♃. d'Alun brûlé, ℥ j.
　　Précipité rouge, ℥ ß.
Mêlez.
Uſage. Pour ronger & détruire la luxuriation des chairs, des plaies & des ulcères fongueux.

Poudre de Plumket pour le cancer.

♃. de Feuilles de grenouillette (*ranunculus flammeus*), *deux poignées.*
　　Cotula fétide, l'herbe, *une poignée.*
　　Arſenic blanc, ʒ ij.
　　Fleurs de ſoufre, ʒ j.
Broyez, faites-en une poudre fine.
Uſage. Cette poudre, très-cauſtique, guérit,

dit-on , le cancer , mais avec des douleurs atroces. On fait avec cette poudre & un blanc d'œuf,
une pâte qu'on applique , moyennant un morceau de veſſie , pour 24 & même 48 heures.
Cependant l'arſenic qui y entre la rend très-ſuſ-
pecte ; & à moins que de nouvelles expériences
n'en prouvent évidemment l'avantage réel & bien
effectif , je ne conſeillerois à perſonne de s'en
ſervir. La poudre de *clématite droit e*, ou *flammula
jovis* , s'emploieroit avec plus de sûreté comme
cauſtique pour le cancer.

N. L'auteur penſe très-bien à l'égard de l'arſenic. Les
avantages qui en ſont rapportés dans les Mémoires de Suède ,
& par un charlatan à Paris , ſont de vaines illuſions dont il
faut bien ſe garder.

Poudre ophthalmique.

♃. de Sucre blanc.
    Bol d'arménie blanc ,
    Crême de tartre , ãã ℥ ß.
  Mêlez , faites une poudre très-fine.
  Uſage. On en applique ſur l'œil même une
petite quantité tous les jours , ſans ſoufler. Elle
guérit les taches & les tubercules de la cornée ,
comme l'aſſure M. Baldinger.

Poudre à laver les mains.

♃. d'Amandes amères pelées , ℔ iv.
    Farine de riz , ℔ ij , & ℥ ij.
    Iris de Florence , en poudre ,
    Craie préparée , ãã ℥ ij.
    Farine de fèves , ℔ j.
    Alkali du tartre , ℥ j.

G g iij

Huile de jasmin. ℥ ß.
    de bois de rose, ʒ ß.
Mêlez bien en triturant.
Usage. Pour laver les mains & autres parties mal-propres.

EMPLATRES.

Emplâtre de Céruse.

℞. d'Huile d'olive ,   ℔ ij.
    Céruse , ℔ iv.
Faites bien incorporer à petit feu ; jetant un peu d'eau , & remuant continuellement : quand cela est cuit , ajoutez ,
    De Cire blanche , ℥ vj.
Faites fondre ensemble, pour faire un emplâtre.
Usage. Il est utile pour la brûlure , les ulcères & les érosions de la peau.

Emplâtre de Sel ammoniac.

℞. de Cire citrine ,
    Résine de pin ,
    Térébenthine , ãã ℥ iv.
Faites fondre , passez , ajoutez à la colature :
    de Gomme ammoniaque purifiée , ℥ viij.
Faites un emplâtre.
Usage. Cet emplâtre est résolutif, légèrement irritant , & guérit par cette raison les tumeurs enkystées, durcies, & quelques tumeurs articulaires.

Emplâtre anglois , ou taffetas d'Angleterre.

℞. de Colle de Poiſſon , ℔ j.
    Styrax , ʒ vj.
    Eſprit de vin , *quantité ſuffiſante.*
Réduiſez le tout en gelée ſur un feu très-doux.
Oignez-en avec un pinceau du taffetas noir bien
étendu : laiſſez ſécher.
    Uſage. Il eſt très-connu.

Emplâtre de Ciguë.

℞. de Cire jaune , ℔ j.
    Huile de juſquiame , ʒ iv.
Faites incorporer au feu , paſſez , laiſſez un
peu refroidir & ajoutez :
    de Suc de ciguë épaiſſi , ʒ vj.
    Gomme ammoniaque fondue dans une dé-
    coction de ciguë , ʒ viij.
Faites encore épaiſſir : mêlez-y à feu doux :
    de Poudre de ciguë , ʒ viij.
    Uſage. Pour réſoudre les tumeurs endurcies,
les skirres , les écrouelles & les carcinomes.

Emplâtre citrin.

℞. de Réſine , ℔ j.
    Cire citrine , ʒ viij.
    Suif de cerf , ʒ iv.
    Térébenthine , ʒ ij.
Faites fondre enſemble , ajoutez :
    de Curcuma (*racine*) en poudre ʒ ß.
    Uſage. On le recommande pour digérer

ulcères & les plaies. Il augmente la suppuration commencée par un véficatoire, & l'entretient.

Emplâtre pour les Cors.

♃. de Cire jaune,
    Gomme ammoniaque, ãã ℥ j.
    Verd-de-gris, ʒ vj.
On fait d'abord fondre ensemble la cire & la gomme, puis on y incorpore le verd-de-gris.

Usage. Il amollit bien les cors & les separe, en l'appliquant tous les jours pendant quelques semaines. On dit que cet emplâtre a guéri une infinité de personnes.

Emplâtre pour les Verrues.

♃. d'Emplâtre diachylon, ℥ iij.
    Verd-de-gris, ℥ ß.
    Sel ammoniac, ʒ iij.
    Précipité rouge, ʒ ij.
    Huile d'euphorbe, *quantité suffisante.*
Mêlez, pour faire un emplâtre.

Emplâtre défensif rouge.

♃. de Lytharge, ℔ iij.
    Huile d'olive, ℔ iv.
Faites cuire ensemble presque jusqu'à consistance d'emplâtre, ajoutez :
    de Cire jaune, ℥ iv.
Faites fondre, & mêlez-y :
    de Térébenthine de Venise,
    Oliban broyé, ãã ℥ iv.
    Colcothar, ℥ vj.
Mêlez bien.

Ufage. C'eft un emplâtre fortifiant & difcuffif. On l'emploie donc pour couvrir les ulcères & les garantir de l'impreffion de l'air. On le fubftitue auffi à l'emplâtre pour les fractures & les hernies; mais rarement on a befoin d'emplâtre dans ces deux cas.

Emplâtre diachylon fimple.

♃. de Lytharge bien broyée, ℔ ij.
    Huile d'olive bien pure, ℔ iij.
    Ajoutez-y avec la prudence requife (
avoir incorporé l'huile & la lytharge fur le feu,
    de Mucilage de femence de fenugrec,
        de graine de lin,
        de racine de guimauve, ãã ℔ j.
Faites cuire à petit feu.

Ufage. C'eft un emplâtre émollient, très-ufité pour amollir les tumeurs qui aboutiffent à fuppuration.

Emplâtre diachylon compofé.

♃. d'Emplâtre diachylon fimple, ℔ ij.
    Cire jaune, ℥ iv.
Faites fondre, ajoutez par ordre :
    de Térébenthine de Venife, ℥ ij.
    Poudre de gomme ammoniaque,
        de galbanum,
        d'opopanax,
        de fagapenum, ãã ʒ j.
    Safran broyé, macéré & délayé dans l'efprit de vin, ʒ ij.
    Mêlez bien.

Ufage. Il eft émollient & maturatif; ainfi on l'emploie pour folliciter la fuppuration.

Emplâtre diapalme.

℞. d'Huile de palme , ℔ ß.
      vieille d'olive , ℔ v , ß.
Feuilles de chêne , tendres ou jeunes , ℥ j, ß.
Faites cuire , passez . ajoutez à la colature :
    de Lytharge broyée très-fine , ℔ iij.
Otez du feu , mêlez-y bien ,
    de Vitriol blanc , ℥ iv.
Mêlez.
Usage. Cet emplâtre est fortifiant , astringent.
C'est pourquoi on l'emploie pour les hernies ,
les fractures , le relâchement des articulations ,
& pour cicatriser les plaies & les ulcères.

Emplâtre diasulphuris.

℞. de Baume de soufre simple ,
    Cire jaune , ãã ℥ viij.
    Colophane , ʒ vj.
Faites fondre ensemble , ajoutez-y :
    de myrrhe pulvérisée , ℥ xviij.
Mêlez.
Usage. On le recommande sur-tout pour les
ulcères scrophuleux & anciens.

Emplâtre diaphorétique.

℞. de Cire jaune , ℔ j.
    Colophane ,
    Térébenthine claire ,
    Bdellium , ãã ℥ iv.
    Gomme ammoniaque , ℥ ij.
    Galbanum ,
    Sandaraque , ãã ℥ j.

Ambre jaune ,
Encens choifi ,
Maftic , ãã ℥ ß.

Faites d'abord fondre la cire avec la colophane : paffez , laiffez refroidir à demi , & ajoutez-y la térébenthine fondue avec le galbanum &
la gomme ammoniaque. Jetez-y alors les autres ingrédiens bien pulvérifés.

Mêlez.

Ufage. C'eft un emplâtre *rubéfiant* , fort utile
pour calmer les douleurs de rhumatifme , & les
tumeurs rhumatifantes articulaires.

Emplâtre de galbanum fafranné.

♃. d'Emplâtre de melilot ,
        diachylon fimple , ãã ℥ iij.
  Cire citrine , ℥ ij.
  Térébenthine , ℥ j.
  Galbanum diffous dans le vinaigre , & enfuite
     épaiffi , ℥ vj.
  Safran oriental , ʒ vj.
Faites tout fondre convenablement. Mêlez.

Ufage. Il réfout les duretés des mamelles , produites par le lait coagulé , ou les amène à fuppuration.

Emplâtre de Jufquiame.

♃. D'huile exprimée des graines de jufquiame ,
    ℔ ß.
  De fuc de la même plante , ℔ j.
Faites cuire jufqu'à ce que toute l'humidité ait
difparu. Ajoutez alors :
  De cire jaune , ℥ xiv.
   térébenthine , ℥ ij.

Faites fondre : laissez un peu refroidir, & mêlez-y :

De jusquiame (l'herbe), réduite en poudre , ℥ ij.

Mêlez.

Usage. Il résout les tumeurs endurcies, calme
les douleurs des hémorrhoïdes , des engelures ,
des cors ; & souvent guérit le rhumatisme.

Emplâtre pour la Sciatique.

℞. De poix de Bourgogne , ℥ iv.
D'euphorbe broyé, ʒ j, ß.
De térébenthine de Venise , ʒ vj.

Faites fondre ensemble.

Usage. Cet emplâtre est rubéfiant , & quelquefois épispastique. Souvent il guérit le rhumatisme , la lombagie & la sciatique.

N. Quant à la lombagie, quoi qu'en dise l'auteur , je
n'y aurois pas grande confiance , au moins en général. Il
pourroit même augmenter la douleur en plusieurs cas. Commencez toujours le traitement par les bains & la saignée.

Emplâtre de Pierre calaminaire.

℞. D'huile d'olive, ℔ j , ß.
De pierre calaminaire , ℔ j.
De lytharge , ℔ ß.

Faites cuire avec l'attention nécessaire.

Usage. Cet emplâtre est fortifiant , dessicatif,
consolidant, & devient utile pour cicatriser les
ulcères & les plaies.

Emplâtre de Melilot.

℞. De suif de cerf , ℥ v.

D'huile de camomille cuite, ℔ j.
De réfine blanche, ℔ vj.
De cire jaune, ℔ iij.
De gomme ammoniaque,
De bdellium, ãã ℥ iv.
De melilot, herbe & fleurs en poudre,
    ℔ ij.
D'abfynthe, herbe & fleurs en poudre, ℔ j.
Faites cuire, mêlez avec ordre.
Ufage. Cet emplâtre eft réfolutif, mais irri-
tant à caufe de la réfine.

Emplâtre mercuriel.

♃. D'emplâtre diachylon fimple, ℔ j.
    De mercure éteint dans la térébenthine,
      ℥ j, ß.
Mêlez.
Ufage. Pour traiter les ulcères vénériens, les
tumeurs & les concrétions de même caractère.
Il fait faliver, fi on s'en fert long-tems.

Emplâtre pour les Fractures, &c.

♃. De colophane,
    De cire jaune, ãã ℔ j.
    De galbanum, ℔ ß.
    De goudron, ℥ iij.
    De fafran broyé, ℥ ij.
Faites fondre avec ordre, & mêlez.
Ufage. On le recommande pour les fractures,
les luxations, les *fiffures* des os ; mais rarement
il eft befoin d'emplâtres dans ces cas-là.

Emplâtre consolidant.

℞. De pierre calaminaire,
　　De lytharge,
　　De cérufe, ãã ℔ ß.
　　D'oliban, ℥ ß.
　　De maftic, ℥ j.
　　D'huile d'olive, *quantité fuffifante.*
Mêlez
Ufage. Très-utile pour confolider les plaies &
les ulcères.

Emplâtre pour les Loupes.

℞. De noix de galle,
　　galbanum diffous dans le vinaigre,
　　verd-de-gris,
　　farine de froment, ãã ℥ j.
　　réfine, ℥ iv.
　　térébenthine claire, ℥ ij.
Mêlez.
Ufage. Oignez-en un linge. Otez-le tous les
huit jours pour le renouveller ; c'eft ainfi que
j'ai guéri quelques loupes au genou.

Emplâtre pour les Hernies.

Voyez emplâtre diapalme.

Emplâtre de Minium.

℞. De minium, ℔ ij.
　　huile rofat, ℥ xx.
　　cire citrine, ℥ iv.
　　térébenthine claire, ℥ ij.
Mêlez.

Ufage. Pour réunir les bords des plaies , les couvrir & les garantir de l'air. Tel eft fon feul ufage.

Emplâtre favonneux.

℞. D'huile d'olive , ℔ iij.
     minium , ℔ j , ß.
     fuc de raves , ℔ j.
Faites cuire jufqu'à certaine confiftance ; ajoutez:
   de Savon de Venife , ℔ ß.
   Camphre , ℥ j , ß.
Mêlez.
Ufage. Pour réfoudre les tumeurs dures , & couvrir les plaies & les ulcères.

Emplâtre de blanc de Baleine.

℞. De cire blanche , ℥ iv.
     blanc de baleine , ℥ ij.
     galbanum purifié ,
     térébenthine , ãã ℥ j.
Mêlez , en faifant fondre.
Ufage. Cet emplâtre eft émollient , & en même temps réfolutif. On le recommande pour les duretés des mamelles.

Emplâtre camphré.

℞. D'emplâtre de blanc de baleine , ℔ ß.
     Camphre , ℥ j.
Mêlez.
Ufage. Cet emplâtre eft efficace pour amollir & détacher les bords calleux des ulcères & des fiftules , & pour couvrir les ulcères gangreneux.

Emplâtre styptique.

℞. De Cire citrine,
      Colophane ,
      Goudron , ãã ℔ j.
      Suif de bouc , ℥ j , ß.
Faites fondre , passez.
Usage. C'est un emplâtre tenace & adhérent fortement à la peau. On s'en sert pour réunir les plaies béantes.

Emplâtre stomachique ou *de Labdanum.*

℞. D'encens , ℥ j.
   Faites-le fondre & mêlez-y :
      De labdanum amolli par la chaleur , ℥ iij.
          poudre de cannelle ,
          huile exprimée de macis , ãã ℥ ß.
              essentielle de menthe , ℥ j.
Réduisez en emplâtre dans un mortier chaud , & gardez-le bien fermé.
Usage. On l'applique au col , à la nuque , au creux de l'estomac dans le cas de spasme de la mâchoire , produit par une plaie , ou autre cause externe.

Emplâtre temporal ou *odontalgique.*

℞. De tacamahaca ,
      caragne ,
      styrax calamit.
      mastic , ãã ℥ j.
      opium , ℈ iv.
Broyez , fondez à petit feu , mêlez-y :

De

De térébenthine de Venise,
   Baume du Pérou, ãã ß.
   Huile de succin, ʒ j.
Mêlez.

Usage. Il est utile appliqué sur la nuque, ou les tempes, ou près des oreilles dans les affections rhumatisantes, dans l'odontalgie rhumatisante, & les maladies des yeux.

Emplâtre anti-spasmodique.

♃. D'emplâtre de jusquiame, ʒ iij.
   D'opium, ℈ ij.
Mêlez.

Usage. Le même que celui de labdanum.

Emplâtre vésicatoire.

♃. De cire citrine, ʒ viij.
   térébenthine, ʒ j, ß.
   huile de roses. ʒ ij, ß.
   poudre de cantharides, ʒ vj.
   mastic, ʒ ß.
Faites fondre, & mêlez.

Usage. Il guérit les affections rhumatisantes, les tumeurs blanches des articulations. On le recommande pour faire tomber les verrues des mains, les cors des pieds, pour détacher les callosités des fistules. On peut saupoudrer avec des cantharides les plaies faites par un animal enragé, & entretenir long-tems la suppuration avec l'emplâtre vésicatoire, pour parvenir à les guérir avec sûreté.

H h

Emplâtre pour les Cautères.

℞. De cire jaune , ℥ vj.
    suif de cerf , ℥ ij.
    térébenthine ,
    huile de lys blanc , ãã ℥ j , ß.
    minium ; ℥ iv.

Faites fondre sur le feu , trempez-y , en remuant sans cesse , des linges que vous laisserez refroidir pour les polir avec un pilon de verre ; & vous les couperez en morceaux quarrés pour l'usage.

Usage. Pour couvrir les cautères.

Emplâtre noir de Bechholtz.

℞. De cendres gravelées , ℔ j.
    sel ammoniac pur , ℥ iij.
    huile de térébenthine , ℔ ij.

Mêlez, laissez digérer pendant un mois; ajoutez à la liqueur digérée ,

    De fleurs de soufre , ℥ ij.

Laissez encore digérer pendant un mois , mêlez-y ensuite :

    De gomme ammoniaque purifiée dans du
        bon vinaigre scillitique ,
    galbanum ,
    bdellium ,
    sagapenum , ãã ℥ ij , ß.
    colophane , ℔ j.
    myrrhe pure ,
    mumie ,
    térébenthine , ãã ℥ ij.

Faites cuire à confiſtance d'emplâtre : ajoutez ſur la fin :

De camphre diſſous dans l'eſprit-de-vin rectifié, ℥ j, ß.

Uſage. Schmucker le recommande pour guérir les faux carcinomes des mamelles.

N. Feu Spielmann prend d'autres quantités, & ſans garder les mêmes proportions que notre auteur. Sur quatre onces de cendres gravelées, il ajoute après la ſeconde digeſtion, *douze onces* de cire jaune ; de l'oliban en même quantité que la myrrhe ; fait diſſoudre le camphre dans un peu d'huile, & retranche la mumie que notre auteur avoit admiſe. Cet emplâtre, dit-il, s'applique ſur les-parties gangrenées, & qui tendent décidément au ſphacèle : il favoriſe très-heureuſement la ſéparation des chairs mortes.

CIRES & CÉRATS.

Leur uſage eſt preſque le même que celui des emplâtres.

Cérat pour les lèvres.

P. De beurre frais, ℥ ix.
　　Suc de raiſin, ℥ ij.
　　Pomme de courpendu pelée & coupée en tranches, ℥ iij.

Faites cuire à petit feu, & lorſque toute l'humidité a preſque diſparu, paſſez & ajoutez-y :

D'orcanette en poudre, ℥ ij.
De cire blanche, ℥ iv.

Otez du feu, & jetez-y :

D'huile de bois de roſe,
　　de cèdre, ā͞ā *goutt*. xx.

Verſez ſur un papier imbibé d'huile d'amandes douces.

Ufage. Il guérit très-bien les gerçures des lèvres & du fein.

N. Spielmann y ajoute le blanc de baleine, & prend
feulement de l'huile effentielle de lavande, au lieu des deux
dernières de l'auteur. On fe paffera d'orcanette, fi on ne le
veut pas rouge.

Cire verte.

℞. De cire citrine, ℔ j.
　　　réfine de pin, ℥ vj.
　　　térébenthine, ℥ iv.
Faites fondre enfemble, & ajoutez auffitôt :
　　De vert-de-gris bien trituré, ℥ ß.
Ufage. On l'emploie très-utilement pour les
cors des pieds.

Cérat faturnin.

℞. D'huile d'olive nouvelle, ℔ j.
　　De cire blanche, ℥ iij.
Faites fondre, mêlez bien, laiffez refroidir,
& verfez-y, en remuant lentement :
　　D'eau végéto-minérale, ℥ viij.
Ufage. C'eft un remède réfrigérant, anti-phlo-
giftique & réfolutif, qu'on recommande pour
les tumeurs inflammatoires.

N. Spielmann prend l'extrait même de Saturne & l'huile
d'amandes douces ; y ajoute un peu de camphre diffous
dans la même huile : & l'indique pour les ulcères calleux,
fiftuleux, vénériens, & l'impétigie.

ONGUENTS.

Onguent égyptiac.

♃. De vert-de-gris réduit en poudre, ℥ v.
Bon miel, ℥ xv.
Vinaigre de bon vin, ℥ v.
Faites cuire en remuant à confiftance d'onguent.
Ufage. Il eft très-déterfif ; s'oppofe à la putridité. Ainfi on le recommande pour les ulcères fordides & putrides.

Onguent blanc fimple de Montagnana.

♃. D'axonge de porc, ℔ j.
De cérufe, ℔ ß.
Faites fondre & incorporer à petit feu, en remuant jufqu'à ce que tout foit refroidi.
Ufage. Il eft anti-phlogiftique, defficatif. On le recommande pour les brûlures, les excoriations cutanées.

Onguent blanc camphré.

♃. D'onguent blanc fimple refroidi, ℥ ij.
De camphre diffous dans un peu d'huile d'amandes douces, g̃ xxiv.
Mêlez.
Ufage. Le même que du précédent ; pour les ulcères douloureux, faits par un véficatoire. Mais ne l'employez pas pour l'éryfipèle.

Onguent d'althæa.

♃. De mucilage de racine de guimauve, ℔ j.

De mucilage de femences de fenugrec,
de lin, ãã ℔ ß.

De beurre très-frais, ℔ vj.

Faites cuire lentement jufqu'à l'évaporation entière de l'humidité ; ajoutez-y :

De racine de curcuma en poudre, ℥ j.

Mêlez bien, ôtez du feu & ajoutez y, tandis que cela eft encore chaud :

De térébenthine, ℥ ij.

Paffez, exprimez.

Ufage. Il amollit, réfout. On le recommande pour la roideur des membres, fur lefquels il faut l'appliquer, & pour la retention d'urine.

N. Je n'y aurois guère de confiance pour ce dernier cas indiqué par l'auteur.

Onguent des Apôtres.

℞. De lytharge broyée, ℥ j.
D'huile d'olive, ℔ ij, ß.

Faites cuire à petit feu, ajoutant peu-à-peu :
De vinaigre blanc, ℥ ij.

Jetez-y enfuite :
De cire jaune, ℥ ij, ß.
Réfine de pin, ʒ xiv.

Faites fondre en remuant, ôtez du feu, ajoutez :
De térébenthine, ʒ xiv.

Mêlez-y les poudres fuivantes par ordre :
De racine d'ariftoloche longue,
myrrhe,
encens, ãã ℥ vj.
vert de gris, ℥ ij.

Mêlez.

Ufage. Cet onguent, qui eft le *dodecapharmacum*

d'Avicenne, prend son nom des douze ingrédiens qui y entrent. On l'emploie sur-tout dans la médecine vétérinaire, pour guérir les ulcères des chevaux.

Onguent Basilicum.

℞. De cire jaune,
    résine de pin,
    poix noire, ãã ℥ vj.
Faites fondre à petit feu, ajoutez alors :
    D'huile d'olive, ℔ ß.
    De térébenthine, ℥ iij.
Passez, & pendant que cela est encore chaud, mêlez-y :
    D'oliban, ℥ j.
Usage. Il est digestif, maturatif. On l'emploie donc pour les ulcères & les tumeurs inflammatoires.

Onguent diapompholyx ou *de Fleurs de zinc.*

℞. D'emplâtre diapompholyx, ℥ ij.
    D'huile d'olive, ℥ j.
Réduisez en mêlant en forme d'onguent.
Usage. On le recommande pour dessécher & consolider les ulcères & les plaies. Il est utile pour l'ophthalmie.

Onguent digestif.

℞. De térébenthine de Venise, ℔ ß.
    De jaunes d'œufs, iv.
Délayez bien ensemble, mêlez-y,
    D'huile de mille-pertuis, ℥ j, ß.

D'oliban broyé,

De myrrhe broyée, ãã ℥ iij.

Faites évaporer l'humidité a petit feu.

Usage. Il est digestif, maturatif. On l'emploie sur-tout pour faire aboutir les plaies.

Digestif âcre.

℞. D'onguent digestif, ℥ j.

De précipité rouge, ʒ ij.

Mêlez.

Usage. Il digère, ronge la fongosité des ulcères, & détruit le sac des tumeurs enkystées.

Onguent hémorrhoïdal.

℞. D'onguent nutritum ℥ vj.

D'huile de jusquiame cuite, ℥ ij.

De camphre broyé, ℈ ij.

De safran, ℈ j.

Mêlez bien.

Usage. Il adoucit les douleurs des hémorrhoïdes, & souvent les dissipe

N. Ne suivez pas trop à la lettre le conseil de l'auteur. Jamais ou presque jamais on ne dissipe les hémorrhoïdes sans un grand danger. Des maux de poitrine incurables, l'apoplexie ou des migraines cruelles, peuvent être la suite de leur prétendue guérison.

Onguent de Linaire.

℞. De linaire, herbe & fleurs, ℔ j.

petite joubarbe, ℥ ij.

jusquiame, l'herbe, ℥ j.

Broyez, faites macérer quelques jours, avec

De beurre très-frais fondu, ℔ j, ß.

Faites cuire, & exprimez.

Usage. Il diminue efficacement les douleurs des hémorrhoïdes.

Onguent Nutritum.

♃. De vinaigre de Saturne, } *parties égales.*
    huile d'olive,

Mêlez dans un mortier de marbre.

Usage. Pour les brûlures, les excoriations de la peau, & autres vices cutanés.

Onguent ou beurre de Marjolaine.

♃. De feuilles fraîches de marjolaine, ℔j.

  Broyez, faites cuire à petit feu, avec

    De beurre très-frais, ℔j.

Faites évaporer l'humidité, paſſez, exprimez, laiſſez un peu refroidir, ajoutez :

    D'huile eſſentielle de marjolaine, ʒß.

Mêlez.

Usage. Pour l'obſtruction muqueuſe des narines dans les enfans. Il faut en oindre la racine & les ailes du nez. On l'ajoute auſſi aux lavemens carminatifs.

Onguent mercuriel.

♃. De mercure crud purifié, ʒj.

    térébenthine de Veniſe, ʒß.

  Eteignez-y bien le mercure, ajoutez-y :

    D'axonge de porc, ʒiij.

Mêlez bien dans un mortier.

Usage. On s'en ſert en friction pour traiter les maux vénériens. Il guérit les tumeurs vénériennes, les ulcères de même caractère ; c'eſt un remède contre les suites de la morsure d'un chien enragé, d'une vipère d'Italie ; & pour le tetanos produit par une cause externe.

N. Jamais le mercure, sous forme quelconque, n'a garanti de la rage ceux en qui l'on appercevoit des soubresauts aux tendons. Quant à la vipère, l'huile d'olive en friction & l'alkali volatil appliqué extérieurement & pris intérieurement, ce sont des remèdes plus sûrs, & sur lesquels on peut se reposer avec confiance. L'auteur ne l'ignore pas.

Onguent mercuriel blanc.

℞. De précipité blanc, ℥ ß.
  D'onguent rosat blanc, ℥ iij. ß.
Mêlez.
Usage. On le recommande pour la gale, les dartres & autres vices cutanées.

N. L'auteur n'ignore pas assurément que ce remède peut, comme tous les topiques, devenir très-dangereux pour le traitement des dartres. Cette affection, des plus rebelles, ne fait souvent que disparoître, & non impunément. Le meilleur moyen de guérir une dartre, est d'y appliquer d'abord un vésicatoire proportionnément dosé, & de suivre cela avec des médicamens internes.

Onguent consolidant.

℞. De térébenthine de Venise,
  D'huile de mille-pertuis, ãã ℥ j, ß.
  De gomme élémi, ℥ j.
  De baume du Pérou, ʒ ij.
  D'huile de cire, ʒ ß.
  D'emplâtre consolidant, ℥ j.
Mêlez.
Usage. Schmucker le recommande pour guérir les plaies.

Onguent mondificatif.

℞. De baume d'arcæus, ℥ ij.
De pierre divine bien pulvérisée, ʒ j, ß.
Mêlez bien en broyant.
Ufage. On l'emploie pour confolider les ulcères & les plaies fongueufes.

Onguent ophthalmique.

℞. De fleurs de zinc, ou *nil album.*
tuthie préparée, ãã ℥ ß.
camphre broyé, ℈ j.
D'axonge de porc ou de vipère, ℥ vj.
Mêlez.
Ufage. Pour l'ophthalmie féreufe & douloureufe.

Onguent nervin.

℞. D'herbe de romarin,
de rhue,
de lavande avec les fleurs,
de marjolaine,
de fauge, toute la plante,
de menthe,
De fleurs de melilot,
de camomille vulgaire,
De baies vertes de genièvre,
de laurier, ãã ℥ j.
Hachez, triturez, faites macérer quelques jours dans,
D'huile d'olive, ℔ j, ß.
Faites cuire & évaporer toute l'humidité, exprimez, ajoutez ⁚
De cire citrine, ℥ vj.

De térébenthine de Venise, ℥ ij, ß.
D'huile de laurier, ℥ iv.
    de térébenthine, ʒ x.
De benjoin diſſous dans l'eſprit de vin très-
  rectifié, ℥ j, ß.
Mêlez, faites un onguent.

Uſage. Pour réſoudre les tumeurs froides, œdémateuſes, et fortifier les membres paralytiques ou relâchés.

Onguent de Tabac.

℞. De feuilles de tabac hachées, ℔ iij.
    Suc de tabac, ℥ ix.
    Axonge de porc, ℔ j, ß.

Faites macérer le tout, pendant une nuit, ſur un feu très doux, de ſorte que toute l'humidité s'évapore : exprimez, paſſez, ajoutez à la colature :

De réſine, ℥ iij.
    Cire jaune, ℥ j, ß.
    Poudre de racine d'ariſtoloche ronde, ℥ iij.
Mêlez bien.

Uſage. Laurent Joubert lui attribue une grande vertu pour diſſiper les écrouelles. On le recommande auſſi pour guérir les ulcères, la teigne et différentes affections cutanées.

Onguent ophthalmique des frères Pallier.

℞. De précipité rouge,
    Pierre calaminaire pulvériſée, ãã ʒ j, ß.
    Lytharge, ʒ j.

Tuthie en poudre, ℥ ſs.
Cinabre natif, Ə j.
Mêlez, faites-en une poudre très-fine, ajoutez :
D'onguent roſat, ℥ ij,
De baume du Commandeur, *gout.* xv.
Uſage. On l'emploie pour la *Chémoſe* * réſultante de l'opération de la cataracte, & l'opacité
de la cornée. On lève la paupière ſupérieure, &
on y étend avec un pinceau, gros comme un
pois de cet onguent ; après quoi on la baiſſe, &
on bande l'œil.

* *N.* On appelle *Chémoſe* cette affection par laquelle la
partie blanche de l'œil, s'élève et forme un bourrelet autour
de la cornée tranſparente. L.

Onguent pour la paralyſie.

℞. De ſavon de Veniſe, ℔ ß, (ou ℥ vj.)
D'huile eſſentielle de baies de genièvre, ℥ j.
De ſemence de roquette broyée ℥ vj.
Mêlez bien en broyant.
Uſage. Le titre l'indique. On peut le ſuppléer
au *Nervin.*

N. Je préférerois trois dragmes de graine de moutarde à
la roquette, indiquée par l'auteur.

Onguent anti-pédiculaire.

℞. D'onguent gris ou de Naples, ℥ xviij.
De ſemence de cévadille en poudre,
    ſtaphiſaigre, ãã ℥ ij.
De racine d'ellébore blanc, ℥ j.
D'huile de laurier, ℥ ix.
   ſpica, ℥ j.
Mêlez bien.

Uſage. Pour tuer les poux de la tête, ou par tout le corps. Il faut n'en porter dans les cheveux qu'avec prudence.

N. Il y a d'autres remèdes plus sûrs pour éviter tous les inconvéniens. L.

Onguent roſat.

♃. D'axonge de porc lavée pluſieurs fois dans l'eau roſe, ℔ j.
D'eau roſe, ℥ iij.
　　de fleurs d'orange,
D'eſprit de roſe, ãã ℥ ſs.
D'huile de lavande, ʒ ſs.
　　de bois de roſe,
　　de cèdre, ãã *gout.* xvj.

Mêlez.

Uſage. Pour les excoriations & les gerçures de la peau. On peut même l'employer comme coſmétique.

N. Alors je joindrois le blanc de baleine à la recette de l'auteur, & je ſupprimerois les trois dernières huiles.

Onguent de la Mere.

♃. D'axonge de porc,
De beurre frais,
　　Cire jaune,
　　Suif de mouton mâle,
　　Lytharge, ãã ℥ iv.
D'huile d'olive, ℔ ſs.
Faites cuire enſemble.
Uſage. C'eſt un très-bon digeſtif.

Onguent Populeum.

℞. De bourgeons récents de peuplier, ℔ ij.
D'axonge de porc, ℔ v

Broyez-les ensemble, & gardez-les jusqu'à ce que vous puissiez avoir nouveaux les ingrédiens suivans, que vous hacherez pour les mêler avec ces deux premiers, & les faire cuire jusqu'à l'évaporation de toute l'humidité.
De feuilles de morelle,
de jusquiame,
de pavot blanc,
de sureau,
Violette, la plante, ãã ℥ iv.
Joubarbe, ℥ iij.
Exprimez après la coction, & passez à chaud.
Usage. Il est émollient, calmant, & s'emploie pour la brûlure, les hémorrhoïdes douloureuses, & la roideur des articulations.

Onguent pour la Gale.

℞. D'axonge de porc bien lavée ℥ x.
De racine de patience, cuite & passée par un tamis, ℥ iij.
racine d'aunée en poudre.
baies de laurier écrasées,
soufre broyé, ãã ℥ j.
D'huile de tartre par défaillance, ℥ ß.
Mêlez.
Usage. Pour guérir la gale

Autre pour la Gale.

℞. De soufre broyé, ℥ j.

De racine d'Ellébore blanc, en poudre, ou
De fel ammoniac, ℥ ij.
D'axonge de porc, ℥ ij.
Ufage. Pringle a obfervé que cela guérit la gale en très-peu de temps. On en prend la quatrième partie pour une dofe, & on s'en frotte tous les jours au foir.

Onguent pour les véficatoires.

♃. D'axonge de porc,
  D'emplâtre véficatoire, ãã ℥ j.
Faites fondre à petit feu.
Mêlez.
Ufage. On l'emploie pour entretenir quelque temps les plaies faites par un véficatoire.

Onguent de Styrax.

♃. De ftyrax liquide,
 D'huile de noix,
 De gomme élémi,
  Cire jaune, ãã ℥ iij.
  Colophane, ℔ ſs.
Mêlez tout d'abord fans ftyrax, faites fondre à petit feu ; alors ajoutez le ftyrax, et remuez jufqu'à ce que le mélange foit refroidi en forme d'onguent.
Ufage. C'eft un excellent anti-feptique pour la gangrène humide & sèche.

Onguent pour les engelures.

♃. D'axonge de porc,
 De fuif de bouc,

D'huile

D'huile de laurier,

De cire citrine, ãã ℥ ij.

camphre , ℥ ß.

Broyez & délayez-le dans

D'esprit de vin rectifié , ℥ j.

Mêlez bien le tout.

Usage. Il guérit très-bien les engelures , les membres brûlés par le froid, soit encore rouges , soit déja ulcérés.

LINIMENS.

Liniment volatil.

♃. D'huile d'amandes douces, ℥ j.

D'esprit de sel ammoniac, ʒ ij.

Agitez-les ensemble dans une phiole dont l'ouverture soit large , jusqu'à ce qu'ils soient bien mêlés.

Usage. On en charge un linge qu'on applique au cou dans le cas d'angine. Souvent il excite une sueur par tout le corps, & résout l'inflammation. Il convient aussi pour la morsure de la vipère & du serpent à sonnettes ; de même que pour l'ascite, étant appliqué sur le ventre.

Liniment blanc.

♃. D'huile d'olive, ℥ ij.

De blanc de baleine , ʒ vj.

cire blanche , ʒ ij.

Faites fondre ensemble.

Usage. Pour les gerçures des lèvres & des mamelons, ou pour toute autre excoriation.

N. Subftituez l'huile d'amandes douces, & verfez-y peu-à-peu une dragme d'eau rofe, vous aurez un très-bon cofmétique : c'eft la pommade en crême de M. Baumé.

Liniment alkalin.

℞. De leffive d'alkali du tartre, ℥ ij.
    D'huile d'olive, ℥ iv.
    De jaunes d'œufs, ij.
Mêlez.
Usage. On guérit avec cela les rhagades ou fentes de la peau, produites par des acides minéraux, et qui rendent la peau calleufe.

Liniment noir.

℞. D'emplâtre noir de Beckholtz, ℥ j.
    huile de millepertuis, ℥ j, ß.
Mêlez.
Usage. L'habile Schmucker a guéri avec cela des ulcères aux mamelles, tendant à dégénérer en cancer. Mais il ne guérit pas les ulcères vraiment cancéreux.

ELECTUAIRES.

Electuaire dentifrique.

℞. De poudre dentifrique, ℥ j.
    miel rofat, *quantité fuffifante.*
Mêlez.

Ufage. Pour nettoyer les dents & les blanchir, fur-tout en y ajoutant une ou deux gouttes d'ef-prit de nitre dulcifié.

Electuaire lénitif.

℞. De feuilles de féné, ℥ iv.
    réglisse , ℥ ij.
    coriandre , ℥ j.
Faites infufer pendant une nuit dans
  D'eau , quantité fuffifante.
Paffez , ajoutez à la colature ,
  De pulpe de prunes , ℔ j.
     de caffe ,
      de tamarind , ãã ß.
   fucre blanc , ℔ vj.
Faites cuire à confiftance d'électuaire.

Ufage. On l'ajoute aux lavemens , qui doivent fortement folliciter les felles , comme dans les hernies , les cas d'hémorrhoïdes & ainfi d'autres.

Electuaire anti-fcorbutique.

℞. De racine d'iris de Florence en poudre.
    fang-dragon réfineux , ãã ℨ ij.
  De maftic choifi ,
    myrrhe choifie ,
    cachou, ãã ℨ j.
  D'efprit de cochléaria , *quantité fuffifante.*
Faites digérer & réduifez doucement à confiftance un peu épaiffe de liniment.

Ufage. On en applique fur les dents & les gencives avec un pinceau , pour les raffermir.

I i ij

SUPPOSITOIRES.

Suppofitoire laxatif.

♃. De fel commun, ʒ ſs.
     favon de Veniſe, ʒ j.
     miel épaiſſi en cuifant, *quantité fuffif.*
Mêlez, faites une fuppofitoire que vous oindrez d'huile d'abfynthe avant de l'introduire.
Ufage. Pour folliciter les felles.

Suppofitoire pour les Hémorrhoïdes.

♃. D'aloès en poudre,
De fel gemme, ãã ʒ j.
     pulpe de coloquinte, gr. v.
     miel, *quantité fuffifante.*
Faites cuire & réduifez en fuppofitoire.
Ufage. On l'emploie pour folliciter les hémorrhoïdes.

TROCHISQUES.

Trochifque de Minium.

♃. De minium, ʒ ſs.
     fublimé corrofif, ʒ j.
     mie de pain sèche & bien émiée, ʒ iv.
     eau rofe, *quantité fuffifante.*
Faites en une maſſe pour en former des trochifques.

Ufage. On l'applique pour ronger le noyau qu'une glande forme dans un ulcère fcrophuleux, & qui empêche la guérifon.

Trochifques blancs de Rhazès.

℞. De cérufe, ℥ iij.
  farcocolle, ℥ j.
  gomme adraganthe, ℈ iij.
  camphre, ℈ j.
  D'eau rofe, *quantité fuffifante.*

Ufage. On en diffout quelques grains dans l'eau rofe, & l'on fait ainfi un collyre adouciffant, anti-phlogiftique, qu'on recommande pour l'ophthalmie acrimonieufe.

Trochifques pour l'odeur forte de la bouche.

℞. De terre du Japon, ou cachou. ℥ ij.
  D'iris de Florence en poudre, ℈ ſs.
    ambre gris, gr. v.
  De fucre blanc, ℥ ij.
    mucilage de gomme adraganthe, *quant.*
    fuffifante.
Mêlez.

Ufage. Ils corrigent la fétidité de la bouche, & le relâchement fcorbutique des gencives.

PIERRES.

Pierre divine.

℞. De nitre purifié,
  Vitriol bleu,

D'alun cru , ãã ℥ viij.

Broyez , faites fondre dans un creufet , ajoutez:
De camphre broyé , ℥ ß.

Remuez bien , laiffez refroidir.

Ufage. On l'emploie dans les collyres , pour l'inflammation des yeux , dans les eaux vulnéraires , les onguens & les emplâtres.

Pierre infernale.

℞. D'argent de coupelle . *à volonté.*

efprit de nitre le plus concentré , *le triple.*

Faites diffoudre dans une phiole de verre , fur
un bain de fable , & évaporer jufqu'au tiers. Met-
tez cela dans un ample creufet fur le feu , pour
diffiper toute l'humidité , & pouffez à petit feu.
Portez le dans un petit fourneau , pour le cuire
dans un air à feu très-doux , jufqu'à ce que la
maffe coule comme de la cire. Auffitôt verfez-la
dans des moules de fer cannelés doubles , oints
auparavant d'une légère teinte d'huile. Laiffez-la
fécher , & garantiffez-la de l'air.

Ufage. Elle confume les chairs fongueufes des
ulcères & des plaies , en les rongeant.

Pierre à Cautère.

℞. De leffive des Savonniers la plus forte , préparée avec la chaux , *à volonté.*

Faites-la bouillir dans une poêle de fer , jufqu'à
ce que toute l'humidité foit diffipée , & que le
réfidu falin commence à fe coaguler. Otez du feu ,
& enlevez avec une fpatule de fer , la maffe qui
prend déja de la folidité : jetez-la dans un vaif-

feau de verre bien fec & fermé , & gardez-la près d'un lieu chaud, ou bien fèchement , de peur qu'elle ne fonde par le contact de l'air.

BOULES.

Boule pour l'Eryfipèle.

℞. De terre figillée blanche , ʒ ij.
      cérufe ,
      craie , ãã ʒ j.
Broyez avec quantité fuffifante d'efprit de vin camphré fur le porphyre , de manière à réduire en une maffe dont vous ferez des boules.

Ufage. On en étend fur du papier , pour l'appliquer fur l'éryfipèle.

Boules de Mars vulnéraires.

℞. De limaille de fer très-fine, ʒ ß.
      tartre blanc pulvérifé , ℔ j.
Mêlez dans une cucurbite , ou autre vaiffeau de verre : jetez-y ,
      D'efprit de vin , ʒ viij.
Expofez la maffe , ou au foleil , ou mettez-la dans un four , pour la faire digérer & fécher lentement. Otez & broyez-la : verfez-y la même quantité d'efprit de vin : faites encore digérer & fécher : répétez ces opérations jufqu'à ce que la maffe paroiffe comme réfineufe , pour en former alors des boules de la groffeur que vous voudrez , ou telle que celle d'un œuf de pigeon.

Ufage. On jette la boule dans le fluide dont

on veut faire une fomentation, ou dans l'oxycrat;
& l'on rend par-là ces fluides réfolutifs, fortifians. On s'en fert sur-tout pour les contufions, les
plaies d'armes à feu.

PATES.

Pâte dépilatoire.

♃. D'arfenic jaune (ou orpiment), ℥ j.
    De chaux vive, ℔ j.
    D'amidon, ℥ x.
Broyez en y verfant peu-à peu l'eau que vous
voudrez.

Pour en faire une pâte dont on oint les endroits poilus. Laiffez fécher, & lavez enfuite la
partie avec de l'eau froide ou chaude.

Ufage. Il eft indiqué.

Pâte pour les Signes de naiffance qu'on veut détruire.

♃. De favon de Venife,
    Chaux vive, ãã *à volonté.*
Mêlez, faites une pâte.

Ufage. Couvrez d'abord tout le voifinage, d'un
emplâtre adhéfif, laiffant le figne ou la tache à
decouvert. Appliquez la pâte fur cet endroit,
de forte qu'elle ne touche pas le contour. En
douze heures la tache ou le figne fe convertit en
efcarre, qui, à la faveur de la fuppuration fubfé-
quente, tombe bientôt. Les fignes qui font un
tubercule quelconque, s'effacent ainfi facile-

ment : ceux au contraire qui ne font qu'une tache, se détruifent plus difficilement.

N. J'ajouterai à cette réflexion de l'auteur, qu'il ne feroit pas sûr d'eſſayer de les détruire par-tout.

Sinapiſme ſimple.

℞. De levain de pain,
      graine de moutarde en poudre,
      & récente, ãã ℥ ij.
Uſage. On l'emploie dans les cas d'angine, d'é-ryſipèle rentrée & autres affections cutanées ; pour rappeler les humeurs à la peau ; on l'applique ſur les tumeurs qui n'aboutiſſent que difficilement.

N. On peut s'en ſervir avec beaucoup de ſuccès dans les fièvres, lorſque la tête ſe prend. On l'applique ſur la plante des pieds. Le levain ſeul ſuffit pour les enfans, juſqu'à dix ou douze ans. L.

Sinapiſme plus pénétrant.

℞. De ſinapiſme ſimple, ℔ ß.
      feuilles de rhue fraîches, ℥ ß.
      ſel gemme, ℥ j.
      vinaigre ſcillitique, *quantité ſuffiſante.*
Mêlez, faites une pâte.
Uſage. Il eſt plus rubéfiant & irritant.

BOUGIES.

Bougies Saturnines.

℞. De cire jaune , ℔ j.

Faites fondre , jetez-y peu-à-peu en remuant toujours.

D'extrait de Saturne , ℥ ß.

Mêlez bien. Alors trempez-y de fines bandes de linge que vous roulerez & polirez entre deux bois. On les fait aussi grosses qu'on veut.

Usage. 1°. Pour dilater l'urètre retrécie par différentes causes vénériennes. 2°. Pour comprimer & effacer quelque carnosité dans ce conduit ; ce qui est assez rare. 3°. Pour y introduire différens médicamens comme mercuriels vulnéraires , s'il se trouve quelque ulcère vénérien dans ce conduit : dans ce cas-ci , on oint les bougies de baume mercuriel. 4°. Pour rappeler une gonorrhée supprimée , & qui souvent reparoît par l'irritation que cause la bougie. 5°. On fait aussi des bougies creuses qu'on introduit pour guérir les fistules de la vessie & de l'urèthre ; on les emploie pour empêcher l'urine de couler toujours par la fistule , & de s'opposer à la guérison.

Voyez les ouvrages de Goulard. Si l'urèthre est trop sensible , on ajoute aux ingrédiens un douzième d'axonge de porc , ou d'huile d'amandes douces.

Bougies mercurielles.

℞. De cire , ℥ vj.
D'extrait de Saturne , ℥ ß.

De mercure doux, ℥ ij.

Faites-en des bougies comme les précédentes.

Usage. Ces bougies irritent plus que les précédentes ; ainsi elles sont plus efficaces pour rappeler la gonorrhée. Théden fait mention de bougies faites de gomme élastique. Foot parle de bougies faites de corde de violon.

N. Les bougies faites de gomme élastique sont aujourd'hui très-connues. On en fait aussi des siphons & autres instrumens propres à introduire des fluides, ou à leur donner passage. *L.*

FIN.

TABLE
DES MATIÈRES.

Signes des abréviations.

E. usage *externe.*
i. usage *interne.*
P. u. Préparation. usage.
C. u. Composition. usage.

A

Camphre

K k

D

E.

F.

G.

H.

I.

M.

N.

O.

Q.

R.

S.

T.

U.

Y.

Z.

Fin de la Table.